国家卫生和计划生育委员会"十二五"规划教材
全国卫生职业教育教材建设指导委员会"十二五"规划教材
全国高职高专院校配套教材
供护理、助产专业用

眼耳鼻咽喉口腔科护理学
实训与学习指导

U0363177

主　编　陈燕燕
副主编　赵佛容　郭　丹　刘雅馨
编　者（以姓氏笔画为序）
　　　　刘雅馨（唐山职业技术学院）
　　　　李连红（大连医科大学附属第一医院）
　　　　李秀娥（北京大学医学院）
　　　　吴沛霞（复旦大学护理学院）
　　　　陈大复（南昌大学附属眼科医院）
　　　　陈燕燕（温州医科大学）
　　　　赵佛容（四川大学华西口腔医学院）
　　　　施颖辉（温州医科大学）（兼秘书）
　　　　郭　丹（河南卫生职工学院）
　　　　鲁　喆（四川大学华西口腔医院）

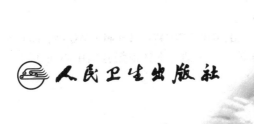

人民卫生出版社

图书在版编目（CIP）数据

眼耳鼻咽喉口腔科护理学实训与学习指导/陈燕燕主编.—北京：人民卫生出版社，2014

ISBN 978-7-117-18799-2

Ⅰ.①眼… Ⅱ.①陈… Ⅲ.①五官科学-护理学-高等职业教育-教学参考资料 Ⅳ.①R473.76

中国版本图书馆 CIP 数据核字(2014)第 116058 号

| 人卫社官网 | www.pmph.com | 出版物查询，在线购书 |
| 人卫医学网 | www.ipmph.com | 医学考试辅导，医学数据库服务，医学教育资源，大众健康资讯 |

眼耳鼻咽喉口腔科护理学实训与学习指导

主　　编：陈燕燕
出版发行：人民卫生出版社（中继线 010-59780011）
地　　址：北京市朝阳区潘家园南里 19 号
邮　　编：100021
E - mail：pmph @ pmph.com
购书热线：010-59787592　010-59787584　010-65264830
印　　刷：天津安泰印刷有限公司
经　　销：新华书店
开　　本：787×1092　1/16　印张：14
字　　数：341 千字
版　　次：2014 年 7 月第 1 版　2017 年 8 月第 1 版第 3 次印刷
标准书号：ISBN 978-7-117-18799-2/R·18800
定　　价：28.00 元

打击盗版举报电话：010-59787491　E-mail：WQ @ pmph.com
（凡属印装质量问题请与本社市场营销中心联系退换）

前　言

为了便于同学们更好地把握和理解高职高专《眼耳鼻咽喉口腔科护理学》第3版教材的内容，满足临床护理教学的需求，教材编写组根据人民卫生出版社主编人会议精神，按照高职高专护理类专业学生培养目标和要求，听取学习指导用书使用过程中的反馈意见和建议，结合护理学教育改革的需要，编制了与主教材配套的实训与学习指导用书，同时配有网络数字增值服务资源及内容，建设了以学生为中心的立体式教材服务体系。

本书编写的特点是每章设有学习目标、学习重点与难点，梳理本章涉及的学习要点，提供一个知识网络；并附有强化练习题，提供巩固型的例题，加深同学们对问题的理解，提高解题技巧；案例型思考题则创设了问题情境，为同学们梳理所经历的概念性知识和应用性知识，充分发挥对知识的理解。希望同学们能举一反三地灵活运用所学知识，提高学习效率和学习质量。

本书是全体编者集体智慧的结晶，在编写过程中温州医科大学附属眼视光医院护理部为教材定稿会提供了大力支持，还有陈华蓉、陈艳、陈辛红、许晶晶、陈纯纯等老师为本教材校阅工作付出了辛勤劳动。在此，谨向他们致以诚挚的谢意！

由于学识、水平有限，教材中一定存在缺点和不足，恳请广大教师、同行和同学多提宝贵意见，以便再版时修订。

陈燕燕

2014 年 2 月

目　录

第一章　眼的应用解剖生理 ·· 1
　第一节　眼球的应用解剖生理 ·· 1
　　一、眼球壁 ··· 1
　　二、眼内容物 ··· 2
　第二节　视路 ··· 2
　第三节　眼附属器的应用解剖生理 ·· 3
　第四节　眼的血液循环与神经支配 ·· 3

第二章　眼科病人的护理概述 ·· 7
　第一节　眼科病人的护理评估及常用护理诊断 ······················ 7
　第二节　眼科护理管理 ··· 8
　第三节　眼科手术病人常规护理 ··· 9
　第四节　眼科常用护理技术操作 ··· 9

第三章　眼睑及泪器病病人的护理 ··· 14
　第一节　睑腺炎病人的护理 ·· 14
　第二节　睑板腺囊肿病人的护理 ·· 15
　第三节　睑缘炎病人的护理 ·· 16
　第四节　睑内翻与睑外翻病人的护理 ···································· 17
　　一、睑内翻 ··· 17
　　二、睑外翻 ··· 18
　第五节　泪道狭窄或阻塞病人的护理 ···································· 18
　第六节　泪囊炎病人的护理 ·· 19
　　一、急性泪囊炎 ·· 19
　　二、慢性泪囊炎 ·· 20

第四章　结膜病病人的护理 ·· 26
　第一节　急性细菌性结膜炎病人的护理 ································· 26
　第二节　病毒性结膜炎病人的护理 ······································· 27
　第三节　沙眼病人的护理 ··· 28

第四节　免疫性结膜炎病人的护理 ························· 29
第五节　翼状胬肉病人的护理 ····························· 29
第六节　角结膜干燥症病人的护理 ······················· 30

第五章　角膜病病人的护理 ······························· 35
一、常见角膜炎病人的比较 ····························· 35
二、角膜移植术病人的护理 ····························· 36

第六章　白内障病人的护理 ······························· 40
第一节　年龄相关性白内障病人的护理 ··················· 40
第二节　糖尿病性白内障病人的护理 ····················· 42
第三节　先天性白内障病人的护理 ······················· 42

第七章　青光眼病人的护理 ······························· 46
第一节　急性闭角型青光眼病人的护理 ··················· 47
第二节　原发性开角型青光眼病人的护理 ················· 49
第三节　先天性青光眼病人的护理 ······················· 49

第八章　葡萄膜、视网膜和玻璃体病病人的护理 ··········· 53
第一节　葡萄膜炎病人的护理 ····························· 53
第二节　视网膜动脉阻塞病人的护理 ····················· 54
第三节　视网膜静脉阻塞病人的护理 ····················· 55
第四节　高血压性视网膜病变病人的护理 ················· 55
第五节　糖尿病性视网膜病变病人的护理 ················· 55
第六节　黄斑裂孔及视网膜脱离病人的护理 ··············· 56
第七节　中心性浆液性脉络膜视网膜病变病人的护理 ······· 57
第八节　年龄相关性黄斑变性病人的护理 ················· 57
第九节　玻璃体病病人的护理 ····························· 58

第九章　眼外伤病人的护理 ······························· 61
第一节　眼钝挫伤病人的护理 ····························· 61
第二节　眼球穿通伤病人的护理 ··························· 62
第三节　眼内异物伤病人的护理 ··························· 63
第四节　眼化学伤病人的护理 ····························· 63
第五节　辐射性眼外伤病人的护理 ······················· 64

第十章　斜视及弱视病人的护理 ··························· 67
第一节　共同性斜视病人的护理 ··························· 67
第二节　麻痹性斜视病人的护理 ··························· 68

第三节　弱视病人的护理 ………………………………………………………… 68

第十一章　屈光不正病人和老视的护理 ……………………………………………… 72
第一节　近视病人的护理 ………………………………………………………… 72
第二节　远视病人的护理 ………………………………………………………… 73
第三节　散光病人的护理 ………………………………………………………… 73
第四节　老视的护理 ……………………………………………………………… 73

第十二章　盲和低视力的康复及护理 ………………………………………………… 77
第一节　盲和低视力的现状 ……………………………………………………… 77
第二节　盲和低视力人群的护理 ………………………………………………… 78

第十三章　耳鼻咽喉的应用解剖生理 ………………………………………………… 81
第一节　耳的应用解剖生理 ……………………………………………………… 81
一、耳的应用解剖 ………………………………………………………………… 81
二、耳的生理 ……………………………………………………………………… 82
第二节　鼻的应用解剖生理 ……………………………………………………… 82
一、鼻的应用解剖 ………………………………………………………………… 82
二、鼻的生理 ……………………………………………………………………… 83
第三节　咽的应用解剖生理 ……………………………………………………… 83
一、咽的应用解剖 ………………………………………………………………… 83
二、咽的生理 ……………………………………………………………………… 84
第四节　喉的应用解剖生理 ……………………………………………………… 84
一、喉的应用解剖 ………………………………………………………………… 84
二、喉的生理 ……………………………………………………………………… 85
第五节　气管及支气管与食管的应用解剖生理 ………………………………… 85
一、气管及支气管的应用解剖生理 ……………………………………………… 85
二、食管的应用解剖生理 ………………………………………………………… 85

第十四章　耳鼻咽喉科病人的护理概述 ……………………………………………… 90
第一节　耳鼻咽喉科病人护理评估及常用护理诊断 …………………………… 90
一、护理病史 ……………………………………………………………………… 90
二、身心状况评估 ………………………………………………………………… 90
三、耳鼻咽喉科辅助检查 ………………………………………………………… 91
第二节　耳鼻咽喉科护理管理 …………………………………………………… 91
第三节　耳鼻咽喉科手术护理常规 ……………………………………………… 91
一、耳科病人手术前后常规护理 ………………………………………………… 91
二、鼻科病人手术前后常规护理 ………………………………………………… 92
三、咽科病人手术前后常规护理 ………………………………………………… 92

四、喉科病人手术前后常规护理 ……………………………………………… 92

第十五章 耳科病人的护理 …………………………………………………… 98
第一节 外耳道炎及疖病人的护理 …………………………………………… 98
第二节 分泌性中耳炎病人的护理 …………………………………………… 99
第三节 急性化脓性中耳炎病人的护理 ……………………………………… 100
第四节 慢性化脓性中耳炎病人的护理 ……………………………………… 100
第五节 梅尼埃病病人的护理 ………………………………………………… 101
第六节 耳聋病人的护理 ……………………………………………………… 101

第十六章 鼻科病人的护理 …………………………………………………… 105
第一节 鼻炎病人的护理 ……………………………………………………… 105
一、急性鼻炎 ………………………………………………………………… 105
二、慢性鼻炎 ………………………………………………………………… 106
第二节 鼻窦炎病人的护理 …………………………………………………… 107
第三节 变应性鼻炎病人的护理 ……………………………………………… 108
第四节 鼻出血病人的护理 …………………………………………………… 109

第十七章 咽科病人的护理 …………………………………………………… 114
第一节 慢性咽炎病人的护理 ………………………………………………… 114
第二节 扁桃体炎病人的护理 ………………………………………………… 115
第三节 阻塞性睡眠呼吸暂停低通气综合征病人的护理 …………………… 116
第四节 鼻咽癌病人的护理 …………………………………………………… 117
第五节 扁桃体切除术病人的护理 …………………………………………… 119

第十八章 喉科病人的护理 …………………………………………………… 123
第一节 急性会厌炎病人的护理 ……………………………………………… 123
第二节 急性喉炎病人的护理 ………………………………………………… 124
第三节 声带小结和声带息肉病人的护理 …………………………………… 124
第四节 喉阻塞病人的护理 …………………………………………………… 125
第五节 喉癌病人的护理 ……………………………………………………… 126
第六节 气管切开术病人的护理 ……………………………………………… 128

第十九章 气管、支气管及食管异物病人的护理 …………………………… 134
第一节 气管、支气管异物病人的护理 ……………………………………… 134
第二节 食管异物病人的护理 ………………………………………………… 135

第二十章 口腔颌面部的应用解剖生理 ……………………………………… 139
第一节 口腔的应用解剖生理 ………………………………………………… 139

　　　一、口腔前庭 ·· 139
　　　二、固有口腔 ·· 140
　　第二节　牙及牙周组织的应用解剖生理 ······················ 140
　　第三节　颌面部的应用解剖生理 ······························ 141

第二十一章　口腔科病人的护理概述 ························· 144
　　第一节　口腔科病人的护理评估及常用护理诊断 ············ 144
　　　一、护理病史 ·· 144
　　　二、身心状态评估 ·· 145
　　　三、口腔科辅助检查 ·· 145
　　　四、口腔科常见护理诊断 ····································· 147
　　第二节　口腔科护理管理 ······································ 147
　　　一、门诊护理管理 ·· 147
　　　二、颌面外科病房管理 ·· 148
　　第三节　口腔科医院感染管理 ································· 148
　　　一、口腔专科的医院感染管理特点 ·························· 148
　　　二、口腔设备器械材料的消毒灭菌管理 ···················· 149
　　第四节　口腔科手术病人常规护理 ·························· 149
　　　一、口腔科手术前常规护理 ··································· 149
　　　二、口腔科手术后常规护理 ··································· 149
　　第五节　口腔科常用护理技术操作 ·························· 149
　　　一、口腔四手操作技术 ·· 149
　　　二、常用材料调拌技术 ·· 151
　　　三、口腔科常用护理操作技术 ································ 151
　　第六节　口腔卫生保健 ·· 152
　　　一、口腔卫生 ·· 152
　　　二、口腔保健 ·· 153

第二十二章　牙体、牙髓病和根尖周围组织病人的护理 ······ 155
　　第一节　龋齿病人的护理 ······································ 155
　　第二节　牙髓病病人的护理 ··································· 156
　　第三节　根尖周围组织病病人的护理 ························ 157

第二十三章　牙周组织病病人的护理 ························· 160
　　第一节　牙龈炎病人的护理 ··································· 160
　　第二节　牙周炎病人的护理 ··································· 161

第二十四章　口腔黏膜病病人的护理 ························· 164
　　第一节　复发性阿弗他溃疡病人的护理 ····················· 164

第二节 口腔单纯性疱疹病人的护理 …………………………………………… 165

第二十五章 口腔颌面部感染病人的护理 …………………………………… 168
第一节 冠周炎病人的护理 …………………………………………………… 168
第二节 颌面部蜂窝织炎病人的护理 ………………………………………… 169
第三节 颌骨骨髓炎病人的护理 ……………………………………………… 170

第二十六章 口腔颌面部损伤病人的护理 …………………………………… 172
第一节 损伤的特点与急救 …………………………………………………… 172
第二节 损伤的分类与护理 …………………………………………………… 173

第二十七章 先天性唇裂与腭裂病人的护理 ………………………………… 176
第一节 唇裂病人的护理 ……………………………………………………… 176
第二节 腭裂病人的护理 ……………………………………………………… 177

附录 练习题参考答案 ………………………………………………………… 182

第一章 | 眼的应用解剖生理

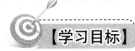【学习目标】

1. 掌握眼球壁的分层及构成、眼内容物的构成及生理功能、视路的解剖结构、房水的循环途径。

2. 熟悉眼睑组织学特点、结膜解剖结构、泪器解剖结构、眼外肌解剖特点。

3. 了解眼眶解剖结构、眼的血液循环及神经支配。

4. 能运用所学的解剖生理学知识理解眼科疾病的发病机制、临床特点；能运用房水循环途径来解释房水生成增多或排出障碍对眼球的危害。

5. 在解剖室认识眼的结构时，应敬畏尸体，保持肃静。

【重点难点】

本章重点讲述眼球壁的结构及生理功能、眼内容物的构成及生理功能，要求同学们能运用所学的解剖生理学知识理解眼科疾病的发病机制、临床特点；能根据房水的循环途径来解释眼压异常对眼球的危害，能运用所学知识解释角膜外伤后的组织愈合情况和视觉的形成机制等，加深对临床护理工作的理解。

【学习要点】

第一节 眼球的应用解剖生理

眼包括眼球、视路和眼附属器三部分，眼球由眼球壁和眼内容物组成。

一、眼球壁

眼球壁由外、中、内三层膜构成。

(一)外层

外层由角膜、巩膜和角巩膜缘构成。

1. 角膜 无色、透明、无血管，是重要的屈光介质，其上皮细胞层和后弹力层再生能力强，损伤后不留瘢痕；内皮细胞层具有角膜房水屏障功能，正常情况下房水不能透过此层渗入角膜组织，对角膜正常生理及光学性能的保持有重要作用。

2. 角巩膜缘 是角膜和巩膜的移行区,深部有环形的 Schlemm 管及小梁网,在房水排出过程中起重要作用;还是许多内眼手术切口的标志部位。

(二) 中层

中层又称葡萄膜、血管膜、眼球血管膜,由虹膜、睫状体和脉络膜构成,主要起营养及遮光作用。

1. 虹膜 内有副交感神经支配的瞳孔括约肌、交感神经支配的瞳孔开大肌,分别起缩瞳、散瞳作用,以调节进入眼内的光线量,保证视网膜成像清晰。

2. 睫状体 主要有两个功能:①调节功能:睫状肌收缩与舒张,可以松弛或拉紧悬韧带,调节晶状体厚度。②分泌功能:睫状突上皮细胞分泌房水。睫状体内富含血管和三叉神经末梢,炎症时可产生渗出物并引起显著疼痛。

3. 脉络膜 位于血管膜的后部。生理功能包括:①遮光暗房作用;②为视网膜外层和黄斑区提供营养。

(三) 内层

内层为视网膜,是眼球的感光部分。

视网膜神经感觉层主要由三级神经元构成,即光感受器-双极细胞-神经节细胞。第一级神经元为光感受器,分视锥细胞和视杆细胞两种。视锥细胞感强光(明视觉)和色觉,主要集中在黄斑区,中心凹只有视锥细胞,且神经元之间呈一对一方式传导,所以中心凹视觉最敏锐。视杆细胞感弱光(暗视觉)和无色视觉,在离中心凹 5mm 左右,视杆细胞分布达到最高极限,再向周边又逐渐减少。第二、三级神经元分别是双极细胞和神经节细胞,起传导作用。视网膜光感受器接受信息刺激形成视觉神经冲动,向双极细胞和神经节细胞传递,再沿视路将信息传导到视中枢形成视觉。

视网膜后极部有一直径约 2mm 的浅漏斗状淡黄色小凹陷区,称为黄斑。其中央有一小凹为黄斑中心凹,可见反光点称中心凹反射,此处视觉最敏锐。黄斑鼻侧约 3mm 处有一直径约 1.5mm、境界清楚的淡红色圆形结构称为视乳头,又称视盘。其中央有一小凹陷,称为生理凹陷。视盘在视野上形成生理盲点。

二、眼内容物

眼内容物包括房水、晶状体和玻璃体,均为透明物质,与角膜共同构成眼的屈光介质。

1. 房水 由睫状突上皮细胞产生后进入后房,经瞳孔、前房、前房角小梁网、Schlemm管、集合管和房水静脉进入血液循环。

生理功能:①营养角膜、晶状体、玻璃体;②维持正常眼压。

2. 晶状体 生理特点和功能:①营养来自房水;②透明无血管,是重要的屈光介质;③与睫状肌共同完成调节作用;④滤除长波紫外线,保护视网膜。

3. 玻璃体 生理特点和功能:①营养来自脉络膜和房水;②屈光功能;③对视网膜和眼球壁起支持作用;④无再生能力。

第二节 视 路

视路是指从视网膜到大脑枕叶视中枢的视觉冲动的传导径路,包括视神经、视交叉、视束、外侧膝状体、视放射、枕叶视中枢,对中枢神经系统病变具有定位诊断意义。

第三节　眼附属器的应用解剖生理

眼附属器包括眼睑、结膜、泪器、眼外肌和眼眶。

1. 结膜　由一层较薄的黏膜组织构成,覆盖于眼睑内面及眼球前部的巩膜面。按其所在部位分为睑结膜、球结膜和穹隆结膜。

2. 泪器　由泪腺和泪道组成,泪腺分泌泪液;泪道是泪液的排出通道。

3. 眼外肌　包括4条直肌:上直肌、下直肌、内直肌和外直肌;2条斜肌:上斜肌和下斜肌(表1-1),主要功能是使眼球运动。

表 1-1　眼外肌的功能

眼外肌	神经支配	主要作用	次要作用
内直肌	动眼神经	内转	无
外直肌	展神经	外转	无
上直肌	动眼神经	上转	内转、内旋
下直肌	动眼神经	下转	内转、外旋
上斜肌	滑车神经	内旋	下转、外转
下斜肌	动眼神经	外旋	上转、外转

第四节　眼的血液循环与神经支配

1. 血液循环　眼球的动脉系统主要由视网膜中央动脉和睫状动脉系统构成。眼球的静脉回流主要通过视网膜中央静脉、涡静脉和睫状前静脉,经眼上、下静脉汇入海绵窦,最后流入颈内静脉。

2. 神经支配　视神经传导视觉;运动神经支配眼球运动、眼睑闭合、瞳孔散大与缩小;感觉神经支配眼球及眼睑的感觉。

(陈燕燕)

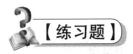

【练习题】

一、名词解释

1. 黄斑

2. 角巩膜缘

3. 瞳孔

4. 结膜囊

5. 视盘

二、填空题

1. 眼包括_____、_____、_____三部分。

2. 眼球近似球形,由_____和_____组成,水平径约为_____mm。

3. 葡萄膜包括_____、_____、_____三部分。

4. 睫状突分泌_____,营养_____、_____和_____。

5. 视细胞有_____和_____两种。

6. 眼的屈光介质由_____、_____、_____、_____构成。

7. 房水排泄路径是:睫状突上皮分泌房水→_____→瞳孔→_____→小梁网→_____→_____→静脉系统。

8. 眼附属器包括_____、_____、_____、_____和_____。

9. 眼球的动脉包括_____系统和_____系统。

10. 眼外肌除外直肌受_____神经支配、上斜肌受_____神经支配外,其余四块肌肉皆受_____神经支配。

11. 角膜从组织学上分5层,即_____、_____、_____、_____、_____。

12. 晶状体组织由_____、_____、_____组成。

13. 瞳孔开大肌由_____神经支配,其作用是_____;瞳孔括约肌由_____神经支配,其作用是_____。

三、单项选择题

1. 眼球的前后径成人约

A. 15cm B. 20cm C. 24cm

D. 26cm E. 22cm

2. 展神经支配的肌肉是

A. 上斜肌 B. 内直肌 C. 下斜肌

D. 外直肌 E. 上直肌

3. 角膜组织学上分为五层,具有再生功能的是

A. 上皮细胞层 B. 前弹力层 C. 基质层

D. 内皮细胞层 E. 实质层

4. 对脉络膜的描述,正确的是

A. 前接虹膜 B. 基质由血管网构成 C. 感染后不易扩散

D. 主要营养玻璃体 E. 具有遮光作用

5. 黄斑区中心凹分布的细胞为

A. 视杆细胞 B. 视锥细胞 C. 节细胞

D. 双极细胞 E. 视细胞

6. 视中枢位于大脑的区域是

A. 额叶 B. 颞叶 C. 枕叶

D. 顶叶 E. 小脑

7. 面神经的功能有

A. 眼球内旋 B. 眼球外转 C. 眼球下转

D. 瞳孔散大   E. 眼睑闭合

8. 角膜的感觉神经是

A. 动眼神经   B. 面神经   C. 三叉神经

D. 上颌神经   E. 滑车神经

9. 视锥细胞感强光(明视觉)和色觉,主要集中部位在

A. 生理盲点   B. 远离黄斑中心凹   C. 黄斑中心凹

D. 视网膜   E. 生理凹陷

10. 正常平视时睑裂高度约

A. 8mm   B. 4mm   C. 10mm

D. 5mm   E. 6mm

11. 有关房水的生理功能错误的是

A. 营养角膜   B. 营养睫状体、虹膜、视网膜   C. 维持眼内压

D. 营养晶状体、玻璃体   E. 构成屈光间质

12. 泪器包括

A. 泪腺—泪小管—泪囊—下鼻道

B. 泪腺—泪点—泪小管—泪囊—中鼻道

C. 泪腺—泪小管—泪囊—中鼻道

D. 泪腺—泪道—泪囊—鼻泪管

E. 泪腺—泪点—泪小管—泪囊—鼻泪管

四、多项选择题

1. 对晶状体的描述,正确的是

A. 滤过紫外线   B. 屈光作用   C. 位于虹膜前方

D. 单凸透镜   E. 透明无血管

2. 视网膜上的组织结构包括

A. 视盘   B. 黄斑   C. 锯齿缘

D. 中心凹   E. 血管

3. 以下有关角膜营养来源,正确的是

A. 泪液   B. 房水   C. 大气中摄氧

D. 周围血管网   E. 淋巴液

4. 对房水描述,正确的是

A. 泪腺产生   B. 屈光介质   C. 维持正常眼压

D. 营养玻璃体   E. 睫状突上皮细胞产生

5. 眼神经支配的肌肉包括

A. 上直肌   B. 下直肌   C. 内直肌

D. 外直肌   E. 上斜肌

6. 眼球结构中具有调节作用的是

A. 瞳孔   B. 瞳孔括约肌   C. 睫状体

D. 悬韧带   E. 眼睑

7. 关于眼外肌功能描述正确的是

A. 下斜肌具有内旋、上转、外转功能

B. 上斜肌具有内旋、外转、下转功能

C. 上直肌具有上转、内转、内旋功能

D. 下直肌具有下转、内转、外旋功能

E. 内、外直肌的功能分别是内转、外转

8. 通过眶上裂的血管、神经包括

A. 动眼神经   B. 眼下静脉   C. 三叉神经

D. 展神经   E. 滑车神经

9. 角膜组织的生理特点包括

A. 透明   B. 代谢缓慢   C. 角膜无血管

D. 表面有泪膜   E. 感觉敏锐

10. 晶状体的主要生理功能包括

A. 分泌泪液   B. 与睫状肌共同完成调节作用

C. 滤去紫外线   D. 对眼球壁起支持作用

E. 屈光介质

五、案例型思考题

1. 李某某,女,50岁,前2天因家庭纠纷而与子女吵架,于昨日突发右眼胀痛、畏光、流泪、视力锐减,伴同侧剧烈头痛,恶心,呕吐。专科检查可见右眼睑肿胀,结膜充血,角膜水肿,角膜后色素沉着,前房极浅,房角关闭,瞳孔中度散大。左眼未见异常表现。测眼压右眼48mmHg,左眼20mmHg。测视力右眼0.1,左眼0.8。以"右眼急性闭角型青光眼"收住入院。

请思考:

(1)眼压影响因素有哪些?

(2)房水循环的途径是什么?

2. 老王,73岁,糖尿病史10多年。昨日忽然出现双眼同侧偏盲,专科检查:双眼角膜清,瞳孔正常,测眼压右眼23mmHg,左眼25mmHg。

请思考:

(1)视路是怎样形成的?

(2)根据临床表现推测老王可能是视路哪一部分出了问题?

第二章 眼科病人的护理概述

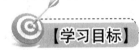

【学习目标】

1. 掌握眼科手术病人手术前后的护理要点、眼科病人护理评估的基本方法。掌握结膜囊冲洗法、测视力法、滴眼药水法、涂眼药膏法。

2. 熟悉眼科特殊检查项目和临床意义,泪道冲洗法、结膜下注射法、球旁注射法、剪睫毛法及注意事项。

3. 了解眼科病人的基本特征、门诊护理管理、暗室护理管理、激光室护理管理及加压包扎法、眼部热敷法。

4. 运用所学的知识对眼科病人进行护理评估。

5. 能理解眼科病人的症状表现和心理特点,体现在对病人的护理关怀上。

【重点难点】

本章重点讲述眼科病人的护理评估和围术期的护理,要求同学们能根据眼科病人的症状、体征与心理状态和眼科检查,对病人进行护理诊断、护理评估;能运用护理程序的思维方法,制订护理计划;能对视力、眼压、泪道冲洗等检查结果进行分析评估;培养学生能将眼部疾病与全身其他系统疾病联系在一起的整体思维能力。

【学习要点】

第一节　眼科病人的护理评估及常用护理诊断

眼科护理工作应以人的健康为中心,从人的身心、社会、文化的需要出发去考虑病人的健康和护理问题。

(一)护理病史评估
护理病史评估包括病人的患病及治疗经过、生活史、家族人员健康状况和发病诱因等。

(二)身心状态评估
身心状态评估要从心理社会评估和主要症状体征评估展开,结合眼部检查和眼科辅助检查对病人进行系统全面的评估。

1. 眼病病人的自觉症状通常包括视力障碍、感觉异常和外观异常。

(1)视力障碍:视力下降,视野缩小,视物变形(黄斑疾病),眼前固定或飘动的黑影,看远或看近不清楚,变色,夜盲,单眼或双眼复视等。

(2)感觉异常:包括眼部刺痛、胀痛、痒、异物感、畏光等。

(3)外观异常:如眼部发红、充血、肿胀、分泌物、新生物等。

2. 眼部检查　应在良好的照明下,系统地按解剖部位的顺序进行,一般是先右后左,先健眼后患眼,从外向内,由前向后,以免遗漏或记录时混淆。

(1)眼附属器检查应从眼睑、泪器、结膜、眼前节、眼后节到眼球、眼眶检查。

(2)眼前节检查:眼前段检查一般应用裂隙灯显微镜检查,也可用聚光灯泡手电筒照明和放大镜观察。

(3)眼后节检查:通过直接检眼镜、间接检眼镜等对眼后段即玻璃体、脉络膜、视网膜和视神经乳头进行的检查。

(4)眼球的检查:观察双侧眼球大小、位置是否对称,角膜是否位于中央,高低是否一致。

(5)眼眶的检查:观察两侧眼眶是否对称,检查有无眼眶压痛及肿块。

3. 眼科辅助检查

(1)视功能检查

1)视力:即视锐度,指辨别最小物像的能力,反映黄斑中心凹的视觉功能,亦称为中心视力。视力检查分为远视力和近视力检查。

2)视野:黄斑注视点以外的视力称为视野,亦称周边视力。视野常用检查方法有:①对比法;②弧形视野计法;③平面视野计法;④GoldmA.nn 半球形定量视野计法;⑤自动视野计法。

3)色觉:是指人眼辨别各种颜色的能力。临床上常用各种色盲检查图进行检查。

4)暗适应:当眼睛从强光下进入暗处时,起初一无所见,随后逐渐能看清暗处的物体,这种对光敏感度逐渐增加并达到最佳状态的过程,称为暗适应。

5)立体视觉:也称深度视觉,是感知物体立体形状及不同物体相互远近关系的能力,一般以双眼单视为基础,可利用同视机或立体检查图谱进行检查。

6)对比敏感度:视力检查反映了高对比度(黑白反差明显)时的分辨能力,以反映空间、明暗对比二维频率的形觉功能。

7)电生理检查:是利用视觉电生理仪测定视网膜受光照射或图形刺激时,在视觉过程中发生的生物电活动。

(2)眼压检查:眼压测量对青光眼的诊断及治疗具有重要意义。眼压正常范围为 10～21mmHg(1.3～2.8kPa)。眼压测定法有:指测法和眼压计测定法(包括压陷眼压计和压平眼压计)。

(3)眼科影像学检查:近年来眼科影像学检查发展很快,逐渐成为眼科临床诊断的常用方法,有 A 型超声、B 型超声、干涉光断层扫描仪(OCT)型超声、彩色超声多普勒成像(CDI)和磁共振成像(MRI)等。

第二节　眼科护理管理

1. 门诊护理管理　眼科门诊护理的主要任务是做好开诊前准备,备好诊室物品,安排

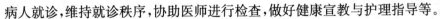

病人就诊,维持就诊秩序,协助医师进行检查,做好健康宣教与护理指导等。

2. 暗室护理管理　暗室是眼科的特殊检查环境,暗室内地面应不反光、不打滑,墙壁为深灰色或墨绿色,窗户应设置遮光窗帘,以保证室内黑暗状态。暗室内有许多精密检查仪器,应合理放置,利于检查操作和病人安全。病人对暗室环境感觉陌生,应给予护理指导和帮助,以避免发生意外。

3. 激光室护理管理　激光室应贴出警告标志,无关人员不要随意进出。工作间应关好门窗,安装特殊的玻璃或遮光窗帘,以防激光意外透出伤人。激光操作尽量在暗室内进行。使用激光治疗时,工作人员应戴用专门针对所使用激光波长的有周边防护的防护眼罩,对超过安全阈值的激光,要穿上白色工作服,戴手套,不让激光直射皮肤并防止反射、散射光照射皮肤。

4. 眼科病房护理　病房应做到安静、整洁、舒适、安全、美观。室内物品摆放要考虑到病人视力障碍等情况,统一摆放、固定位置,走廊和过道不可摆放任何障碍物,以免碰撞。病房内禁止摆放危险物品,卫生间厕所旁设扶手,台阶上贴警示标志,地面铺防滑垫,以防病人摔倒。

第三节　眼科手术病人常规护理

1. 眼科手术前常规护理　做好病人的心理疏导并讲解相关注意事项,协助病人完善各项检查,指导各项训练活动。加强术前的饮食指导、个人清洁卫生等知识宣教。遵医嘱做好术前用药,并加强药物不良反应的观察。术前眼部护理:术前常规用抗生素眼液滴眼 3 日,并进行结膜囊和泪道冲洗。

2. 眼科手术后常规护理　做好病人的卧位、眼部卫生、饮食等宣教及指导,及时巡视病房,观察病人眼部手术有无局部出血,防止术后碰撞和震动眼球,以免刀口裂开、虹膜脱出、前房积血、玻璃体脱出等意外的发生;同时在手术后 48 小时内,特别注意感染的发生。

第四节　眼科常用护理技术操作

1. 视力检查法　检测视力时采用自然光或人工照明,避免眩光;受检者头位要正,遮眼板不能压迫眼球和非检查眼,不能歪头用另一只眼偷看,也不能眯眼。检查次序一般为先右后左,每个字母辨认时间为 2～3 秒。婴幼儿及学龄前儿童的视力表可选择简单的图形、玩具或手指检查,结果只供参考。若为戴矫正眼镜者,应先查裸眼视力,再查戴镜视力。

2. 滴眼药水法　注意事项:①滴药前核对眼液名称及眼别,并检查眼药水有无变质现象;②药液不要直接滴在角膜上;③药瓶或滴管勿触及眼睑睫毛;④滴用阿托品等副作用强的药品,应于滴药后即刻按压泪囊区 2～3 分钟;⑤滴用多种药物时,应间隔至少 5 分钟。

3. 涂眼药膏法　注意事项:眼药膏影响视力,故宜在晚间睡前或手术后使用。涂管装眼药膏时,管口勿触及睫毛及睑缘。使用玻璃棒时,应先检查圆头是否光滑完整,若发现有破损应停止使用。

4. 结膜囊冲洗法　注意事项:①冲洗液温度;②冲洗动作要轻;③应反复冲洗,边冲洗边嘱病人向上下左右转动眼球,以求彻底干净;④如有传染性眼病,勿使冲洗液流至健眼,接触病人的用具应严格消毒。

5. 泪道冲洗法　注意事项:泪点狭小者,宜先用扩张器扩大泪点,再行冲洗。若进针遇阻力,切不可强行推进,以免损伤泪道。注入冲洗液时,如出现皮下肿胀,为针头误入皮下,应停止冲洗,并酌情给予抗感染药物,以防发生蜂窝织炎。

6. 结膜下注射法　注意事项:注射前应询问药物过敏史,必要时作皮试。校对药物和眼别。进针时,注射器针头刺入方向平行于角膜缘,并嘱病人勿转动眼球,以免划伤角膜。多次注射者,应更换位置,以免形成瘢痕。

7. 球旁注射法　注意事项:进针深度不宜超过 1.5cm,勿过于偏向鼻侧;进针时如有明显抵抗感,不得强行进针,以免刺伤眼球。如返抽注射器有回血,应即拔针,用纱布间歇压迫止血。如出现眼睑绷紧、睁开困难、眼球逐渐突出、运动受限,则为球后出血,应立即单眼加压绷带包扎。

8. 剪睫毛法　注意事项:①妥善固定头部;②操作动作要轻、准、稳,以防剪刀误碰角膜及皮肤;③剪睫毛时,应尽量绷紧皮肤,防止损伤眼睑。

9. 眼部加压包扎法　注意事项:包扎时不可过紧或过松,切勿压迫耳廓及鼻孔。绷带固定点必须在前额部,避免病人仰卧或侧卧时引起头部不适或摩擦造成绷带松脱。

10. 眼部热敷法　注意事项:湿热敷时,敷料温度要适当,避免烫伤或达不到效果。熏热敷时,水温以手浸感觉稍烫又能耐受为宜。

(陈燕燕)

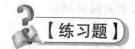

【练习题】

一、名词解释

1. 视野
2. 视疲劳
3. 视力
4. 暗适应

二、填空题

1. 视功能检查包括_____检查及_____检查两大类。

2. _____视力为眼的视敏锐度,即辨别最小物像的能力,反映_____功能,亦称视力。

3. 近视力检查距离为_____,记录_____的视标。

4. 远视力检查可采用自然照明。视力表_____的一行应与_____同高。检查距离为_____,若置平面反光镜,则视力表距离镜面为_____。

5. 色觉是指人眼辨别各种颜色的能力,是_____功能之一。临床上以_____阻碍最为常见。

6. 眼底检查是指通过_____、_____等对眼后段即玻璃体、脉络膜、视网膜和视神经乳头进行的检查。

7. 前房角镜检查可判断_____,对_____的诊断、分类、治疗及预防都具有重要意义。

8. 荧光素血管造影(FFA)是以荧光素钠为造影剂,主要反映_____的情况。吲哚青绿血管造影(ICGA)是以吲哚青绿为造影剂,反映_____的情况,有助于发现早期的脉络膜新生血管、渗漏等。

9. 正常眼压范围为_____mmHg,指测眼压正常记录为_____。

10. 眼部充血可表现为_____、_____、_____。

三、单项选择题

1. 测远视力时,被检查者在 3m 处看清 0.1 行,其远视力为

A. 0.1　　　　　　B. 0.2　　　　　　C. 0.04

D. 0.06　　　　　　E. 1.0

2. 检查近视力时,不正确的是

A. 距离为 50cm　　　　　B. 以看清最小视标为视力

C. 距离 30cm　　　　　D. 最好用自然光线

E. 双眼分别检查,先右后左

3. 视功能检查不包括

A. 视力检查　　　B. 裂隙灯显微镜检查　　　C. 光感检查

D. 视野检查　　　E. 色觉检查

4. 视觉心理物理学检查不包括

A. 对比敏感度　　　B. 视野　　　C. 电生理

D. 暗适应　　　E. 立体视觉

5. 以下关于瞳孔的检查 描述错误的是

A. 观察瞳孔大小、形状、位置　　　B. 观察直接、间接对光反射

C. 看近物时瞳孔散大　　　D. 幼儿和老人瞳孔较小

E. 光照射时瞳孔缩小

6. 滴眼药水正确的部位为

A. 上穹隆部　　　B. 下穹隆部　　　C. 内眦部

D. 外眦部　　　E. 角膜

7. 自然光线下瞳孔的直径大小为

A. 1.5~3mm　　　B. 2.5~4mm　　　C. 3~4mm

D. 1.5~2.5mm　　　E. 2.5~3mm

8. 两眼突出度异常的为相差

A. 1mm　　　B. 2mm　　　C. 3mm

D. 4mm　　　E. 5mm

9. 中心视野的范围为

A. 10°以内　　　B. 15°以内　　　C. 20°以内

D. 25°以内　　　E. 30°以内

10. 泪道冲洗时,阻力大,冲洗液从原泪点反流,提示

A. 泪总管阻塞　　　B. 鼻泪管阻塞　　　C. 慢性泪囊炎

D. 鼻泪管狭窄　　　E. 急性泪囊炎

四、多项选择题

1. 检查远视力,以下正确的是

A. 距离 5m　　　　　B. 自下而上依次辨认视标　　C. 距离 4m

D. 自上而下依次辨认视标　　E. 距离 2.5m

2. 进行对照法视野检查时,正确的是

A. 检查者与被检查者背靠背　　　　　B. 检查者与被检查者相对而坐

C. 两者之间的距离为 50cm　　　　　D. 两者之间的距离为 100cm

E. 要求检查者视力正常

3. 进行色觉检查时,正确的是

A. 视力应>0.5　　　　　B. 屈光不正应戴矫正眼镜检查

C. 每图辨认时间 5 秒以上　　　　　D. 距离为 50cm

E. 明亮弥散光下

4. 检测光感时,以下正确的是

A. 光源在 5m 处开始辨认　　　　　B. 光源在 3m 处开始辨认

C. 在暗室内进行　　　　　D. 常用无灯罩的手电筒

E. 常用普通带灯罩的手电筒

5. 身心状态的护理评估包括

A. 疾病知识　　　　　B. 心理状态　　　　　C. 社会支持系统

D. 眼部评估　　　　　E. 全身情况

6. 暗室环境布置要求包括

A. 地面不反光,窗户有遮光窗帘　　　　　B. 地面反光,但窗户有遮光窗帘

C. 墙壁为深灰色或墨绿色　　　　　D. 墙壁为浅黄色

E. 仪器合理放置以免碰撞

7. 关于眼科护士的素质要求,以下正确的是

A. 仅需有丰富的眼科护理经验　　　　　B. 健康稳定的情绪

C. 敏锐的观察力　　　　　D. 良好的沟通技巧

E. 眼科护理经验和整体护理观

8. 激光治疗眼部疾病时,应注意

A. 工作室应安装特殊玻璃

B. 应在明亮环境中进行,以利于观察病情

C. 工作人员应戴专用防护眼罩

D. 激光器应安装锁具

E. 激光室必须配置灭火装置

五、案例型思考题

1. 刘女士的眼睛被异物擦伤而来就诊,主诉眼痛、流泪、畏光、异物感,医生诊断为"角膜上皮擦伤"。

请思考:

(1)如何进行角膜完整性检查?

(2)刘女士的主要护理诊断是什么?

2. 小华上小学二年级。从学校回来后妈妈发现他一直揉眼,第 2 天起床后发现双眼分泌物很多,眼睛也很红。医生诊断为"急性细菌性结膜炎"。

请思考:

(1)如何鉴别结膜出血与睑状出血?

(2)如要对小华进行结膜囊冲洗,需要注意什么?

第三章 眼睑及泪器病病人的护理

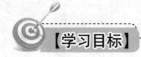
【学习目标】

1. 掌握睑腺炎、睑板腺囊肿、急性泪囊炎、慢性泪囊炎的护理评估、主要护理诊断和护理措施。

2. 熟悉慢性泪囊炎与急性泪囊炎在护理评估、治疗要点、护理措施上的区别；泪道狭窄或阻塞的护理评估和护理措施。

3. 了解睑缘炎、睑内翻、睑外翻病人的身体状况的评估、治疗要点、护理措施。

4. 熟练运用护理程序对急性泪囊炎和慢性泪囊炎病人进行护理评价，尝试书写护理计划，做出相应的护理诊断、采取正确的护理措施。

5. 具有理解和认同慢性泪囊炎病人及家属对疾病反复发作表现出焦虑心情的意识，并能进行心理疏导。

【重点难点】

本章重点讲述临床常见眼睑病和泪液排出系统异常病人的护理，要求同学们能运用所学知识和护理程序的思维方式对睑腺炎、睑板腺囊肿、急性泪囊炎、慢性泪囊炎的病人进行护理评估，并能区别急、慢性泪囊炎在护理、治疗上的异同点；能分析评估睑内翻、倒睫、睑外翻、眼睑闭合不全病人的并发症；能正确分析判断泪道冲洗时出现的泪道通畅情况等。在学习过程中应注意本章节疾病与全身其他系统疾病的联系，通过眼科疾病的治疗及护理，有助于病人全身疾病的康复。

【学习要点】

第一节　睑腺炎病人的护理

(一)护理评估要点

1. 患处常表现为红、肿、热、痛等急性炎性症状，并可伴同侧耳前淋巴结肿大。通常水肿越重，疼痛就越重。如并发眼睑蜂窝织炎或败血症，可出现发热、寒战、头痛等全身中毒症状。

（1）外睑腺炎的炎症反应集中于睫毛根部的睑缘处,早期红肿范围较弥散,触诊时可以发现明显压痛的硬结,疼痛剧烈。若感染靠近外眦部,可引起反应性球结膜水肿。脓点常溃破于皮肤面。

（2）内睑腺炎的炎症浸润常局限于睑板腺内,肿胀较局限,有硬结,疼痛和压痛均较外睑腺炎剧烈,病程较长。睑结膜面局限性充血、肿胀。

2. 分泌物细菌培养及药物敏感试验。

（二）治疗要点

早期局部热敷,促进血液循环和炎症吸收,应用抗生素眼药水或眼药膏;重症或合并全身中毒症状者,全身应用有效的抗生素;脓肿形成后切开引流;当脓肿尚未形成时不宜切开以及挤压排脓。

（三）护理要点

1. 疼痛护理

（1）仔细观察病人对疼痛的反应,耐心听取病人的疼痛主诉,解释疼痛的原因,给予支持与安慰,指导放松技巧。

（2）指导热敷的方法,每日 3 次,每次 15 分钟。热敷可以促进局部血液循环,有助于炎症消失和疼痛减轻。热敷时要注意温度,避免烫伤。

（3）指导正确地滴用抗生素眼药水或涂用眼膏的方法。

（4）脓肿形成后,如未溃破或引流排脓不畅者,应切开引流,外睑腺炎应在皮肤面切开,切口与睑缘平行;内睑腺炎则在结膜面切开,切口与睑缘垂直。

2. 预防感染护理

（1）检测体温、血常规,并采集脓液或血液标本送检细菌培养及药物敏感试验。

（2）局部炎症明显并有全身症状或反复发作者,可遵医嘱全身应用抗生素。

（3）合并糖尿病者,应积极控制血糖,按糖尿病常规护理。对顽固复发、抵抗力低下者,如儿童、老人或患有慢性消耗性疾病的病人,给予支持治疗,提高机体抵抗力。

3. 健康教育　培养良好的卫生习惯,积极治疗原发病;在脓肿未成熟前,切忌挤压或用针挑刺,以免细菌经眼静脉进入海绵窦,导致颅内、全身感染等严重并发症。

第二节　睑板腺囊肿病人的护理

（一）护理评估要点

1. 了解病人年龄,眼睑肿块发生的时间、部位和大小,以及肿块是否反复发作,有无做过病理检查等情况。青少年或中壮年时期,因睑板腺分泌旺盛容易发病。

2. 病情进展相对缓慢,较小的囊肿可无明显自觉症状;较大的囊肿可使眼睑皮肤隆起,表现为皮下圆形肿块,大小不一,触之不痛,与皮肤不粘连。与肿块相对应的睑结膜面呈紫红色或灰红色病灶。囊肿偶可自结膜面破溃,排出脂肪样物质而在睑结膜面形成暗紫红色的肉芽肿,加重摩擦感。继发感染时,形成急性化脓性炎症,临床表现与内睑腺炎相似,切开后有脓性物质流出。

3. 将切除标本送病理检查,以排除睑板腺癌的可能。

(二)治疗要点

小而无症状的睑板腺囊肿无须治疗,可自行吸收;较大的囊肿可予热敷或向囊肿腔内注射抗生素和糖皮质激素;如囊肿仍不消退,可行睑板腺囊肿刮除;继发感染者,先抗感染治疗,待炎症控制后再行睑板腺囊肿刮除。

(三)护理要点

1. 预防感染的护理

(1)指导病人保持良好的卫生习惯,避免自行针挑或挤压等动作。

(2)注意观察睑板腺囊肿的变化。

(3)指导正确眼部热敷护理,注意热敷温度,防止烫伤。

(4)睑板腺囊肿刮除术护理:①按眼科手术常规准备:滴抗生素眼液、查凝血功能、清洁面部皮肤等。②在睑结膜面作与睑缘垂直的切口,刮净囊肿内容物,并向两侧分离囊壁,将囊肿完整摘除,术后压迫眼部 10～15 分钟,观察局部有无出血。③注意复发性或老年人的囊肿,应将标本送病理检查。④涂抗生素眼膏,并用眼垫遮盖。

2. 健康教育　平时注意保持眼部清洁,特别是皮脂腺分泌旺盛者要注意眼睑部清洁;饮食清淡,忌辛辣;睑板腺囊肿刮除术后注意坚持用药,按时换药和门诊随访。一般术后次日进行眼部换药。

第三节　睑缘炎病人的护理

(一)护理评估要点

1. 评价病人是否有屈光不正、视疲劳和营养不良等病史,并了解病人最近有无文眼线或是否使用劣质化妆品,以及平时的卫生习惯;患病期间的用药史等。

2. 睑缘炎病人常常自觉眼部干痒、刺痛和烧灼感。

(1)鳞屑性睑缘炎:表现为睑缘充血、潮红,睑缘无溃疡。睫毛和睑缘表面附着上皮鳞屑,睑缘表面有点状皮脂溢出,皮脂集于睫毛根部,形成黄色蜡样分泌物,干燥后结痂。去除鳞屑和痂皮后,暴露出充血的睑缘,但无溃疡或脓点。睫毛容易脱落,但可再生。如长期不愈,可使睑缘肥厚,后唇钝圆,泪小点肿胀、外翻而导致溢泪。

(2)溃疡性睑缘炎:与鳞屑性睑缘炎相似,但症状更为严重,是睫毛毛囊及其附属腺体的慢性或亚急性化脓性炎症。溃疡性睑缘炎的睑缘有较多的皮脂,睫毛根部可见散布的小脓疱,并有痂皮覆盖。除去痂皮后,露出睫毛根端和浅小溃疡。炎症感染破坏睫毛毛囊,睫毛常被干痂黏结成束,随着痂皮而脱落,且不能再生,形成秃睫。溃疡愈合后,瘢痕组织收缩,使睫毛生长方向改变,形成睫毛乱生,如倒向角膜,可引起角膜损伤。如患病较久,可引起慢性结膜炎和睑缘肥厚变形,睑缘外翻,泪小点肿胀或阻塞,导致溢泪。

(3)眦部睑缘炎:多为双侧,好发于外眦部。外眦部睑缘和皮肤充血、肿胀,并有浸渍糜烂。

(二)治疗要点

1. 鳞屑性睑缘炎和溃疡性睑缘炎　先用生理盐水清洁睑缘,清除脓液、脓痂及已松脱的睫毛后涂擦抗生素眼药水、眼膏。

2. 眦部睑缘炎　可选择白天滴用 0.25%～0.5%硫酸锌滴眼液、0.3%庆大霉素滴眼

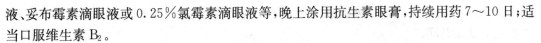

液、妥布霉素滴眼液或 0.25％氯霉素滴眼液等,晚上涂用抗生素眼膏,持续用药 7～10 日;适当口服维生素 B₂。

（三）护理要点

1. 舒适护理　清洁睑缘分泌物,临床上常用生理盐水或 3％硼酸溶液清洁睑缘,并拭去鳞屑,然后根据医嘱选用敏感抗生素眼药,每日 2～3 次。痊愈后改每日 1 次,至少坚持用药 2 周,以防复发。

2. 预防并发症护理　指导眼部用药,观察流泪、眼部痒和分泌物情况,协助医生寻找并去除睑缘炎的病因和各种诱因。

3. 健康教育　注意个人卫生,加强营养摄入,避免辛辣,保持大便通畅;加强体育锻炼,增加机体抵抗力。

第四节　睑内翻与睑外翻病人的护理

一、睑内翻

（一）护理评估要点

1. 了解病人眼部疾病史;有无眼化学伤病史;婴幼儿出生时注意有无睑内翻等。

2. 睑内翻病人常常表现为异物感、畏光、流泪、刺痛、眼睑痉挛、摩擦感等。检查发现睑缘向眼球方向内卷,睫毛内翻,倒向眼球,刺激球结膜和角膜,导致结膜充血,角膜上皮脱落、溃疡、角膜新生血管形成及角膜瘢痕,并有不同程度的视力障碍,若继发感染,可发展为角膜溃疡。先天性睑内翻常为双侧眼睑,痉挛性和瘢痕性睑内翻多为单侧眼睑。

（二）治疗要点

常用治疗方法为电解倒睫或手术治疗。

1. 瘢痕性睑内翻常用术式有睑板楔形切除术、睑板切断术及缝线术。

2. 先天性睑内翻,随着年龄的增长,轻型睑内翻可逐渐改善,暂不进行手术;如已 5～6 岁,仍有睫毛内翻、倒睫,可考虑穹隆部-眼睑皮肤穿线手术。

3. 痉挛性睑内翻可先采用局部注射肉毒杆菌毒素治疗,无效时可手术切除松弛皮肤和切断部分眼轮匝肌纤维。

（三）护理要点

1. 舒适护理

(1)做好心理护理,告诉病人疼痛原因,缓解病人焦虑心理。

(2)及时去除疼痛原因。如仅有 1～2 根倒睫,可用镊子拔除,或采用较彻底的治疗方法即睫毛电解法,通过电解破坏倒睫的毛囊,减少倒睫睫毛再生机会。

(3)如睑内翻症状明显,可用胶布法或缝线法在眼睑皮肤面牵引,使睑缘向外复位。

2. 手术病人护理

(1)术前护理:①按外眼手术常规准备:滴抗生素眼液、查凝血功能、清洁面部皮肤等。②讲解术中配合要点。

(2)术后护理:①注意保持眼部卫生,避免用脏手或脏毛巾揉擦伤口。②避免辛辣刺激饮食。

3. 预防感染护理措施　遵医嘱滴用抗生素眼药水,预防角膜炎发生;指导病人勿用脏手和毛巾揉擦眼部。

二、睑外翻

(一) 护理评估要点

1. 了解病人有无眼部外伤史,如眼部创伤、烧伤、化学伤等;有无手术史,有无神经系统疾病,如面神经麻痹史;老年人要注意有无向下擦拭眼泪的习惯。

2. 病人常常有溢泪、畏光、疼痛等症状。轻度睑外翻常见症状为溢泪,因睑缘离开眼球,泪小点不能与泪湖紧密接触;重度病人溢泪加重,分泌物增加,由于长时间使睑结膜不同程度地暴露在外,失去泪液的湿润,引起结膜充血、干燥、肥厚及角化;最后导致角膜上皮脱落、溃疡,角膜新生血管形成及角膜瘢痕形成,出现不同程度的视力障碍。

3. 睑外翻病人因外观受到影响,容易产生自卑、孤独,不愿意与他人交往;如果是因为眼部创伤、烧伤等导致瘢痕性睑外翻,病人往往由于一时不能接受突发事件而产生焦虑、恐惧甚至绝望等。护士应了解疾病对工作、学习的影响,评估病人的心理状况。

(二) 治疗要点

手术矫正睑外翻,恢复睑缘正常位置,及时消除睑结膜暴露。

1. 瘢痕性睑外翻常用的手术方法是采用游离植皮,增加眼睑前层皮肤的垂直长度。

2. 老年性睑外翻,常行睑板楔状切除睑缘缩短术。

3. 麻痹性睑外翻应先去除麻痹原因,积极治疗面瘫。如睑外翻不能恢复时,可选择外眦部睑缘缝合,以缩短睑裂。

(三) 护理要点

1. 预防角膜感染的护理

(1)遵医嘱眼部滴用抗生素眼药水,防止角膜炎症。

(2)保持眼部湿润的护理:合并睑裂闭合不全者,结膜囊内涂大量抗生素眼膏,再以眼垫遮盖。严重睑裂闭合不全者,可用"湿房"即用透明塑料片或胶片做成锥形空罩覆盖眼上,周围空隙用胶布密封,利用蒸发的泪液保持眼球的湿润;或戴软性角膜接触镜;或暂时性睑缘缝合,以保护角膜。

2. 做好心理护理,使病人树立自信心。

3. 手术病人护理

(1)术前护理:按手术常规准备。

(2)术后护理:①注意保持眼部卫生,避免用脏手或脏毛巾揉擦伤口。②避免辛辣刺激饮食。③改变不良的行为习惯。

4. 健康教育　指导病人正确揩拭泪液的方法:用手帕由下眼睑往上揩拭泪液,避免向下揩拭泪液加重睑外翻。

第五节　泪道狭窄或阻塞病人的护理

(一) 护理评估要点

1. 评估老年病人是否有沙眼病史,是否有泪道疾病病史,如泪道外伤、炎症和鼻部病变

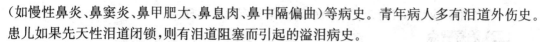

（如慢性鼻炎、鼻窦炎、鼻甲肥大、鼻息肉、鼻中隔偏曲）等病史。青年病人多有泪道外伤史。患儿如果先天性泪道闭锁，则有泪道阻塞而引起的溢泪病史。

2. 自诉溢泪为主要症状，在刮风或寒冷气候时症状加重。因长期泪液浸渍，可引起慢性刺激性结膜炎、下睑和面颊部湿疹性皮炎；由于不断擦拭眼泪，可导致下睑外翻，加重溢泪症状。溢泪分为功能性和器质性两种：

（1）功能性溢泪：多数病人溢泪并无明显的泪道阻塞，泪道冲洗可能仍通畅。溢泪主要因为眼轮匝肌松弛，泪液泵作用减弱或消失，泪液排出障碍，为功能性滞留。

（2）器质性溢泪：是因为泪道阻塞或狭窄引起的溢泪。

3. 常见的辅助检查有染料试验，泪道冲洗术，泪道探通术，X线碘油造影。

（二）治疗要点

1. 功能性溢泪 选用硫酸锌及肾上腺溶液滴眼，以收缩泪囊黏膜。

2. 器质性溢泪 根据部位不同而有不同处理：①泪小点狭窄、闭塞或缺如：可用泪小点扩张器扩张或探通。②睑外翻泪小点位置异常：手术矫正使泪小点复位。③泪小管阻塞：泪小管探通，并行泪道硅管留置治疗；近年来开展激光治疗。④鼻泪管阻塞：泪囊鼻腔吻合术。⑤婴儿泪道阻塞或狭窄，可试用手指压迫泪囊区，自下睑眶下线内侧与眼球之间向下压迫，如保守治疗无效，半岁后可考虑泪道探通术。

（三）护理要点

1. 溢泪护理 帮助病人查找溢泪原因，检查阻塞部位和阻塞程度；积极治疗原发病。

2. 围术期护理

（1）术前护理：①术前3天滴用抗生素眼药水，并进行泪道冲洗。②术前1天用1‰麻黄碱液滴鼻，以收缩鼻黏膜，利于引流及预防感染。③解释手术过程：泪囊鼻腔吻合术是将泪囊和中鼻道黏膜通过一个人造的骨孔吻合起来，使泪液经吻合孔流入中鼻道。

（2）术后护理：①术后置半坐卧位，利于伤口积血的引流，减少出血量；出血量较多者，可行面颊部冷敷；注意鼻腔填塞物的正确位置，以达到压迫伤口止血的目的，嘱病人勿牵拉填塞物及用力擤鼻。②用1‰麻黄碱液滴鼻，以收敛鼻腔黏膜，利于引流。③手术当天不要进过热饮食。④术后第3天开始连续进行泪道冲洗，并注意保持泪道通畅。

3. 健康教育 指导病人保持眼部卫生，切忌用手揉眼及挖、抠鼻腔，切忌牵拉鼻腔填塞物。避免感冒及用力擤鼻，如有咳嗽或打喷嚏，应用舌头顶住上腭，以减轻压力。遵医嘱按时用药，定期门诊随访。

第六节 泪囊炎病人的护理

一、急性泪囊炎

（一）护理评估要点

1. 患眼充血、流泪，有脓性分泌物；泪囊区皮肤红肿，触之坚实、剧痛，炎症可扩展到眼睑、鼻根及面颊部，甚至引起眶蜂窝织炎，常伴有耳前淋巴结肿大。严重时可伴畏寒、发热等全身症状。经过数日红肿局限，并有脓点，脓肿穿破皮肤，脓液排出，这时局部炎性症状减轻。

2.急性泪囊炎病人由于起病急,症状重,常常有焦虑心理。

(二) 治疗要点

早期可行局部热敷,局部、全身应用足量抗生素,待炎症控制后进行择期手术。炎症期间切忌泪道探通或冲洗。常采用的手术方式:泪囊鼻腔吻合、鼻内镜下鼻腔泪囊造口或泪囊摘除等。

(三) 护理要点

1.疼痛护理

(1)指导病人正确热敷和超短波物理治疗,以缓解疼痛,但要注意防止烫伤。

(2)按医嘱应用有效抗生素,注意观察药物的不良反应。

(3)急性期切忌泪道探通或泪道冲洗,以免导致感染扩散,引起眶蜂窝织炎。

2.健康教育 向病人解释及时治疗泪囊炎的重要性,脓肿形成后,切忌挤压,尽量保持泪囊壁完整,以备炎症消除后可行泪囊鼻腔吻合术。

二、慢性泪囊炎

(一) 护理评估要点

1.了解病人是否有沙眼、泪道外伤、鼻炎等疾病。

2.以溢泪为主要症状,检查发现结膜充血,内眦部位的皮肤浸渍、糜烂、粗糙肥厚及湿疹。泪囊区囊样隆起,用手指压迫或泪道冲洗,有大量黏液脓性分泌物自泪小点反流。由于分泌物大量潴留,泪囊扩张,可形成泪囊黏液囊肿。

3.常见的检查为 X 线泪道造影及分泌物培养。

(二) 治疗要点

1.药物治疗 抗生素滴眼液。

2.手术治疗 常用手术方法是泪囊鼻腔吻合术,或最近几年开展的鼻内镜下鼻腔泪囊造口术,可以达到消除溢泪症状,治疗慢性泪囊炎的目的。对于无法进行上述手术的病人可选择泪囊摘除术,以去除病灶,但溢泪症状仍然存在。

(三) 护理要点

1.舒适护理

(1)指导正确滴眼药:每日 4～6 次,每次滴抗生素眼药前,先用手指按压泪囊区或行泪道冲洗,以排空泪囊内的分泌物,利于药物吸收。

(2)冲洗泪道:选用生理盐水加抗生素行泪道冲洗,每周 1～2 次。

(3)及早治疗沙眼和鼻炎、鼻中隔偏曲等鼻部疾病,预防慢性泪囊炎的发生;积极治疗泪囊炎,可预防角膜炎和眼内炎等并发症的发生。

(4)指导病人及时清洗内眦部位的皮肤,不要使用肥皂水,以免增加对皮肤的刺激。

2.预防并发症的护理

(1)观察畏光、流泪、眼部分泌物、视力等情况,注意角膜炎和眼内炎等并发症。

(2)及早治疗沙眼和鼻炎、鼻中隔偏曲等鼻部疾病,预防慢性泪囊炎的发生。积极治疗泪囊炎,可预防角膜炎和眼内炎等并发症的发生。

3.手术病人的护理 做好泪囊鼻腔吻合和鼻内镜下鼻腔泪囊造口术的护理。如果要进行泪囊摘除术,应向病人及家属说明,手术可以消除病灶,但仍可能有溢泪症状存在。

4. 健康教育 向病人解释及时治疗慢性泪囊炎及其他相关疾病的重要性,因慢性泪囊炎使结膜囊处于带菌状态,但眼外伤或眼部手术,极易引起化脓性感染,导致角膜炎、角膜溃疡和眼内炎。

(陈燕燕)

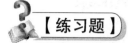

【练习题】

一、名词解释

1. 睑腺炎

2. 睑板腺囊肿

3. 睑内翻

4. 湿房

5. 倒睫

二、填空题

1. 睑腺炎根据感染腺体的部位不同分为_____和_____。

2. 睑腺炎脓肿形成后应切开引流,外睑腺炎应在_____切开,切口与睑缘_____;内睑腺炎则在_____切开,切口与睑缘_____。

3. 倒睫的原因是_____、_____、眼睑外伤等。

4. 泪囊鼻腔吻合术后置_____卧位,利于伤口积血的引流。

5. 指导病人正确滴眼药方法:每次滴抗生素眼药前,先用_____或行_____,以排空_____,利于药物吸收。

6. 睑板腺囊肿刮除的手术切口是_____,刮净囊肿内容物。

7. 睑缘炎主要分为_____、_____和_____三种。

8. 鳞屑性睑缘炎病人的患眼睑缘常发现_____,它能将脂类物质分解为有刺激性的脂肪酸。常见诱因如_____、_____营养不良和长期使用劣质化妆品等。

9. 慢性泪囊炎常常是由于_____致使泪液_____,引起细菌感染。

三、单项选择题

1. 睑板腺囊肿的致病原因是

A. 化脓菌感染

B. 睑板腺管阻塞

C. 睑板腺急性炎症

D. 维生素缺乏

E. 不良卫生习惯

2. 慢性泪囊炎引起眼部并发症是由于

A. 溢泪

B. 分泌物内含大量细菌

C. 形成瘢痕

D. 泪道探通时可损伤角膜

E. 沙眼

3. 应在早期进行热敷护理的疾病是

A. 睑板腺囊肿

B. 睑腺炎

C. 眼睑内翻

D. 上睑下垂　　　　　　　　E. 沙眼

4. 老年人睑板腺囊肿反复发作,首先要排除

A. 病变组织残留　　　　B. 局部血肿　　　　　　C. 睑板腺癌

D. 局部感染　　　　　　E. 瘢痕组织增生

5. 睑内翻倒睫,最多见于

A. 上睑下垂　　　　　　B. 沙眼　　　　　　　　C. 慢性结膜炎

D. 睑腺炎　　　　　　　E. 睑板腺囊肿

6. 睑腺炎最常见的致病菌是

A. 链球菌　　　　　　　B. 金黄色葡萄球菌　　　C. 摩-阿双杆菌

D. 真菌　　　　　　　　E. 铜绿假单胞菌

7. 瘢痕性睑内翻最常见的病因是

A. 沙眼　　　　　　　　B. 睑缘炎　　　　　　　C. 角膜溃疡

D. 急性结膜炎　　　　　E. 眼睑手术

8. 溃疡性睑缘炎不同与鳞屑性睑缘炎的是

A. 睫毛根部可见小脓疱　　　　　　　B. 睫毛易脱落

C. 常伴发结膜炎、湿疹　　　　　　　D. 睑缘表面附着上皮鳞屑

E. 可导致溢泪

9. 睑板腺囊肿病变的部位是

A. 副泪腺　　　　　　　B. Zeiss 腺　　　　　　C. Moll 腺

D. 汗腺　　　　　　　　E. 睑板腺

10. 睑腺炎的主要致病菌有

A. 肺炎球菌　　　　　　B. 莫-阿双杆菌　　　　　C. 单纯疱疹病毒

D. 金黄色葡萄球菌　　　E. 带状疱疹病毒

11. 瘢痕性睑内翻最常见于

A. 沙眼　　　　　　　　B. 急性结膜炎　　　　　C. 慢性结膜炎

D. 睑腺炎　　　　　　　E. 睑板腺囊肿

12. 睑外翻的常见并发症是

A. 暴露性角膜炎　　　　B. 泪囊炎　　　　　　　C. 睑板腺囊肿

D. 沙眼　　　　　　　　E. 翼状胬肉

13. 下列对麻痹性睑外翻描述不正确的是

A. 全身麻醉或昏迷病人可能会发生　　　B. 由于面神经麻痹引起

C. 下睑因重力作用下垂　　　　　　　　D. 眼轮匝肌失去张力

E. 多因眼部创伤、烧伤等引起

14. 眼睑外翻的常见原因错误的是

A. 瘢痕性　　　　　　　B. 麻痹性　　　　　　　C. 老年性

D. 外伤　　　　　　　　E. 上睑提肌功能丧失

15. 以下关于睑内翻表现不正确的是

A. 异物感　　　　　　　B. 畏光　　　　　　　　C. 流泪

D. 眼睑痉挛　　　　　　E. 干眼症

16. 急性泪囊炎的治疗要点不正确的是

A. 全身应用抗生素　　　　　B. 眼部应用抗生素眼药　　　C. 热敷

D. 超短波物理治疗　　　　　E. 手术治疗

17. 慢性泪囊炎行泪囊鼻腔吻合术术后护理中,不正确的是

A. 热敷　　　　　　　　　　　　　B. 出血量较多者,面颊部冰敷

C. 半坐卧位　　　　　　　　　　　D. 注意鼻腔填塞物的正确位置

E. 1‰麻黄碱液滴鼻

18. 急性泪囊炎的临床特点不正确的是

A. 内眦部皮肤糜烂　　　　　　　　B. 泪囊区皮肤红肿

C. 脓性分泌物自泪小点反流　　　　D. 泪囊区囊样隆起

E. 皮肤疼痛感

19. 为了利于伤口积血的引流,泪囊鼻腔吻合术术后最适宜的卧位是

A. 俯卧位　　　　　　　B. 侧卧位　　　　　　　C. 半卧位

D. 平卧位　　　　　　　E. 自主卧位

20. 慢性泪囊炎引起眼部并发症是由于

A. 溢泪　　　　　　　　B. 分泌物内含大量细菌　　　C. 瘢痕

D. 泪道探通时损伤角膜　E. 沙眼

21. 导致慢性泪囊炎的主要原因是

A. 泪总管阻塞　　　　　B. 泪囊狭窄或阻塞　　　　　C. 泪小点闭合

D. 泪小管阻塞　　　　　E. 鼻泪管狭窄或阻塞

22. 泪液分泌部包括

A. 结膜杯状细胞　　　　B. 泪腺　　　　　　　　　　C. 泪小点

D. 泪总管　　　　　　　E. 泪囊

四、多项选择题

1. 外睑腺炎引起的并发症有

A. 眼睑蜂窝织炎　　　　B. 中耳炎　　　　　　　　　C. 败血症

D. 海绵窦脓毒血栓　　　E. 同侧淋巴结肿大

2. 睑缘炎发病相关因素包括

A. 卵圆皮屑芽胞菌　　　B. 脂肪酸　　　　　　　　　C. 睑板腺排出口阻塞

D. 葡萄球菌感染　　　　E. 不良卫生习惯

3. 对于溃疡性睑缘炎描述正确的是

A. 慢性或亚急性化脓性炎症　　　　B. 愈合后容易形成秃睫

C. 症状比鳞屑性睑缘炎轻　　　　　D. 睑缘表面有点状皮脂溢出

E. 泪小点阻塞

4. 睑板腺囊肿的治疗包括

A. 热敷　　　　　　　　　　　　　B. 局部药物治疗

C. 局部挤压促进睑板腺口开放　　　D. 手术刮除

E. 反复发作者送病理检查

5. 睑腺炎的治疗包括

A. 热敷　　　　　　　　　　B. 局部涂眼药　　　　　　　　C. 脓肿切开引流

D. 手术刮除　　　　　　　　E. 病理检查

6. 关于痉挛性睑内翻,下面叙述正确的是

A. 多为单侧　　　　　　　　B. 常见于老年人　　　　　　　C. 常与倒睫同时存在

D. 以手术治疗为主　　　　　E. 以药物治疗为主

7. 睑外翻的常见并发症有

A. 暴露性角膜炎　　　　　　B. 泪囊炎　　　　　　　　　　C. 结膜干燥症

D. 倒睫　　　　　　　　　　E. 角膜溃疡

8. 痉挛性睑内翻多见于

A. 婴幼儿　　　　　　　　　B. 青年人　　　　　　　　　　C. 老年人

D. 下睑　　　　　　　　　　E. 上睑

9. 泪道狭窄的常用检查方法有

A. 泪道冲洗术　　　　　　　B. X线碘油造影　　　　　　　C. 泪道探通术

D. 染料试验　　　　　　　　E. X线拍片

10. 泪道包括

A. 上、下泪小点　　　　　　B. 泪小管　　　　　　　　　　C. 泪总管

D. 下鼻道　　　　　　　　　E. 泪囊、鼻泪管

11. 与慢性泪囊炎发病相关的因素有

A. 沙眼　　　　　　　　　　B. 鼻炎　　　　　　　　　　　C. 下鼻甲肥大

D. 鼻中隔偏曲　　　　　　　E. 泪道外伤

12. 慢性泪囊炎病人为达到消除溢泪的目的,可采取的手术方法有

A. 泪囊摘除术　　　　　　　B. 鼻内镜下鼻腔泪囊造口术　 C. 泪道冲洗术

D. 泪囊鼻腔吻合术　　　　　E. 泪道探通术

13. 急性泪囊炎的治疗要点包括

A. 全身应用抗生素　　　　　B. 眼部应用抗生素眼药　　　　C. 泪道冲洗

D. 热敷　　　　　　　　　　E. 超短波物理治疗

14. 慢性泪囊炎手术后护理正确的是

A. 半坐卧位　　　　　　　　　　　　　B. 出血量较多者,面颊部冰敷

C. 注意鼻腔填塞物的正确位置　　　　　D. 1‰麻黄碱液滴鼻

E. 热敷

15. 慢性泪囊炎的临床特点包括

A. 内眦部皮肤糜烂　　　　　　　　　　B. 泪囊区皮肤红肿

C. 脓性分泌物自泪小点反流　　　　　　D. 泪囊区囊样隆起

E. 泪囊部明显疼痛

五、案例型思考题

1. 刘女士,54岁,6个月前无明显原因出现左眼持续溢泪,曾在医院行泪道冲洗,不通,原泪点反流,无明显脓液,给予泪囊区按压有脓液反流,临床诊断为慢性泪囊炎。

请思考:

(1)刘女士的护理诊断是什么?

(2)护士应为刘女士提供哪些护理措施?

2. 小李,7岁,1周前右眼上睑出现局部红肿,初起形如麦粒,后明显肿大;触诊时发现硬结明显压痛,医疗诊断为外睑腺炎。

请思考:

(1)对该病人应采取哪些护理措施?

(2)该病人可能发生哪些并发症?

(陈燕燕　陈　艳)

第四章 结膜病病人的护理

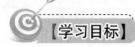

【学习目标】

1. 掌握急性细菌性结膜炎、病毒性结膜炎的护理评估、治疗要点、主要护理诊断和护理措施。

2. 熟悉免疫性结膜炎、沙眼的护理评估、治疗要点和护理措施。

3. 了解翼状胬肉、角结膜干燥症的身体状况的评估、治疗要点和护理措施。

4. 熟练运用护理程序对急性细菌性结膜炎、病毒性结膜炎病人进行护理评估，尝试书写护理计划，做出相应的护理诊断和采取正确的护理措施。

5. 具有理解和认同急性细菌性结膜炎病人及家属对传染性的担心和恐惧；以及沙眼病人疾病反复发作表现出的焦虑心情，并能进行心理疏导。

【重点难点】

本章节重点讲述临床常见结膜炎和翼状胬肉、角结膜干燥症病人的护理措施。要求同学们能运用所学知识和护理程序的思维方式对急性细菌性结膜炎、病毒性结膜炎、免疫性结膜炎和沙眼的病人进行护理评估；能根据分泌物特点来分析结膜炎的病因和评估沙眼各期特征性表现；在学习过程中应注意结膜炎与全身其他系统疾病的联系。

【学习要点】

第一节 急性细菌性结膜炎病人的护理

急性细菌性结膜炎是由细菌所致的急性结膜炎症的总称，具有传染性及流行性，最常见的是急性卡他性结膜炎和淋球菌性结膜炎。

（一）护理评估要点

1. 本病起病急，潜伏期短，常累及双眼，自觉异物感、灼热感、发痒、畏光、流泪等。重要体征是结膜充血、水肿，严重者可有结膜下出血；眼部有较多的浆液性、黏液性或脓性分泌物，早晨起床后，上下睫毛常被粘住，睁眼困难。

淋球菌性结膜炎发病急速，眼睑、结膜高度水肿和充血，眼部有大量脓性分泌物溢出，又称"脓漏眼"。严重者可引起角膜溃疡、穿孔和眼内炎。

2. 护士应了解病人发病以来的心理状况和疾病对病人工作、学习的影响。如果病人被实行接触性隔离,易产生孤独、自卑心理,应及时提供心理疏导。

(二) 治疗要点

去除病因,抗感染治疗。广谱氨基苷类或喹诺酮类药物,可选用0.3%妥布霉素滴眼剂、0.3%～0.5%左氧氟沙星滴眼剂或眼膏,急性期每15～30分钟滴眼一次,夜间涂眼膏;症状缓解后改为1～2小时一次,分泌物较多时应先清除再给药。淋球菌感染则局部和全身用药并重,局部用药有5000～10 000U/ml青霉素溶液;常用全身药物有大剂量青霉素、头孢曲松钠或阿奇霉素等。

(三) 护理要点

1. 疼痛护理 认真倾听病人的主诉,帮助其放松,并分散其注意力。减轻病人不适感及减少眼部的光线刺激。

2. 预防感染护理

(1)结膜囊冲洗:常用的冲洗液有生理盐水、3%硼酸液。淋球菌性结膜炎用1:5000U青霉素液冲洗。冲洗时注意勿使冲洗液流入健眼。

(2)用药护理:白天滴用抗生素眼药水,每1～2小时一次;夜间涂抗生素眼药膏。

(3)禁忌包扎患眼,健眼可用眼罩保护。

3. 传染性结膜炎急性感染期应实行接触性隔离。

第二节 病毒性结膜炎病人的护理

病毒性结膜炎是一种常见的急性传染性眼病,传染力强,引起过多次大流行,好发于夏、秋季。临床上以流行性角结膜炎、流行性出血性结膜炎最常见。

(一) 护理评估要点

1. 了解病人有无病毒性眼病接触史,有无不良生活卫生习惯,或近期是否去过病毒性眼病流行区域。

2. 自觉异物感、疼痛、畏光、流泪。检查发现眼睑水肿,结膜显著充血,分泌物呈水样,角膜染色可见点状上皮脱落。流行性出血性结膜炎常见球结膜有点、片状出血。

3. 分泌物涂片镜检可见单核细胞增多,病毒培养、PCR检测、血清学检查可协助病原学诊断。

(二) 治疗要点

局部冷敷和使用血管收缩剂可减轻症状;眼部滴用抗病毒药,如0.5%病毒唑、1%碘苷、3%阿昔洛韦等。

(三) 护理要点

1. 疼痛护理 认真倾听,做好心理疏导工作。用生理盐水冲洗结膜囊,眼局部冷敷以减轻充血和疼痛,并遵医嘱选择药物。

2. 预防感染护理 一旦发现本病,应及时按丙类传染病要求,向当地疾病预防控制中心报告。注意做好传染性眼病的消毒隔离,禁止进入公共浴池及游泳池,避免生活用品混用等情况,防止交叉感染。

第三节 沙眼病人的护理

沙眼是由沙眼衣原体引起的慢性传染性结膜角膜炎,是致盲性眼病之一。

(一)护理评估要点

1. 急性沙眼感染多发生于学龄前及低学龄儿童,常双眼发病,潜伏期5~14天,经过1~2个月急性期之后进入慢性期。慢性沙眼可反复感染,病程迁延数年至数十年。

急性期有异物感、刺痒感、畏光、流泪、较多黏液或黏液性分泌物。慢性期症状不明显,仅有眼痒、异物感、干燥和烧灼感。并发感染时,刺激症状加重,可出现不同程度视力障碍及角膜炎症表现。

急性期沙眼的体征:①上穹隆部和上睑结膜血管模糊、充血。②乳头增生:由于炎症刺激导致结膜上皮增生而形成。③滤泡形成:因结膜上皮下淋巴细胞浸润、聚集,形成大小不等的黄白色半透明隆起,内有胶样内容物,称滤泡形成。慢性期结膜充血减轻,仍可见乳头增生和滤泡形成,角膜缘滤泡发生瘢痕化改变称为Herbet小凹。

慢性期沙眼的特有体征:①角膜血管翳:由于角巩膜缘血管扩张并伸入角膜引起。角膜血管翳记录方法:将角膜水平分成四份,按侵犯的面积分为"P+"、"P++"、"P+++"、"P++++"。②睑结膜瘢痕:乳头、滤泡破坏代之以瘢痕,呈白色线状、网状、片状。

我国于1979年制定的沙眼分期方法如下:

Ⅰ期(活动期):上睑结膜乳头与滤泡并存,上穹隆结膜血管模糊不清,有角膜血管翳。

Ⅱ期(退行期):除少许活动期病变外,有瘢痕形成。

Ⅲ期(完全瘢痕期):活动性病变完全消失,代之以瘢痕,此期无传染性。

常见后遗症和并发症有倒睫、睑内翻、上睑下垂、睑球粘连、慢性泪囊炎、结膜角膜干燥症和角膜混浊。

2. 结膜刮片行Giemsa染色可找到包涵体;应用荧光抗体染色法或酶联免疫法可测定沙眼衣原体抗原。

3. 沙眼病人的心理变化比较复杂,因本病病程长、容易复发,对治疗丧失信心。

(二)治疗要点

1. 局部治疗 白天用眼药水滴眼,每日4~6次,晚上用眼药膏。坚持用药1~3个月。

2. 全身治疗 急性或严重沙眼者,可口服抗生素。

3. 并发症及后遗症可行手术矫治。

(三)护理要点

1. 预防并发症的护理

(1)用药护理:遵医嘱用药,常用0.1%利福平滴眼液、0.3%氧氟沙星滴眼液,坚持用药1~3个月,重症需要用药半年以上。

(2)手术护理:按外眼手术护理常规,向病人做好解释,缓解病人紧张心理,积极配合治疗。

2. 预防交叉感染的护理

(1)指导病人和家属做好消毒隔离。

(2)培养良好的卫生习惯,搞好公共卫生。

第四节　免疫性结膜炎病人的护理

免疫性结膜炎是结膜对外界过敏原的超敏性免疫反应,又称变态反应性结膜炎。临床上常见春季角结膜炎和泡性角结膜炎两种。春季角结膜炎是一种反复发作的、季节性、速发型过敏性角结膜病,多在每年春、夏季发病,有自限性。泡性角结膜炎是以结膜角膜疱疹结节为特征的迟发性过敏反应,易复发。

（一）护理评估要点

1. 了解疾病反复发作和季节性的特点,特别是在接触花粉、烟尘等变应原或在户外活动后症状加重。

2. 本病常见的症状、体征有

(1)春季角结膜炎:眼部奇痒、畏光、流泪、异物感,可有大量的黏液性分泌物。按病变部位可分3型:睑结膜型、角结膜缘型、混合型。

(2)泡性角结膜炎:异物感、流泪,如侵犯角膜,有明显角膜刺激征。根据病变部位可分为泡性结膜炎、泡性角膜炎、泡性角结膜炎。

3. 春季角结膜炎病人的结膜刮片提示每高倍视野嗜酸性粒细胞大于2个。

（二）治疗要点

1. 春季结膜炎　本病有自限性,以对症治疗为主,可局部应用抗组胺药物、肥大细胞稳定剂等。

2. 泡性角结膜炎　局部滴用糖皮质激素眼药水,如角膜受累,应选用抗生素眼药水或眼膏,并散瞳。

（三）护理要点

1. 舒适护理　积极寻找过敏原,并脱离过敏因素。给予眼睑冷敷,做好药物的护理。遵医嘱正确使用眼药,加强药物不良反应的观察,高发季节做好预防性用药。

2. 预防角膜炎护理　指导病人正确用药,密切观察畏光、眼痛、流泪、异物感等症状,注意眼部分泌物的量及性质,并告诉病人按时门诊随访。

第五节　翼状胬肉病人的护理

翼状胬肉是指增殖地侵袭到角膜上的球结膜,呈三角形,形似翼状。通常双眼患病,只限于睑裂部,多见于鼻侧。

（一）护理评估要点

1. 了解病人是否有长时间从事被紫外线照射的户外工作经历及日常的预防措施;了解是否有结膜慢性炎症病史等。

2. 小的翼状胬肉一般无症状,若侵及瞳孔区则影响视力。进行性翼状胬肉的头部前端角膜灰色浸润,颈部及体部肥厚充血。静止性翼状胬肉的头部前方角膜透明,颈部及体部较薄而不充血。

（二）治疗要点

胬肉小而静止一般无须治疗。如侵袭瞳孔区影响视力,或因外观容貌上需要,可手术治疗。

（三）护理要点

1. 健康教育

(1)小而无须治疗者,应做好病情解释工作,定期门诊随访。

(2)日常饮食要清淡,避免辛辣食物和饮酒。

(3)户外活动时戴上防风尘和防紫外线眼镜。

2. 手术病人护理

(1)术前护理:按外眼手术护理常规,术前 3 天滴抗生素眼液,介绍手术过程和配合方法。

(2)术后护理:嘱病人注意眼部卫生,一般 7～10 天后拆除缝线,定期复查。

第六节　角结膜干燥症病人的护理

结膜干燥症又称干眼症,是指泪液分泌数量下降或质量改变而导致泪膜功能异常者。

（一）护理评估要点

1. 常见于 40 岁以上、有沙眼病史或角膜接触镜配戴史等病人。

2. 最常见症状为干涩感、异物感,其他还有烧灼感、痒感、畏光、视物模糊、容易视疲劳等。

3. 常见的辅助检查包括泪河宽度、泪液分泌试验、泪膜稳定性检查、泪膜破裂时间等。

（二）治疗要点

对症治疗,常用人工泪液、泪小点封闭治疗。

（三）护理要点

1. 视疲劳护理

(1)药物护理:遵医嘱用药,加强药物不良反应的观察,认真听取病人的主诉,如有不适,及时处理。

(2)指导病人科学用眼,减少视疲劳的发生。

2. 健康教育

(1)注意用眼卫生。

(2)屈光不正需配戴眼镜者,应经过验光后再配镜,以做到度数准确、镜片合适。

(3)保留泪液,减少蒸发:指导病人使用硅胶眼罩、湿房镜,用泪小点栓塞等方法。

(4)睑板腺功能障碍病人:指导每天注意病人眼睑部清洁,睑板腺阻塞病人可以先热敷眼睑 10 分钟,再用棉签在睑结膜面上,向睑缘方向推压分泌物,使其排出。

(5)指导科学用眼:对长期使用电脑的工作者,指导病人选择合适的距离和环境亮度。

（陈燕燕）

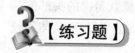 【练习题】

一、名词解释

1. 沙眼

2. 翼状胬肉

3. 干眼症

4. 泪膜

5. 泡性角结膜炎

6. 结膜炎

二、填空题

1. 急性细菌性结膜炎临床上最常见的是_____和_____。

2. 流行性出血性结膜炎通常是由感染_____引起。

3. 春季结膜炎,是一种_____、_____、_____过敏性角结膜病,多在每年_____季发病,可持续 5～10 年,有_____性。

4. 沙眼Ⅱ期的依据是_____。

5. 干眼症最常见的症状为_____、_____,其他还有烧灼感、痒感、畏光、视物模糊、容易_____等。

6. 为淋球菌性结膜炎病人进行结膜囊冲洗时,应选用_____冲洗液。

7. 泪膜从外至内分别是由_____、_____、_____构成,任何一层结构的异常均可导致干眼症。

8. 沙眼是由于结膜角膜感染_____所致,通过_____传播。

9. 干眼症临床上通常分为_____和_____两类。

10. 流行性出血性结膜炎多在_____小时内发病,多为双眼,常引起_____。

11. 沙眼急性期常见的症状有_____、_____、_____、_____。

12. 翼状胬肉术后,一般_____天后拆线。

三、单项选择题

1. "红眼病"是属于

A. 由细菌引起的急性卡他性结膜炎   B. 由病毒引起的结膜炎

C. 由衣原体感染引起的结膜炎   D. 由支原体引起的结膜炎

E. 由真菌引起的结膜炎

2. 我国于 1979 年制定的沙眼分期方法分为

A. 二期   B. 三期   C. 四期

D. 五期   E. 六期

3. 沙眼最常见的并发症是

A. 角膜病变   B. 内翻倒睫   C. 睑球粘连

D. 慢性泪囊炎   E. 上睑下垂

4. 淋球菌性结膜炎的首选抗菌药物是

A. 利福平   B. 庆大霉素   C. 青霉素

D. 四环素   E. 红霉素

5. 预防新生儿淋球菌性结膜炎可选用

A. 0.5%新霉素   B. 青霉素眼药   C. 1%硝酸银溶液

D. 利福平眼药水   E. 氧氟沙星眼膏

6. 泡性角结膜炎的治疗可选用

A. 0.5%新霉素　　　　　　　B. 1%硝酸银溶液　　　　　C. 0.1%利福平滴眼液

D. 0.3%氧氟沙星滴眼液　　　E. 0.1%地塞米松

7. 翼状胬肉如果侵入瞳孔区影响视力,则首选的治疗方法是

A. 丝裂霉素　　　　　　　　　　　　　B. β射线照射

C. 手术治疗　　　　　　　　　　　　　D. 配戴眼镜

E. 眼局部频繁滴抗生素眼药水治疗

8. 急性结膜炎的预防知识错误的是

A. 用过的敷料洗后再用　　　B. 一人一巾一盆　　　　　C. 一眼一瓶眼药

D. 先查健眼后查患眼　　　　E. 勿用手拭眼

9. 以下不是诊断干眼症的检查为

A. 泪液分泌试验低于 5mm

B. 泪膜破裂时间小于 10 秒

C. 泪液溶菌酶含量测定,溶菌区小于 21.5mm^2

D. 泪液渗透压大于 312mOsm/L

E. 染色试验

10. 以下不属于泪膜的生理特点的是

A. 形成光滑的光学折射面　　　　　　　B. 湿润眼球前表面

C. 向角膜提供营养物质　　　　　　　　D. 覆盖于角结膜表面

E. 属于屈光介质

11. 下列关于结膜炎分泌物的描述错误的是

A. 病毒性结膜炎多为少量水样分泌物

B. 过敏性结膜炎为白色泡状或丝状分泌物

C. 细菌性结膜炎为大量黏液或脓性分泌物

D. 病毒性结膜炎为大量黏液或脓性分泌物

E. 春季卡他性结膜炎为白色丝状分泌物

12. 翼状胬肉的手术方式错误的是

A. 单纯切除　　　　　　　　　　　　　B. 胬肉切除合并羊膜移植

C. 胬肉切除合并结膜瓣转移术　　　　　D. 角膜移植

E. 板层角膜移植联合羊膜移植术

13. 病毒性结膜炎有

A. 泡性角膜结膜炎　　　　　　　　　　B. 急性卡他性结膜炎

C. 少数春季结膜炎　　　　　　　　　　D. 急性出血性结膜炎

E. 红眼病

14. 下列选项中关于翼状胬肉描述不正确的是

A. 与风沙、粉尘刺激有关　　　　　　　B. 呈三角形

C. 通常单眼患病　　　　　　　　　　　D. 多见于鼻侧

E. 与紫外线照射有关

15. 泡性角结膜炎的治疗可选用

A. 0.5%新霉素　　　　　　　　　　　　B. 1%硝酸银溶液

C. 0.1%利福平滴眼液   D. 0.3%氧氟沙星滴眼液

E. 0.1%地塞米松

四、多项选择题

1. 泪膜的生理特点有

A. 形成光滑的光学折射面   B. 湿润眼球前表面

C. 向角膜提供营养物质   D. 覆盖于角结膜表面

E. 通过机械的冲刷抑制微生物生长

2. 取结膜囊分泌物培养,正确的操作是

A. 治疗开始前   B. 结膜囊无须进行消毒

C. 应用抗生素眼药后   D. 标本及时送检

E. 注意无菌操作,以免污染标本

3. 淋球菌性结膜炎眼部护理时须注意

A. 结膜囊冲洗时,取患侧卧位   B. 结膜囊冲洗时,取健侧卧位

C. 可包盖患眼   D. 应先除去假膜再行结膜囊冲洗

E. 可包盖健眼

4. 对传染性结膜炎病人急性感染期的健康教育,正确的是

A. 滴用眼药时,先健眼后患眼   B. 可以游泳

C. 注意洗手   D. 用手拭除眼部分泌物

E. 滴用眼药时先患眼后健眼

5. 结膜干燥症的治疗正确的是

A. 人工泪液   B. 0.5%新霉素

C. 泪小点封闭   D. 颌下腺导管移植手术

E. 环胞素

6. 淋球菌性结膜炎的临床表现有

A. 发病缓慢   B. 耳前淋巴结肿大

C. 房水闪辉   D. 脓漏眼

E. 结膜高度水肿

7. 沙眼的诊断要点有

A. 上睑结膜滤泡   B. 角膜缘滤泡及后遗症

C. 典型的睑结膜瘢痕   D. 角膜缘上方血管翳

E. 实验室辅助检查

8. 病毒性结膜炎的特点有

A. 多无遗传   B. 常有接触史

C. 分泌物水样,可有球结膜下出血   D. 头痛、低热等症状及耳前淋巴结肿大

E. 单核细胞增多

9. 以下符合沙眼Ⅰ期改变的有

A. 结膜乳头增生,肥大   B. 结膜滤泡形成

C. 上穹结膜充血模糊   D. 角膜有血管翳

E. 瘢痕形成

10. 典型的沙眼体征包括

A. 睑结膜肥厚,血管模糊不清   B. 睑结膜瘢痕

C. 乳头滤泡增生   D. 角膜血管翳

E. 角膜浑浊

11. 急性细菌性结膜炎治疗正确的是

A. 结膜囊冲洗   B. 包扎患眼   C. 包扎健眼

D. 抗生素眼药水   E. 一定要静脉应用抗生素

12. 免疫性结膜炎包括

A. 泡性角结膜炎   B. 春季卡他性角结膜炎   C. 急性卡他性结膜炎

D. 急性出血性结膜炎   E. 春季角结膜炎

五、案例型思考题

1. 李女士,37 岁,电脑文字工作者,每天使用电脑 5 小时以上。近来感觉眼睛干涩、酸胀,异物感,自觉视物较前模糊,容易疲劳。检查:双眼远视力 0.8,泪液分泌试验低于 5mm,诊断为"干眼症"。李女士担心会影响视力。

请思考:

(1)李女士可能有哪些护理诊断?

(2)该病人的处理原则是什么?

(3)如何指导李女士预防"干眼症"?

2. 王某,男,16 岁,高中生,暑期每天下午和同学一起去游泳,近日同学得了红眼病未去游泳。今早,王某起床后发现双眼红痛,怕光、流眼泪,眼角分泌物很多,遂来院就诊。检查:双眼远视力 1.0,结膜高度充血,有点状出血点,结膜囊内有较多的浆液性分泌物。

请思考:

(1)该病人存在哪些护理诊断?

(2)护士如何制订护理计划?

(3)如何指导病人做好接触隔离工作?

第五章 角膜病病人的护理

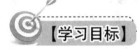

【学习目标】

1. 掌握细菌性角膜炎、真菌性角膜炎、单纯疱疹病毒性角膜炎的护理评估和护理措施。

2. 熟悉角膜移植手术病人的护理要点。

3. 了解细菌性角膜炎、真菌性角膜炎、单纯疱疹病毒性角膜炎在病因、护理评估、护理措施方面的异同点。

4. 熟练运用护理程序评价细菌性角膜炎、真菌性角膜炎、单纯疱疹病毒性角膜炎病人,并正确书写护理计划、做出相应的护理诊断、采取正确的护理措施。

5. 具有理解和认同角膜炎病人及家属对疾病治愈缓慢的焦虑心情的意识,并能进行心理疏导。

【重点难点】

本章重点是常见角膜炎病人和角膜移植手术病人的护理评估和护理措施。难点是不同类型角膜溃疡的临床特点和区别。在学习过程中应注意加强对重症角膜溃疡病人的心理护理。

【学习要点】

一、常见角膜炎病人的比较

角膜炎最常见症状是眼痛、畏光、流泪、眼睑痉挛,伴视力下降。典型体征为睫状充血、角膜浸润、角膜溃疡形成。各类角膜炎的病因、护理评估、治疗护理措施各有不同,详见表 5-1。

表 5-1　各种角膜炎病人的比较

疾病	细菌性角膜炎	病毒性角膜炎	真菌性角膜炎
致病微生物	表皮葡萄球菌、金黄色葡萄球菌、肺炎双球菌、链球菌、铜绿假单胞菌(绿脓杆菌)等	单纯疱疹病毒等	镰孢菌属、曲霉属、弯孢属和念珠菌属等

续表

疾病	细菌性角膜炎	病毒性角膜炎	真菌性角膜炎
症状	发病急,眼痛、畏光、流泪、异物感、视力下降,伴较多脓性分泌物	轻微眼痛、畏光、流泪、眼痉挛,若中央角膜受损,视力明显下降	亚急性,自觉症状较轻,有轻度畏光、流泪及视力下降
体征	眼睑肿胀、痉挛,结膜充血呈睫状性或混合性;角膜上有黄白色浸润灶,边界不清,很快形成溃疡。并发虹膜睫状体炎时,表现为角膜后沉着物、瞳孔缩小、虹膜后粘连及前房积脓	眼红,角膜上呈现树枝状和地图状角膜炎、盘状角膜炎、坏死性角膜基质炎。荧光素染色着色,角膜知觉明显减退甚至消失	眼部充血明显,角膜病灶呈灰白色或黄白色,似牙膏样或苔垢样。溃疡周围形成"免疫环"、"伪足"、"卫星灶",前房积黄白色黏稠脓液;易发生眼内炎
实验室检查	角膜溃疡刮片镜检和细胞培养发现致病细菌	角膜上皮刮片可见多核巨细胞;角膜病灶分离出单纯疱疹病毒;酶联免疫法发现病毒抗原;分子生物学方法如 PCR 可检测角膜组织中的病毒 DNA	角膜溃疡刮片、培养检查找到真菌或菌丝。角膜共焦显微镜检查,可直接发现病灶内的真菌病原体
治疗药物	抗生素	抗单纯疱疹病毒药物	抗真菌药物
护理要点	药物护理;避免强光刺激,使用眼垫遮盖;严格消毒隔离,避免交叉感染;预防角膜穿孔	药物护理;使用散瞳药病人,加强生活护理,外出可戴有色眼镜	药物护理,注意观察药物的副作用

二、角膜移植术病人的护理

角膜移植术是一种采用同种异体的透明角膜代替病变角膜的手术。

(一)手术类型

根据角膜取材的厚薄,可分为板层角膜移植术和穿透性角膜移植术。

(二)护理要点

1. 术前护理

(1)按内眼手术常规做好术前准备。

(2)协助眼部检查。

(3)降低眼压:术前半小时开始静脉滴注 20% 甘露醇。

(4)缩瞳剂:术前手术眼滴 1% 毛果芸香碱眼液,使瞳孔保持在 2mm 左右,以便术中易于缝合,并保护晶状体免受环钻刀的损害。

2. 术后护理

(1)按内眼术后常规护理。戴硬的眼罩保护术眼,尤其在睡眠或打盹时。

（2）术后 24 小时每天换药,若植片平整,可改用眼垫包扎,至刺激症状基本消退为止;若植片不平整,应适当延长包扎时间。

（3）密切观察病情变化:观察眼部疼痛、头痛、畏光、流泪、突然视力下降、眼球充血等表现,检查发现角膜植片由透明变为混浊、水肿,并向外膨隆现象等,应立即报告医生。

（4）按医嘱给予抗感染、抗排斥反应药物,如皮质类固醇、环孢素 A 等。

（5）遵医嘱对症处理:前房渗出反应较重者,应使用散瞳剂如托吡卡胺及阿托品等。如角膜组织愈合不佳者应给予贝复舒眼药水和优乐沛眼凝胶等。

（6）嘱病人避免做引起眼压升高的动作,如用力挤眼、低头弯腰等。

3. 健康教育

（1）定期复查,按时来院拆除角膜缝线,一般板层角膜移植为术后 2～3 个月;穿透性角膜移植为术后 6～12 个月。

（2）指导病人及家属正确上眼药。如果出现畏光、流泪、突然视力下降反应,须立即来医院就诊。

（3）饮食起居要有规律,保持充分睡眠,避免过度疲劳,注意预防感冒。多吃易消化食物,多食水果、蔬菜,保持大便通畅,忌食刺激性食物。

（4）角膜移植术后 3 个月内要完全休息。1 年内注意勿用力揉眼,外出要戴防护眼镜,以免受伤。同时注意眼部卫生,不进游泳池,防止感染。避免眼部日晒、热敷,保护角膜移植片。

（刘雅馨）

【练习题】

一、名词解释

1. 角膜移植术

2. 免疫环

二、填空题

1. 单纯疱疹病毒性角膜炎分为_____、_____、_____、_____四型。

2. 角膜炎最常见症状是_____、_____、_____、眼睑痉挛,伴视力下降。典型体征为睫状充血、_____、_____形成。

3. 角膜炎的治疗原则是_____、_____、_____、_____。

4. 角膜炎的病因虽然不同,但其病理变化过程基本相同,可以分为_____、_____、_____和_____4 个阶段。

5. 角膜移植术可分为_____和_____。

6. 角膜移植术后要密切观察病情变化,特别是_____和_____征象。

三、单项选择题

1. 角膜移植术后应完全休息的时间为

A. 1 个月　　　　　　　B. 6 个月　　　　　　　C. 3 个月

D. 1 年　　　　　　　　E. 2 年

2. 常伴有前房积脓的角膜炎是

A. 角膜基质炎   B. 角膜软化症   C. 蚕食性角膜溃疡

D. 病毒性角膜炎   E. 真菌性角膜炎

3. 真菌性角膜炎的特点是

A. 角膜溃疡灶呈灰白色而欠光泽   B. 表面微隆起,似牙膏样或苔垢样

C. 可见"伪足"及"卫星灶"   D. 溃疡周围有"免疫环"

E. 角膜溃疡区可见脓点

4. 以下不属于化脓性角膜炎的是

A. 匐行性角膜炎   B. 角膜基质炎

C. 真菌性角膜炎   D. 铜绿假单胞菌性角膜炎

E. 单纯疱疹病毒性角膜溃疡

5. 角膜溃疡病情发展最凶猛的是

A. 匐行性角膜溃疡   B. 铜绿假单胞菌性角膜溃疡

C. 真菌性角膜溃疡   D. 病毒性角膜溃疡

E. 蚕食性角膜溃疡

6. 单纯疱疹病毒性角膜炎的最常见类型是

A. 弥漫性角膜内皮炎   B. 基质型角膜炎

C. 神经营养性角膜炎   D. 盘状角膜内皮炎

E. 树枝状和地图状角膜炎

四、多项选择题

1. 治疗病毒性角膜炎时,最好选用

A. 0.05%安西他滨滴眼液   B. 阿昔洛韦眼膏

C. 0.25%氯霉素眼药水   D. 0.5%可的松眼药水

E. 0.3%氧氟沙星滴眼液

2. 板层角膜移植手术的适应证包括

A. 角膜穿孔   B. 角膜基质营养不良

C. 角膜白斑   D. 自身免疫性的角膜溶解

E. 粘连性角膜白斑

3. 铜绿假单胞菌性角膜炎的特点是

A. 结膜充血   B. 溃疡边缘匐行扩展

C. 前房积大量黏稠脓液   D. 溃疡发展迅速并有黄绿色分泌物

E. 溃疡呈树枝状

4. 滴用眼药水时,强调要压迫泪囊区3~5分钟的药物是

A. 1%阿托品滴眼液   B. 2%林可霉素滴眼液

C. 1%毛果芸香碱滴眼液   D. 0.5%泼尼松滴眼液

E. 0.3%氧氟沙星滴眼液

5. 细菌性角膜炎常见致病菌有

A. 表皮葡萄球菌   B. 金黄色葡萄球菌

C. 肺炎双球菌   D. 结核杆菌

E. 铜绿假单胞菌

6. 角膜移植术后护理上要注意观察

A. 植片生长情况 　　　　　　　　　B. 角膜基质有无水肿

C. 结膜囊分泌物性状 　　　　　　　D. 耳前淋巴结肿大

E. 眼压

7. 为预防角膜穿孔,护理上要特别注意

A. 滴眼药勿压迫眼球

B. 嘱病人勿用手揉眼球

C. 球结膜下注射时,避免在同一部位反复注射

D. 深部角膜溃疡,可加压包扎

E. 眼罩保护患眼

8. 在护理角膜炎病人时应严密观察

A. 视力变化 　　　　　　　　　　　B. 角膜刺激征

C. 角膜病灶变化 　　　　　　　　　D. 角膜分泌物

E. 角膜穿孔征象

9. 真菌性角膜炎的病因有

A. 植物性角膜外伤 　　　　　　　　B. 长期大量使用广谱抗生素

C. 长期大量使用糖皮质激素 　　　　D. 长期使用免疫抑制剂

E. 感冒

五、案例型思考题

1. 张先生因右眼被铁屑溅伤 1 天,伴眼痛、眼红、视力下降;检查右眼视力 0.02,混合性充血,结膜囊内有大量黄白色脓性分泌物,角膜中央可见一直径约 5mm 圆形溃疡,前房积脓约 1mm。诊断为右眼细菌性角膜溃疡。

请思考:

(1)该病人的护理诊断是什么?

(2)细菌性角膜溃疡病人眼痛的护理措施有哪些?

(3)为防止角膜溃疡穿孔,护理上要特别注意什么?

2. 王老师右眼因"单纯疱疹病毒性角膜炎"反复发作 20 年。5 天前劳累后右眼再次出现眼红、眼痛、怕光、流泪、视力下降等不适。检查右眼视力 0.6,混合性充血,角膜颞上方可见一直径约 2mm 的灰白色浸润区,周围角膜水肿,前房未见异常,诊断为右眼单纯疱疹病毒性角膜炎。

请思考:

(1)单纯疱疹病毒性角膜炎病人的用药应注意哪些?

(2)如何对该病人进行健康指导?

(3)如果该病人需行治疗性角膜移植术,护士需提供哪些护理?

第六章 白内障病人的护理

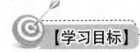

【学习目标】

1. 掌握白内障的定义,年龄相关性白内障的分类,皮质性白内障的临床分期、治疗要点、护理措施。

2. 熟悉糖尿病性白内障和先天性白内障病人身体状况的评估、治疗要点、护理措施。

3. 了解白内障的分类、病因和发病机制。

4. 能正确运用护理程序评价年龄相关性皮质性白内障病人,并正确书写护理计划,做出相应的护理诊断,采取正确的护理措施。

5. 能理解病人长时间视物模糊的痛苦,对视力恢复的期盼、焦躁心理,并体现在护理上。

【重点难点】

本章重点讲述各种白内障的临床表现和护理要点,要求同学能根据皮质性白内障病人的各个不同时期的临床表现与心理状态,运用护理程序的思维方法,制订护理计划,采取合适的护理措施,预防并发症的发生。在学习过程中应注意糖尿病性白内障与全身其他系统疾病的联系。

【学习要点】

晶状体混浊称为白内障。白内障是主要的致盲性眼病之一。根据发病原因,白内障可分为年龄相关性、糖尿病性、外伤性、并发性白内障等;按发病时间,白内障可分为先天性、获得性白内障;根据混浊部位不同,白内障可分皮质性、核性、囊膜下白内障。

第一节 年龄相关性白内障病人的护理

(一)护理评估要点

1. 双眼呈渐进性无痛性视力下降,最后只剩光感。按其开始形成部位分为皮质性、核性、囊膜下白内障。皮质性白内障临床病程可分为四期,见表 6-1。

表 6-1 皮质性白内障临床分期

	晶状体	视力	并发症
初发期	大部分透明,仅周边部皮质混浊	早期不影响	
膨胀期	不均匀灰白色混浊,并逐渐向中央发展,伸入瞳孔区,出现虹膜新月形投影,前房变浅	明显减退	易诱发急性闭角型青光眼
成熟期	呈乳白色完全混浊,虹膜新月形投影消失,前房深度恢复正常	仅剩光感或手动	
过熟期	晶状体皮质溶解	视力较前有所好转,但随体位改变而时好时坏	虹膜震颤、晶状体过敏性葡萄膜炎、晶状体溶解性青光眼

2. 眼电生理及光定位检查、角膜曲率及眼轴长度等可辅助检查。

(二)治疗要点

目前主要以手术治疗为主,常选用的手术方法有白内障囊外摘除联合人工晶状体植入术、白内障超声乳化吸出联合人工晶状体植入术、激光乳化白内障吸出联合人工晶状体植入术。白内障早期可试用谷胱甘肽滴眼液、口服维生素 C 等药物,以延缓白内障进展。

(三)护理要点

1. 视力障碍护理 白内障早期可试用谷胱甘肽滴眼液、口服维生素 C 等药物,以延缓白内障进展。

2. 预防继发性闭角型青光眼的护理 定期门诊随访,慎用散瞳剂如阿托品,尤其在膨胀期,容易诱发急性青光眼。

3. 预防手术切口感染护理 ①做好术前准备,如剪睫毛、冲洗结膜囊、滴用抗菌药物眼液等。②严格执行无菌操作,保持创口干燥。③密切注意病情变化,观察局部创口有无分泌物增加和视力下降等症状。

4. 手术护理 ①简要介绍手术时机和手术方法:白内障囊外摘出术(ECCE)、白内障超声乳化吸出术(phacoaemulsification)、激光乳化白内障吸出术,其中白内障超声乳化吸出术是目前被公认的最安全有效的白内障手术方法之一。②做好术前护理,协助病人进行各项术前检查。③做好术后护理,遵医嘱按时眼部上药,严格无菌操作,预防术后感染。白内障摘除术后,无晶状体眼呈高度远视状态,一般为+10D~+12D。矫正方法有眼镜、接触镜或人工晶状体植入,后房型人工晶状体植入是最好最有效的方法。

5. 健康教育 手术后嘱病人:①适当活动,避免低头弯腰,避免提重物。②注意保暖,预防感冒。③饮食清淡易消化,多进食富含蛋白质、维生素、纤维素的食物,保持大便通畅,不要屏气。④不要穿领口过紧的衣服。⑤按时用药,定期门诊随访。

第二节　糖尿病性白内障病人的护理

（一）护理评估要点

因晶状体混浊及视网膜病变的损害，可有不同程度视力下降。真性糖尿病性白内障大多发生于严重的青少年糖尿病病人，多为双眼，前后囊下白点状或雪片状混浊，迅速扩展为全部晶状体混浊。当血糖升高时，房水进入晶状体内使之肿胀变凸，形成近视；血糖降低时，晶状体内水分渗出，晶状体变扁平，形成远视。

（二）治疗要点

严格控制血糖，在血糖控制正常的情况下行白内障摘除术和人工晶状体植入术。糖尿病性视网膜病变应在术前治疗。

（三）护理要点

1. 预防手术切口感染和出血的护理　病人须在血糖控制正常后方可手术。术后密切观察病情变化，严格无菌操作，保持创口干燥。

2. 健康教育　做好糖尿病病人药物、饮食、运动等宣教。如运动一般每日坚持半小时左右，运动量简易计算方法：运动中脉率达到（170－年龄）。运动时间：餐后1小时运动可达到较好降糖效果，最好不要空腹运动，以免发生低血糖。

第三节　先天性白内障病人的护理

（一）护理评估要点

先天性白内障病人多为婴幼儿，双侧、静止性。视力障碍程度可因晶状体混浊发生部位和形态不同而异，有的可不影响视力，有的视力下降明显，甚至只剩光感。常合并其他眼病，如斜视、眼球震颤、先天性小眼球等。

（二）治疗要点

治疗目标是恢复视力，减少弱视和盲的发生。对明显影响视力者，尽早手术治疗。感染风疹病毒者不宜过早手术。无晶状体眼者需进行屈光矫正和视功能训练。

（三）护理要点

1. 预防弱视、斜视的护理　对明显影响视力者，尽早手术治疗，一般宜在3～6个月手术，最迟不超过2岁，以免发生形觉剥夺性弱视。

2. 健康教育　①指导家长弱视训练：如遮盖疗法、光学药物压抑法、精细动作训练等。②做好孕妇早期保健护理，特别是母亲怀孕前3个月内，注意优生优育。

（施颖辉）

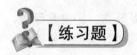【练习题】

一、名词解释

1. 白内障

2. 虹膜投影

3. 晶状体溶解性青光眼

4. 晶状体过敏性葡萄膜炎

二、填空题

1. 年龄相关性白内障按其发展过程可分为_____、_____、_____、_____四期。

2. 过熟期白内障的并发症包括_____、_____。

3. 先天性白内障治疗目标是_____、_____。

4. 年龄相关性白内障根据混浊部位不同分为_____、_____和_____三种。

5. 糖尿病性白内障临床上分为_____、_____两大类。

6. 先天性白内障的最常见类型是_____。

三、单项选择题

1. 与先天性白内障相关性最大的因素是

A. 紫外线　　　　　　　B. 晶状体营养和代谢　　　　C. 遗传因素

D. 糖尿病　　　　　　　E. 地域因素

2. 先天性白内障最常见的一种类型是

A. 前极白内障　　　　　B. 后极白内障　　　　　　　C. 花冠状白内障

D. 点状白内障　　　　　E. 绕核性白内障

3. 糖尿病性白内障的处理原则是

A. 手术治疗　　　　　　　　　　　B. 治疗糖尿病

C. 先手术治疗,再治疗糖尿病　　　D. 先治疗糖尿病,再手术治疗

E. 药物治疗白内障

4. 白内障手术治疗的首选术式是

A. 白内障囊外摘除＋人工晶状体植入术

B. 白内障囊外摘除术

C. 白内障囊内摘除术

D. 白内障超声乳化摘除＋人工晶状体植入术

E. 白内障针拨术

5. 白内障摘除术后眼的屈光状态是

A. 高度远视　　　　　　B. 中度远视　　　　　　　　C. 轻度远视

D. 高度近视　　　　　　E. 中度近视

6. 白内障摘除术后,矫正视力的方法不正确的是

A. 眼镜　　　　　　　　　　　　B. 角膜接触镜

C. 后房型人工晶状体植入　　　　D. 前房型人工晶状体植入

E. 激光手术治疗

7. 晶状体完全变浑浊,虹膜投影消失,属于皮质性白内障的周期为

A. 初发期　　　　　　　B. 未成熟期　　　　　　　　C. 成熟期

D. 过熟期　　　　　　　E. 膨胀期

8. 晶状体过敏性葡萄膜炎容易发生在

A. 初发期　　　　　　　　B. 膨胀期　　　　　　　　C. 成熟期

D. 过熟期　　　　　　　　E. 皮质期

9. 白内障的主要症状是

A. 视力障碍　　　　　　　B. 晶状体浑浊　　　　　　C. 流泪

D. 眩光、畏光　　　　　　E. 晶状体老化

10. 晶状体溶解性青光眼容易发生在

A. 初发期　　　　　　　　B. 膨胀期　　　　　　　　C. 未成熟期

D. 成熟期　　　　　　　　E. 过熟期

四、多项选择题

1. 白内障术前护理包括

A. 结膜囊冲洗　　　　　　B. 灌肠　　　　　　　　　C. 剃眉毛

D. 泪道冲洗　　　　　　　E. 滴抗菌药物眼液

2. 为一位年龄相关性白内障未成熟期的病人进行健康教育时,护士要告诉病人及家属特别注意

A. 异物感　　　　　　　　B. 视力下降　　　　　　　C. 眼部痒感

D. 眼部红痛　　　　　　　E. 头痛、眼痛

3. 各种白内障的共同特点有

A. 视力下降　　　　　　　B. 血糖升高　　　　　　　C. 眼压升高

D. 晶状体混浊　　　　　　E. 尿糖升高

4. 年龄相关性白内障容易发生并发症的临床分期是

A. 初发期　　　　　　　　B. 膨胀期　　　　　　　　C. 未成熟期

D. 成熟期　　　　　　　　E. 过熟期

5. 白内障术前眼部常规检查包括

A. 角膜曲率半径和眼轴长度　　　　　　　B. 视功能

C. 裂隙灯检查　　　　　　　　　　　　　D. 三面镜检查

E. 眼压

6. 年龄相关性白内障的临床表现包括

A. 无痛性视力下降　　　　B. 视物变形　　　　　　　C. 眼前固定的黑点

D. 屈光改变　　　　　　　E. 复视

7. 年龄相关性白内障的临床分期包括

A. 初发期　　　　　　　　B. 膨胀期　　　　　　　　C. 溶解期

D. 成熟期　　　　　　　　E. 过熟期

五、案例型思考题

1. 吴女士,55岁,近3年来双眼逐渐视物模糊不清,无眼红、眼痛主诉,眼前有黑影,加重1个月。眼科检查:双眼角膜透明,前房浅,可见虹膜投影,晶状体混浊,眼底看不清;右眼视力0.1,左眼视力0.2;右眼眼压14.2mmHg,左眼眼压13.1mmHg;以年龄相关性白内障收住入院手术治疗。

请思考:

(1)白内障通常选择的手术方法是什么?

(2)白内障术后的主要护理措施有哪些?

2. 刘女士,64 岁,有糖尿病病史 3 年,控制尚可,2 年前无明显诱因下出现双眼视物不清,视远视近均不清,伴流泪,无眼红、眼痛,无视物变形,无眼前黑影飘动,无明显眼部分泌物增多。在当地医院眼科检查示:双眼晶状体混浊,双眼玻璃体絮状混浊,双眼眼底窥不清,视力为 OD:0.2,OS:0.2,右眼眼压为 16.2mmHg,左眼眼压为 13.5mmHg,她非常担心自己的情况。

请思考:

(1)根据症状与体征,该病人可初步诊断为什么疾病?

(2)刘女士现存的护理诊断是什么?

第七章 青光眼病人的护理

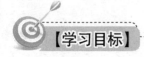

【学习目标】

1. 掌握急性闭角型青光眼的病因和发病机制、护理评估、主要护理诊断和护理措施。
2. 熟悉开角型青光眼病人身体状况的评估、治疗要点、护理措施。
3. 了解青光眼的临床分类、先天性青光眼病人身体状况的评估、治疗要点、护理措施。
4. 熟练运用护理程序评价急性闭角型青光眼病人,并正确书写护理计划,做出相应的护理诊断,采取正确的护理措施。
5. 具有理解和认同青光眼病人及家属对疾病反复发作表现出焦虑心情的意识,并能进行心理疏导。

【重点难点】

本章重点讲述青光眼疾病的分类以及临床表现、处理方法、护理要点,要求同学们能根据急性闭角型青光眼病人的症状、体征与心理状态,运用护理程序的思维方法,制订护理计划,并做好健康教育,指导病人坚持用药和定期复查;运用所学知识正确分析眼压与青光眼的关系,急性闭角型青光眼与开角型青光眼病人在护理评估、治疗要点、护理措施上的异同;在学习过程中应注意青光眼与全身其他系统疾病的联系。

【学习要点】

青光眼是以眼压异常升高,视功能减退和眼组织的损害,引起视神经萎缩、视野缺损为特征的眼病,青光眼是主要的致盲眼病之一。眼压是眼球内容物作用于眼球壁的压力。统计学上,正常眼压值是 10~21mmHg。临床上,有部分病人眼压虽已超过正常上限,但长期随访却并不出现视神经损害和视野缺损表现,称为高眼压症(ocular hypertension);也有部分病人眼压在正常范围,但已经发生了典型的青光眼视神经萎缩和视野缺损,称为正常眼压性青光眼(normal tension glaucoma,NTG)。正常眼压不仅反映在眼压的绝对值上,还有双眼稳定、昼夜压力相对稳定等特点。正常人双眼眼压差不应>5mmHg,24 小时眼压波动范围不应>8mmHg。

第一节　急性闭角型青光眼病人的护理

(一) 护理评估要点

1. 典型的急性闭角型青光眼可表现为以下临床阶段:

(1)临床前期:当一眼被确诊为急性闭角型青光眼,另一眼只要有浅前房、虹膜膨隆、房角狭窄等表现,即使病人没有临床症状也可以诊断为临床前期。另外,部分病人的双眼在急性发作前没有自觉症状,但具有上述的眼球解剖特征或青光眼家族史,尤其是在诱发因素如暗室试验后房角关闭,眼压明显升高,可诊断为本病的临床前期。

(2)先兆期:表现为一过性或反复多次的小发作,经常在傍晚。表现为轻度的眼痛伴同侧偏头痛、视力减退、鼻根部酸胀和恶心,轻度睫状充血、角膜轻度雾状混浊、眼压略高,经睡眠或充分休息后可自行缓解。

(3)急性发作期:表现为剧烈的头痛、眼痛、虹视、雾视、视力急剧下降,常降到指数或手动,可伴有恶心、呕吐等全身症状。常见体征有:①眼睑水肿,混合充血或伴球结膜水肿。②角膜水肿,呈雾状或毛玻璃状。③瞳孔中等散大,常呈竖椭圆形,对光反射迟钝或消失,有时可见局限性后粘连。④前房极浅,周边部前房几乎完全消失,房角镜检查可见房角完全关闭。⑤眼压升高,可突然高达50mmHg以上。指测眼压时眼球坚硬如石。⑥高眼压缓解后,症状减轻或消失,眼前段常留下永久性组织损伤。如角膜后色素沉着、虹膜节段性萎缩及色素脱落、青光眼斑,统称为三联征。

(4)间歇期:指小发作缓解后,房角重新开放,症状和体征减轻或消失,不用药或仅用少量缩瞳剂就能将眼压维持在正常范围。但瞳孔阻滞的病理基础尚未解除,随时有青光眼再发作的可能。

(5)慢性期:急性大发作或多次小发作后,房角发生广泛粘连,小梁功能严重损害,表现为眼压中度增高,视力进行性下降,眼底可见青光眼性视盘凹陷,并有相应的视野缺损。

(6)绝对期:眼压持续升高,眼组织特别是视神经遭到严重破坏。视功能完全丧失,无光感,症状不明显或出现顽固性眼痛、头痛,瞳孔极度散大强直,角膜上皮水肿、知觉减退。

2. 房角镜、眼前段超声生物显微镜检查,暗室试验,视野检查等可辅助诊断。

(二) 治疗要点

治疗原则是迅速降低眼压,减少组织损害,积极挽救视力。治疗方法首先是药物降低眼压,如拟副交感神经药(缩瞳剂)、碳酸酐酶抑制剂、β肾上腺能受体阻滞剂、高渗剂、前列腺素衍生物,待眼压恢复正常后,可考虑手术治疗,常用的手术方法包括:①激光手术:如激光周边虹膜切除术。②显微手术:周边虹膜切除术、小梁切除术、房角切开术。③对于难治性青光眼尚可采用房水引流装置植入术。

(三) 护理要点

1. 疼痛的护理　给予降眼压药物和缩瞳剂,注意观察药物的副作用。

(1)拟副交感神经药(缩瞳剂):缩小瞳孔使房角重新开放,从而降低眼压。常用0.5%～2%的毛果芸香碱滴眼液,每隔5～10分钟一次,瞳孔缩小眼压降低后,改为1～2小时一次。护理上注意:每次点眼药后应压迫泪囊区数分钟,并仔细观察,如果出现恶心、呕吐、流涎、出汗、腹痛、肌肉抽搐等药物反应,应及时报告医生,并立即停药。

(2)碳酸酐酶抑制剂:减少房水生成从而降低眼压,常用乙酰唑胺口服。有人服用后出现口周及手脚麻木,停药后即可消失。此药不可长期服用,可引起尿路结石、肾绞痛、血尿及小便困难等副作用,若发生上述症状,应嘱病人停药,并多次少量饮水。

(3)β肾上腺能受体阻滞剂:抑制房水生成从而降低眼压。常用 $0.25\%\sim0.5\%$ 噻吗洛尔滴眼液。对心脏房室传导阻滞、窦性心动过缓和支气管哮喘者禁用。

(4)前列腺素衍生物:通过增加房水经葡萄膜巩膜外流通道排出而降低眼压。常用药物有 0.005% 拉坦前列素滴眼液,每日滴眼 1 次。常见的不良反应有轻微结膜充血,睫毛变粗加长,虹膜变深。长期用药者可出现眼周皮肤颜色加深。理论上与毛果芸香碱有拮抗作用,不宜联合用药。

(5)高渗剂:短期内提高血浆渗透压,使眼组织特别是玻璃体中水分进入血液,从而减少眼内容积。常用 20% 甘露醇注射液 250ml 快速静脉点滴。对年老体弱或有心血管疾病的人,应注意呼吸及脉搏变化,以防发生意外。用药后因颅压降低,部分病人可出现头痛、恶心等症状,用药后宜平卧休息。

2. 视力障碍病人的护理　教会病人使用床旁传呼系统;厕所、浴池等安置方便的设施,如扶手等;将常用的物品固定位置摆放,活动空间不设置障碍物,避免病人绊倒。

3. 焦虑病人的护理　评价病人的心理状态,教会病人控制情绪方法,消除自悲、焦虑等心理,保持良好的心态。

4. 手术病人的护理　原发性闭角型青光眼以手术治疗为主。向病人解释手术目的:①沟通前后房,平衡前后房压力,解除瞳孔阻滞。②建立房水向外引流的新通道。

(1)术前护理:①按内眼手术护理常规做好术前准备。②眼压高者使用降眼压药物(缩瞳剂),严禁使用散瞳剂。③保证充足睡眠,保持心情愉快。

(2)术后护理:①密切观察病人病情变化,尤其是眼压变化、滤过泡形成、前房形成和手术切口愈合情况。病人如有眼胀、眼痛,应及时通知医师采取降眼压处理。②指导病人健侧卧位,注意用眼卫生。③遵医嘱按时眼部上药,预防术后感染。④介绍术后治疗、用药、护理过程中的注意事项,取得配合。

5. 健康教育

(1)指导病人遵医嘱按时用药,不得随意自行停药、改药。教会病人正确滴眼药水、涂眼药膏的方法,注意观察药物不良反应。

(2)指导病人及家属识别可能发生急性发作的征象,如有头痛、眼痛、恶心、呕吐等,应及时就诊。

(3)指导滤过手术后病人注意保护滤过泡,避免用力揉捏或碰撞术眼,如有眼部胀痛感可行眼部按摩。

(4)避免诱发因素:根据病人及家属提出的问题,讲解本病的相关知识,尤其是发病诱因:①保证充足的睡眠,可适当垫高枕头。②避免长时间暗室工作、近距离阅读,看电影建议适当开灯。③避免短时间内饮水量过多(一次饮水量<300ml 为宜),以免加重病情或引起发作。④选择清淡易消化的饮食,保持大便通畅。⑤不宜吸烟、饮酒,饮浓茶、咖啡和进食辛辣等刺激性食物。⑥适当有氧运动,避免举重、倒立等,避免增加腹压、眼压动作。⑦保持良好心态,避免情绪激动。

第二节 原发性开角型青光眼病人的护理

（一）护理评估要点

1. 早期眼压不稳定，多数病人无任何自觉症状。少数病人眼压升高时，出现眼胀、雾视等症状。典型的眼底表现是：①视乳头凹陷进行性扩大和加深；②视乳头上、下方局限性盘沿变窄，C/D值增大，形成切迹；③双眼凹陷不对称，C/D差值＞0.2；④视乳头上或其周围浅表线状出血；⑤视网膜神经纤维层缺损。视功能改变特别是视野缺损，是开角型青光眼诊断和病情评估的重要指标。

2. 24小时眼压测定及饮水试验等可辅助诊断。

（二）治疗要点

控制眼压升高，防止或延缓视功能进一步损害。药物治疗为主，无效时再进行手术治疗。滤过性手术可作为首选的治疗手段，并且早期手术比长期药物治疗失败后再作手术的效果要好。

（三）护理要点

1. 视野改变病人护理 病人常用的物品固定放置；活动的空间尽量宽敞，不设置障碍物，以免绊倒；视野缺损明显者，给予其生活帮助。

2. 健康教育 评估病人对疾病知识的了解程度，有针对性地进行讲解。强调遵医嘱坚持用药和按时复诊的重要性，以了解眼压和视功能变化，及时调整治疗方案。

第三节 先天性青光眼病人的护理

（一）护理评估要点

先天性青光眼常见以下两种类型：

1. 婴幼儿型 指3岁以内，约50％病例出生时就有临床表现，80％在1岁内出现症状。常见畏光、流泪、眼睑痉挛，尤其是在强光下。检查发现：①眼球扩大，前房加深，呈轴性近视。②角膜直径增大，横径常＞12mm。角膜上皮水肿，外观呈雾状混浊。③眼压升高，常在全麻下测量。④眼底可见青光眼性视乳头凹陷，且出现早、进展快。

2. 青少年型 6～30岁发病，早期一般无自觉症状，发展到一定程度可出现虹视、眼胀、头痛等症状。其房角多数是开放的，视野、眼底表现与开角型青光眼相似；有轴性近视；眼压升高，但波动较大。

（二）治疗要点

一旦确诊应及早手术治疗，常用手术方式有房角切开术、小梁切开术或房角分离术等。术前用药物控制眼压。

（三）护理要点

1. 视力障碍护理 按照医嘱使用降眼压药物，并教会家属正确使用眼药水、眼药膏。行手术治疗者参照眼部手术护理和全麻护理常规进行。注意保护患眼，防止意外伤。

2. 健康教育 ①向家庭主要成员介绍本病的有关知识，婴幼儿如果出现怕光、流泪和不愿睁眼，应尽早到医院检查。②如遇眼球明显增大的患儿，应特别注意保护眼睛，避免受到意外的伤害而出现眼球破裂。③对于年龄较大的患儿,应正确引导,做好心理护理,消除其自卑情绪,恢复小朋友间的正常交往。

（施颖辉）

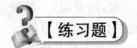【练习题】

一、名词解释

1. 青光眼

2. 眼压

3. 正常眼压性青光眼

4. 高眼压症

5. C/D

6. 青光眼三联征

二、填空题

1. 正常人眼压的平均值为＿＿＿＿＿＿＿＿,正常眼压的范围是＿＿＿＿＿＿＿。

2. 正常眼压有双眼对称和昼夜压力相对稳定的特点,即正常双眼眼压差应小于＿＿＿＿＿＿,24 小时眼压波动范围不应大于＿＿＿＿＿＿。

3. 急性闭角型青光眼发作,高眼压缓解后,晶状体前囊下留下点状或片状灰白色混浊称为＿＿＿＿＿＿。

4. 小发作缓解后,房角重新开放,症状和体征减轻或消失,不用药或单用少量缩瞳剂就能将眼压维持在正常范围内是急性闭角型青光眼的＿＿＿＿＿＿期。

5. 碳酸酐酶抑制剂是通过＿＿＿＿＿＿,来达到降低眼压的目的。

6. β-肾上腺能受体阻滞剂可降低眼压,但对有＿＿＿＿＿＿、＿＿＿＿＿＿和＿＿＿＿＿＿疾病的病人忌用。

7. 正常人 C/D 多在＿＿＿＿＿＿以下,双侧对称。若 C/D＞＿＿＿＿＿＿或两眼 C/D 差值＞＿＿＿＿＿＿,多视为异常。

8. 先天性青光眼根据发病年龄的早晚分为＿＿＿＿＿＿和＿＿＿＿＿＿。

9. 婴幼儿型青光眼的角膜直径增大,横径常＞＿＿＿＿＿＿。

10. 常用抗青光眼药物包括＿＿＿＿＿＿、＿＿＿＿＿＿、＿＿＿＿＿＿、＿＿＿＿＿＿、＿＿＿＿＿＿。

三、单项选择题

1. 急性闭角型青光眼急性发作期的体征不包括

A. 角膜水肿　　　　　　B. 瞳孔缩小　　　　　　C. 前房极浅

D. 眼压升高　　　　　　E. 混合性充血

2. 以下不是急性闭角型青光眼手术目的的是

A. 沟通前后房,平衡前后房的压力　　　　B. 解除瞳孔阻滞

C. 建立房水向外引流的新通道　　　　　　D. 使后房的压力大于前房

E. 减轻虹膜膨隆并加宽房角

3. 开角型青光眼典型的眼底表现是

A. 视乳头凹陷进行性扩大和加深　　　B. 黄斑区樱桃红点

C. 眼底有新生血管　　　　　　　　D. 微血管瘤形成

E. 视网膜隆起

4. 开角型青光眼诊断和病情评估的重要指标是

A. 房角关闭　　　B. 眼压升高　　　C. 视野缺损

D. 瞳孔散大　　　E. 视力下降

5. 李某,女性,53岁,前房较浅,因检查眼底散瞳,数小时后出现双眼雾视、虹视、头痛与呕吐。该病最可能的诊断是

A. 角膜炎　　　B. 结膜炎　　　C. 开角型青光眼

D. 闭角型青光眼急性发作　　E. 视网膜脱离

6. 青光眼急性发作时的护理观察要点是

A. 眼压的变化　　　B. 视力的变化　　　C. 视野的变化

D. 心理的变化　　　E. 药物的变化

7. 与急性闭角型青光眼的发病原因无关的是

A. 前房浅、房角窄　　　B. 小眼球、小角膜　　　C. 滴用缩瞳剂

D. 晶状体较厚、位置靠前　　E. 暗室逗留时间久

四、多项选择题

1. 急性闭角型青光眼的诱发因素包括

A. 情绪激动　　　B. 暗室停留时间过长　　　C. 全身应用抗胆碱类药物

D. 疼痛　　　E. 熬夜

2. 开角型青光眼典型的眼底表现是

A. 视乳头凹陷进行性扩大和加深

B. 视乳头上、下方局限性盘沿变窄,C/D值>0.4

C. 双眼凹陷不对称,C/D差值>0.2

D. 视乳头上或其周围浅表线状出血

E. 视网膜神经纤维层缺损

3. 下列不能减少房水分泌的药物是

A. 散瞳剂　　　B. 缩瞳剂　　　C. 碳酸酐酶抑制剂

D. 高渗剂　　　E. 镇静剂

五、案例型思考题

1. 缪女士,58岁,长时间看电视后突感左眼胀痛、视物模糊,伴同侧头痛、恶心呕吐。检查:右眼视力1.0,左眼为0.02,左眼混合性充血,角膜水肿,雾状混浊,前房浅,瞳孔散大,直径约为6mm;眼压Tn^{+2}。初步诊断:左眼急性闭角型青光眼急性发作期。

请思考:

(1)该病人用药时应注意什么?

(2)与急性闭角型青光眼急性发作的相关因素有哪些?

(3)该病人的护理诊断有哪些?

2. 孙某,46岁,因左眼视力下降1年余而就诊。专科检查可见左眼结膜正常,角膜混

浊,前房正常,房角正常。右眼未见异常表现。测眼压右眼 18mmHg,左眼 36mmHg。测视力右眼 0.6,左眼 0.1。视野检查可见左眼有点状缺损。以"左眼开角型青光眼"收住入院。

请思考:

(1)该病人存在哪些护理诊断?

(2)根据护理程序可以为该病人制订哪些护理计划?

第八章　葡萄膜、视网膜和玻璃体病病人的护理

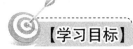

【学习目标】

1. 掌握急性虹膜睫状体炎病人的护理评估、主要护理诊断和护理措施。

2. 熟悉视网膜动静脉阻塞、高血压性视网膜病变、糖尿病性视网膜病变、黄斑裂孔及视网膜脱离、中心性浆液性脉络膜视网膜病变、年龄相关性黄斑变性、玻璃体病病人的护理评估、护理诊断、护理措施。

3. 了解上述疾病的病因与发病机制。

4. 熟练运用护理程序评价急性虹膜睫状体炎病人,并正确书写护理计划、做出相应的护理诊断、采取正确的护理措施。

5. 具有理解和认同葡萄膜、视网膜和玻璃体病病人及家属对疾病表现出的焦虑心情的意识,并能进行心理疏导。

【重点难点】

本章节重点讲述急性虹膜睫状体炎病人、常见视网膜疾病及玻璃体病病人的临床表现和护理措施,要求同学们能根据急性虹膜睫状体炎,常见视网膜病的症状、体征与心理状态,运用护理程序的方法,制订护理计划并做好健康教育。在学习过程中注意视网膜动脉阻塞和静脉阻塞的临床表现和治疗护理上的区别;注意视网膜脱离病人对卧位的理解;同时关注本章节疾病与全身其他系统疾病的关系,通过全身疾病的治疗和康复,有利于眼部疾病的恢复。

【学习要点】

第一节　葡萄膜炎病人的护理

(一)护理评估要点

1. 急性虹膜睫状体炎表现为眼痛、畏光、流泪和视力减退。检查可见:①睫状充血或混合充血;②角膜后沉着物(KP);③房水混浊;④虹膜水肿、纹理不清,并有虹膜粘连、虹膜膨隆等改变;⑤瞳孔改变:瞳孔缩小、光反射迟钝或消失;⑥可出现并发性白内障、继发性青光眼、低眼压及眼球萎缩等并发症。

2. 血常规、血沉、HLA-B27 抗原分型等实验室检查及病原学检查可辅助诊断。

(二) 治疗要点

应用散瞳剂、糖皮质激素、非甾体类抗炎药和抗感染药,以达到扩瞳、抗炎和防止并发症的作用。遵医嘱给予用药。

(三) 护理要点

1. 疼痛的护理　评估病人疼痛的程度。指导病人及家属减轻疼痛的方法,如转移注意力等。

2. 做好视力障碍的护理。

3. 预防并发症的护理　观察眼压、视力变化,及时发现晶状体混浊、眼压升高、低眼压及眼球萎缩的出现。警惕青光眼、并发性白内障的发生。

4. 药物治疗的护理　应用散瞳剂和糖皮质激素时,先向病人解释用药目的及药物的副作用,同时注意观察使用过程中出现的副作用,尤其是眼压变化。

5. 心理护理　虹膜睫状体炎病程长,病情易反复发作,应向病人介绍本病特点,帮助病人掌握疾病的保健知识,明确坚持用药的重要性。多关心病人,帮助病人树立战胜疾病的信心。

第二节　视网膜动脉阻塞病人的护理

(一) 护理评估要点

1. 视力表现　视网膜中央动脉主干阻塞者表现为突然发生一眼无痛性视力丧失;分支阻塞者则为视野某一区域突然出现遮挡。外眼检查正常,但主干阻塞的患眼瞳孔直接光反射消失,而间接光反射存在。

2. 眼底检查　视网膜灰白色,黄斑区可透见其深面的脉络膜红色背景,与其周围灰白色水肿的视网膜形成鲜明的对比,成为樱桃红点;分支阻塞者,该动脉分布区的视网膜呈灰白色水肿。

3. 眼底荧光素血管造影、视野检查等可辅助诊断。

(二) 治疗要点

应尽可能在短时间内急诊处理,即迅速吸氧,降低眼压,扩张血管,溶解栓子,务求视力恢复到最大限度,同时积极治疗原发病。

(三) 护理要点

1. 视力障碍的护理　①眼球按摩。②配合前房穿刺放出房水。③吸氧。④药物护理。⑤协助寻找病因。⑥观察病人的视力恢复状况,并做好记录。

2. 自理缺陷的护理　病人视力未恢复期间做好病人的生活护理。

3. 焦虑的护理　视网膜中央动脉阻塞发病突然,严重者完全失明,病人在短时间内很难接受这一现实,护士应主动安慰病人,帮助病人树立战胜疾病的自信心,密切配合治疗。

第三节　视网膜静脉阻塞病人的护理

(一) 护理评估要点

主要表现为视力不同程度下降。眼底表现为：视网膜静脉粗大、迂曲,血管呈暗红色,大量的火焰状出血,视网膜静脉管壁的渗漏引起视网膜水肿,病程久者可见一些黄白色硬性脂质渗出及黄斑囊样水肿。

(二) 治疗要点

溶栓抗凝治疗如尿激酶、链激素等。对大面积毛细血管无灌注区(面积超过 10 个 PD)或已产生新生血管者,应采用激光全视网膜光凝;玻璃体积血者可考虑玻璃体切割术或眼内冷凝术。

(三) 护理要点

1. 视力障碍的护理　观察并记录病人视力恢复状况,用药期间注意观察药物的副作用,应用抗凝血药应检查纤维蛋白原及凝血酶原时间,低于正常时,及时通知医生停药。

2. 焦虑的护理　评估病人的焦虑程度,积极做好心理护理,增强病人对疾病恢复的自信心。

3. 自理缺陷的护理　病人视力未恢复期间协助病人生活护理。

4. 预防并发症的护理　观察视力恢复情况,指导病人严格按医嘱用药和复查,如有异常及时来诊。

第四节　高血压性视网膜病变病人的护理

(一) 护理评估要点

依据视网膜损害的程度、部位,病人可有不同程度的视力下降。临床上根据病变进展和严重程度将高血压性视网膜病变分为四级。

(二) 治疗要点

积极治疗高血压,将血压控制在正常范围之内。眼部采取对症治疗,如渗出或出血可使用吸收剂维生素 C、维生素 E、芦丁、碘剂及血管扩张剂。

(三) 护理要点

1. 做好视力障碍病人的生活护理,注意病人的安全。

2. 焦虑的护理　通过与病人交流,了解病人的心理焦虑程度,并给予心理安慰。

第五节　糖尿病性视网膜病变病人的护理

(一) 护理评估要点

糖尿病性视网膜病变是糖尿病引起失明的主要并发症,多数糖尿病性视网膜病变病人有糖尿病多饮、多尿、多食和体重下降等全身症状,眼部可出现不同程度的视力障碍。眼底检查可出现微动脉瘤、视网膜出血、新生血管、增殖性玻璃体视网膜病变、牵引性视网膜脱离等。

(二)治疗要点

严格将血糖控制在正常或接近正常的水平。积极治疗高血压和高血脂。眼部的治疗主要采取口服药物,如羟苯磺酸钙胶囊(导升明)、羟苯磺酸钙(多贝斯)、倍他胡萝卜素(递法明)等可改善局部微循环,严重病例可行全视网膜光凝治疗或玻璃体切割手术治疗。

(三)护理要点

1. 视力障碍的护理 视力严重下降的病人,应指导其家属在家庭和其他活动环境中如何保护病人,注意病人的安全,防止意外。嘱糖尿病病人每年应散瞳检查眼底,以便能早期发现糖尿病性视网膜病变,早期治疗。为防止视力的进一步下降,应告知病人控制血糖的重要性。

2. 预防并发症的护理 观察视力、眼压变化,指导病人按医嘱用药和门诊复查,警惕新生血管性青光眼、牵引性视网膜脱离的出现。

3. 健康教育 ①向病人或家属传授糖尿病和糖尿病性视网膜病变的预防和治疗知识,强调控制血糖的意义。向病人介绍饮食治疗的目的、意义及具体措施,并监督落实。②指导病人按医嘱用药,并定期复查眼底。③告知病人发现异常及时就诊,如出现眼痛、头痛、雾视、虹视、视力突然下降,可能是新生血管性青光眼的发生。

第六节 黄斑裂孔及视网膜脱离病人的护理

(一)护理评估要点

黄斑裂孔病人主要表现为中心视力明显下降,视物变形,视野有中心暗点。特发性黄斑裂孔根据眼底表现分为 4 期。视网膜脱离病人表现为眼前闪光感和眼前黑影飘动,视力减退,如果黄斑区受到影响则有中心视力减退。孔源性视网膜脱离可在脱离区发现裂孔。

(二)治疗要点

封闭裂孔,缓解或消除玻璃体牵拉。黄斑裂孔应及早采用光凝或冷凝封闭。

1. 特发性黄斑裂孔现在应用玻璃体切割术已取得良好效果;对黄斑裂孔伴有视网膜下新生血管者应尽早进行视网膜光凝治疗;此外,内界膜剥离术是促进裂孔闭合的较好方式。

2. 视网膜脱离病人一经确定为孔源性视网膜脱离应尽早手术封闭裂孔。常用闭合裂孔手术方式为激光光凝、透巩膜光凝、电凝或冷凝,再在裂孔对应的巩膜外做顶压术、巩膜环扎术。牵拉性视网膜脱离累及黄斑要做玻璃体手术治疗。渗出性视网膜脱离积极治疗原发病。复杂的视网膜脱离选择玻璃体内气体或硅油充填术等,使视网膜复位。

(三)护理要点

1. 视力障碍的护理 安静卧床,减少头部移动,使裂孔区处于最低位。术眼散瞳的病人做好生活护理。病人卧床期间协助做好生活护理,满足病人各项生活所需。

2. 心理护理 术前向病人讲述手术的大概过程以及手术前后的注意事项,鼓励病人密切配合治疗,争取早日康复。

3. 手术病人的护理

(1)手术前护理:①术眼充分散瞳,详细查明视网膜脱离区及裂孔是关键。若病程短并且视网膜下积液较多,不易查找裂孔时,应卧床休息,戴小孔眼镜,使眼球处于绝对安静状态,2～3 日后再检查眼底。②安静卧床,并使裂孔区处于最低位,减少视网膜脱离范围扩大的机会。

(2)手术后护理:①体位护理。②眼部疼痛护理。③病情观察。

第七节　中心性浆液性脉络膜视网膜病变病人的护理

（一）护理评估要点

单眼或双眼视物模糊,同时可有视物变小、视物变远,眼前固定暗影。眼部检查:外眼检查正常,眼底检查可见黄斑中心凹光反射消失,黄斑区可见灰白色视网膜后沉着物,后极部视网膜盘状脱离。

（二）治疗要点

一般在数月内常可自愈。可用维生素 C、维生素 E、芦丁等减少毛细血管通透性的药物。禁用皮质类固醇药。对有明显的中心凹以外荧光渗漏点,激光光凝治疗可促使消肿和积液吸收并缩短病程。

（三）护理要点

1. 视力障碍的护理　视力下降明显者可配戴凸透镜片矫正;有视物变小、变形者应减少活动,防止碰撞。

2. 健康教育　向病人解释本病是一种自限性疾病,多数病人能自行痊愈。建议适当休息,避免精神紧张或劳累,这对疾病的防治有重要意义。

第八节　年龄相关性黄斑变性病人的护理

（一）护理评估要点

萎缩型老年性黄斑变性(干性型)病人初期自觉视物变形,中心视力轻度减退,双眼程度相近。眼底特点:玻璃疣和 RPE 异常改变。渗出型老年性黄斑变性(湿性型)病人单眼视力突然下降,视物变形或出现中心暗点。眼底特点:视网膜后极部出现脉络膜新生血管,引起视网膜出血、渗出,并伴有纤维化及胶质化。

（二）治疗要点

主要治疗方法包括药物治疗、激光光凝治疗、光动力疗法和手术治疗。

（三）护理要点

1. 做好视力障碍的护理　向病人及家属交代配合医生做好药物治疗、激光治疗以及光动力治疗的注意事项,重点做好避光护理,穿长袖衣服和长裤,戴深色太阳镜,戴手套,晴天外出时应打伞,防止皮肤暴露在阳光下。双眼视力严重下降的病人,应指导其家属协助病人日常生活。注意病人的安全,防止意外。

2. 心理护理　向病人说明本病的发病机制和疗效,使病人有充分的思想准备,客观对待疾病,保持良好的心理状态。

3. 健康教育。

第九节　玻璃体病病人的护理

(一) 护理评估要点

玻璃体病的常见症状为眼前有飘浮物,明显的玻璃体混浊可引起视力下降。玻璃体液化病人可见玻璃体腔内有光学空隙,附近有点片状白色混浊或膜状物飘浮。玻璃体后脱离病人可见玻璃体后界面呈破碎飘浮的云絮状。

(二) 治疗要点

玻璃体病的治疗原则是认真查找原因,积极治疗原发眼病。玻璃体液化及后脱离均无特殊治疗措施。如出现视网膜裂孔或脱离应及早手术治疗。单纯玻璃体内积血经 3～6 个月药物治疗仍未吸收者,或合并视网膜脱离者应尽早行玻璃体切割术。

(三) 护理要点

1. 预防并发症的护理　告知病人不要进行剧烈运动,不做重体力劳动,减少活动,特别是减少头部大幅度、快速的运动,以免过度牵拉视网膜导致视网膜裂孔及脱离。密切观察视力情况,定期门诊随访。

2. 健康教育。

(刘雅馨)

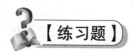

【练习题】

一、名词解释

1. 视网膜脱离

2. Tyndall 现象

3. 黄斑裂孔

4. 角膜后沉着物(KP)

二、填空题

1. 视网膜中央动脉主干阻塞病人患眼瞳孔直接光反射_____,间接光反射_____。

2. 晶状体前表面的纤维蛋白渗出和增殖,使虹膜和晶状体粘在一起,称为_____。

3. 玻璃体注气病人为帮助视网膜复位和防止晶状体混浊应给予_____。

4. 动脉管径明显变细,视网膜水肿,可见棉绒斑及片状出血为高血压视网膜病变的_____级。

5. 眼底出现新生血管或有玻璃体积血为糖尿病性视网膜病变的_____期。

6. 视网膜脱离的治疗原则是_____。

7. 视网膜中央动脉主干阻塞表现为_____,分支阻塞表现为_____。

三、单项选择题

1. 虹膜睫状体炎的治疗原则是

A. 降眼压 　　　　　B. 散瞳 　　　　　C. 缩瞳

D. 手术　　　　　　　　　　E. 激光治疗

2. 高血压视网膜病变Ⅱ级的眼底表现是

A. 视网膜小动脉反光带加宽,管径不规则

B. 动脉管径明显变细,可见棉绒斑及片状出血

C. 动脉光带加宽,呈铜丝或银丝状外观

D. 出血并有视乳头水肿

E. 硬性渗出

3. 视网膜脱离病人在手术前应采取的卧位是

A. 仰卧位　　　　　　B. 使网膜裂孔处于最高位　　C. 使网膜裂孔处于最低位

D. 俯卧位　　　　　　E. 无体位限制

4. 视网膜中央动脉阻塞护理措施错误的是

A. 立即吸氧　　　　　　B. 指导病人按摩眼球　　　　C. 给病人吸入亚硝酸异戊酯

D. 舌下含硝酸甘油　　　E. 糖皮质激素治疗

5. 对急性虹膜睫状体炎病人治疗护理的首要措施是

A. 抗菌药物　　　　　　B. 糖皮质激素　　　　　　C. 散瞳治疗

D. 手术治疗　　　　　　E. 热敷

四、多项选择题

1. 虹膜睫状体炎的体征主要有

A. 睫状充血　　　　　　B. 角膜后沉着物　　　　　C. 房水混浊

D. 瞳孔散大　　　　　　E. 晶状体遗留有环形色素

2. 虹膜睫状体炎病人散瞳的目的是

A. 防止虹膜后粘连　　　B. 解除睫状肌痉挛　　　　C. 减轻充血、水肿

D. 减轻疼痛　　　　　　E. 促进炎症消退

3. 虹膜睫状体炎病人的护理措施包括

A. 教会病人滴散瞳剂　　　　　　　　B. 告知病人散瞳期可戴有色眼镜

C. 做好手术前后的护理　　　　　　　D. 教会病人热敷的方法

E. 滴醋酸地塞米松眼药水并注意观察药物副作用

4. 视网膜中央静脉阻塞的并发症有

A. 青光眼　　　　　　　B. 玻璃体积血　　　　　C. 增殖性玻璃体视网膜病变

D. 视网膜脱离　　　　　E. 白内障

五、案例型思考题

1. 周某,男,35岁,机关公务员。双眼高度近视,中午与同事打篮球时右眼不慎被篮球击中。下午办公时自觉突然视力显著下降,非常着急,由同事陪同来医院就诊。查体:右眼裸眼视力指数/30cm,散瞳后查眼底,后极部视网膜有一圆形裂孔,拟右眼视网膜脱离收入院,待完善各项检查后拟进行手术治疗。

请思考:

(1)该病人的护理诊断是什么?

(2)护士应提供哪些护理措施?

2. 徐某,女,65岁,退休干部。糖尿病病史10年。自觉双眼视物模糊半个月来院就诊。

眼部检查:右眼视力0.6,左眼视力0.5。双眼底检查:后极部视网膜可见散在微血管瘤和小的点、片状出血。诊断:双眼糖尿病性视网膜病变(单纯型)。

请思考:

(1)该病人的治疗要点是什么?

(2)如何对该病人进行健康教育?

第九章 眼外伤病人的护理

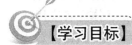

【学习目标】

1. 掌握眼化学伤病人身体状况的评估、治疗要点、主要护理诊断和护理措施。

2. 熟悉眼钝挫伤、眼球穿孔伤、眼内异物伤、辐射性眼外伤病人身体状况的评估、治疗要点、主要护理诊断和护理措施。

3. 了解各种类型眼外伤病人的病因和发病机制。

4. 熟练运用所学知识为眼化学伤病人制订护理方案。

5. 具有理解和认同眼外伤病人表现出焦虑、恐惧心情的意识,并能进行有效心理疏导。

【重点难点】

本章重点讲述机械性眼外伤、眼化学伤病人的护理;要求同学们能运用护理程序为眼外伤病人进行护理评估,制订急救护理计划;在学习过程中应注意眼外伤、多发伤和全身损伤的联系,全面掌握病情变化,体现护理的整体观。

【学习要点】

第一节　眼钝挫伤病人的护理

(一) 护理评估要点

1. **健康史评估**　询问病人是否有明确的外伤史,并仔细询问病人致伤的过程。

2. **身体状况**　重点询问病人有无眼痛、头痛等症状,密切注意病人的眼压、瞳孔及视力状况。

根据部位分为:①眼睑挫伤;②结膜挫伤;③角膜挫伤;④巩膜挫伤;⑤虹膜睫状体挫伤;⑥晶状体挫伤;⑦玻璃体积血;⑧脉络膜、视网膜及视神经挫伤。

(二) 治疗要点

根据挫伤部位、症状,进行对症治疗,包括非手术治疗和手术治疗。

1. **非手术治疗**　注意观察视力、伤口、出血、眼压等情况,注意休息。

2. **手术治疗**　①眼睑皮肤裂伤、严重结膜撕裂伤、角巩膜裂伤者,应手术缝合。②泪小管断裂应行泪小管吻合术。③严重虹膜根部离断伴复视者,可考虑虹膜根部缝合术。④前房积血多,尤其有暗黑色血块,伴眼压升高,经药物治疗眼压仍不能控制,应做前房穿刺术放出积血;有较大血凝块时,可手术切开取出血块,避免角膜血染。⑤晶状体混浊可行白内障摘除术。⑥玻璃体积血者,观察积血吸收情况。伤后 3 个月以上未吸收可考虑做玻璃体切割手术。若伴有视网膜脱离应及早进行视网膜复位手术治疗。

（三）护理要点

1. 视力下降的护理　密切观察视力、伤口、出血、眼压的变化。眼睑水肿及皮下淤血者,通常数日至 2 周逐渐吸收,早期可指导病人冷敷,促进吸收。单纯的结膜水肿、球结膜下淤血及结膜裂伤者,应用抗生素眼药水预防感染。角膜上皮擦伤者涂抗生素眼膏,通常 24 小时即可愈合,角膜基质层水肿者选用糖皮质激素治疗。外伤性虹膜睫状体炎者应用散瞳剂、糖皮质激素点眼或涂眼。前房积血、视网膜出血者,应取半卧位卧床休息,按医嘱适当应用镇静剂和止血剂,不散瞳也不缩瞳;如眼压升高,应用降眼压药物;密切注意眼压变化和每日积血吸收情况。视网膜震荡与挫伤,按医嘱服用皮质类固醇、血管扩张剂、维生素类及止血药物。脉络膜破裂无特殊处理,早期应卧床休息。告诉病人眼压升高的影响因素,鼓励多进食富含纤维素、易消化的软食,保持大便通畅,避免用力排便、咳嗽及打喷嚏。

2. 眼痛的护理　评价疼痛,监测病人的眼压,眼压高时,及时遵医嘱给予降眼压药物,必要时给予止痛药物。

3. 焦虑病人的护理　眼外伤多为意外损伤,影响视功能和眼部外形,病人一时很难接受,多有焦虑及悲观心理,因此,应加强心理护理,使病人情绪稳定,密切配合治疗。

4. 预防创口感染的护理　密切观察创口有无渗血、疼痛加重、眼内分泌物增加和视力下降等症状。换药、打药时严格执行无菌操作,保持创口干燥。向病人及家属讲解有关的护理常识,保持个人卫生,禁止用手或不干净的物品揉眼。

5. 手术病人护理　按眼科手术护理常规,做好手术病人护理。

第二节　眼球穿通伤病人的护理

（一）护理评估要点

1. 健康史评估。

2. 身体状况　依据致伤物的大小、形态、性质、刺伤的速度、受伤的部位、污染的程度及有无眼球内异物存留,可有不同程度的视力下降及眼组织损伤。睫状体区的巩膜穿通伤,伴有葡萄膜组织嵌顿于创口或有球内异物存留的眼球穿孔伤,可能引起交感性眼炎的发生。

（二）治疗要点

急诊手术缝合伤口,积极预防感染和并发症的发生。

1. 伤口处理　根据伤口大小选择治疗方式。

2. 预防感染　常规注射抗破伤风血清,全身及眼局部应用抗生素和糖皮质激素,包扎伤眼,并散瞳。

（三）护理要点

1. 做好视力下降的护理　评估病人的视力情况,做好安全教育。指导遵医嘱用药的重要性。

2. 疼痛的护理　观察眼痛的性质,持续的时间,是否伴有分泌物以及分泌物的性质等。

及时通知医生给予止痛药、降眼压药物或抗生素。

3. 焦虑病人的护理　眼球穿孔伤发病突然,病人一时很难接受视力下降甚至眼球丧失的事实,护士要耐心安慰病人,积极面对现实,密切配合治疗。对伤后视功能及眼球外形恢复无望,行眼球摘除术者,应详细向病人和家属介绍手术的理由及术式、术后安装义眼等事项。

4. 预防并发症的护理　观察病人的体温、瞳孔及双眼视力变化情况,一旦健眼发生不明原因的眼部充血、视力下降及眼痛,要警惕交感性眼炎的发生。如果发生感染性眼内炎,应充分散瞳,局部和全身应用大剂量抗生素或皮质类固醇;玻璃体内注药可以提供有效药物浓度,必要时可先抽取房水及玻璃体液做细菌培养和药敏试验;同时做好玻璃体切割手术准备。

5. 手术病人的护理　按眼科手术护理常规,做好手术病人护理。

6. 健康教育　向病人和家属介绍交感性眼炎的临床特点、治疗原则及预后。嘱病人一旦发现未受伤眼出现不明原因的眼部充血、视力下降及疼痛,要及时到眼科检查,及早发现可能出现的交感性眼炎,早期治疗。

第三节　眼内异物伤病人的护理

(一) 护理评估要点

依据眼球损伤程度、异物性质和存留部位,有不同临床表现:

1. 多伴有眼球穿孔伤的表现。

2. 眼内异物可存留于前房、晶状体、睫状体、玻璃体和眼球后段等,严重者可造成视网膜的损伤。

3. 眼内异物可引起外伤性虹膜睫状体炎、化脓性眼内炎及交感性眼炎以及眼球铁质沉着症、铜质沉着症、白内障、青光眼、增殖性玻璃体视网膜病变、视网膜脱离等并发症。

(二) 治疗要点

立即手术取出异物。眼球内铁质、铜质异物对眼内组织有严重损害,必须及早取出。磁性异物可用电磁铁吸出,非磁性异物需要通过玻璃体切割术取出。术后全身及眼局部应用抗生素和糖皮质激素治疗,防治眼内感染。

(三) 护理要点

1. 视力下降的护理　观察外伤眼及健眼视力。视力损伤严重者应卧床休息。保持病室安静整洁。

2. 焦虑的护理　指导病人采取积极的应对方式正确对待眼外伤,密切配合治疗。

3. 预防并发症的护理。

4. 手术病人的护理。

第四节　眼化学伤病人的护理

(一) 护理评估要点

根据酸碱烧伤后的组织反应,可分为轻、中、重三种程度的烧伤。

1. 轻度　多由弱酸或稀释的弱碱引起。眼睑与结膜轻度充血、水肿,角膜上皮有点状脱落或水肿。数日后水肿消失,上皮修复,不留瘢痕。

2. 中度　可由强酸或较稀的碱性物质引起。眼睑皮肤可起水疱或糜烂;结膜水肿,出现小片缺血坏死;角膜有明显混浊、水肿,上皮层完全脱落或形成白色凝固层。治愈后可遗留角膜薄翳或斑翳,影响视力。

3. 重度　大多为强碱引起。结膜出现广泛的缺血性坏死,呈灰白色混浊;角膜全层混浊甚至呈瓷白色。角膜基质层溶解,造成角膜溃疡或穿孔。碱渗入前房,引起葡萄膜炎、继发性青光眼和白内障等。晚期可出现眼睑畸形、眼睑外翻、眼睑内翻、睑球粘连及结膜干燥症等。

(二) 治疗要点

紧急现场彻底冲洗眼部,根据病情进一步选择药物和手术治疗。

1. 现场紧急冲洗　及时彻底冲洗能将烧伤造成的损伤减低到最小的程度。应立即就地取材,用大量清水彻底冲洗至少 30 分钟。同时暴露穹隆结膜、让病人转动眼球,以达到彻底清除化学物质的目的。

2. 药物治疗

(1)酸性眼化学性烧伤者可球结膜下注射 5% 磺胺嘧啶钠溶液 1～2ml,碱性眼化学伤者早期可用维生素 C 1～2ml 结膜下注射。

(2)局部或全身应用抗生素和皮质类固醇,但伤后 2～3 周内角膜有溶解倾向,应停用。

3. 手术治疗　如果有球结膜角膜坏死,应早期手术切除坏死组织;晚期并发症的手术包括眼睑外翻、睑球粘连、角膜移植、继发性青光眼和并发性白内障等。

(三) 护理要点

1. 角膜损伤的护理　现场就地取材用大量清水彻底眼部冲洗,能将烧伤造成的损伤减低到最小的程度。冲洗时,护士应翻转上眼睑,暴露穹隆部,同时嘱病人转动眼球,反复冲洗至少 30 分钟。病人到医院后,注意观察结膜囊内是否还有异物存留,继续冲洗,将化学物质彻底洗出。详细询问病人受伤经过,致伤物质的名称、浓度、量及与眼部接触时间和当时的处理情况等。角膜上皮损伤一般经 24 小时即可恢复,可涂抗生素眼膏并包扎。角膜损伤严重需做角膜移植手术者,参照角膜移植手术常规护理。

2. 视力下降的护理　密切观察并记录病人的视力状况,观察眼睑、结膜、角膜、眼部结构损伤进展,监测眼压变化。

3. 眼痛病人的护理　疼痛明显时,遵医嘱应用止痛剂,并观察和记录止痛效果。

4. 心理护理　眼化学伤直接影响病人的视功能及眼部外形,病人一时很难接受,多有焦虑及悲观心理,应耐心向病人解释病情及治疗情况,消除病人的恐惧感,使病人情绪稳定,配合治疗。

5. 预防并发症的护理　严密观察视力的变化,观察眼睑、结膜、角膜及眼内组织结构的变化。对睑球粘连者,指导家属每次换药时用玻璃棒分离睑球粘连或安放隔膜,并涂大量的抗生素眼膏。

第五节　辐射性眼外伤病人的护理

(一) 护理评估要点

起病急,常在晚上或夜间发生,且多双眼同时发生。眼剧痛、畏光、流泪、眼睑痉挛、结膜充血,角膜上皮点状荧光素着色,严重者角膜上皮大片剥脱,感觉减退。

（二）治疗要点

对症处理,减轻疼痛。

（三）护理要点

1. 疼痛病人的护理 早期冷敷、针刺合谷穴可减轻症状,滴丁卡因眼药水可立即消除疼痛。如无感染一般经 6～8 小时可自行缓解,24～48 小时完全消退。嘱病人勿用手揉眼,防止角膜上皮损伤。严重者涂抗生素眼膏并包扎。

2. 健康教育 教育病人注意职业防护,电焊时应佩戴防护眼镜。

（刘雅馨）

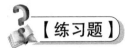

【练习题】

一、名词解释

1. 眼外伤

2. 眼化学伤

3. 交感性眼炎

二、填空题

1. 根据致伤因素将眼外伤分为_____和_____两大类。化学伤属于_____性眼外伤。

2. 前房积血的病人,应卧床休息,并给予_____。

3. 处理酸碱烧伤的最重要一步是_____。

4. 酸性物质对蛋白质有_____作用,碱能_____脂肪和蛋白质,因此,_____性烧伤的后果严重。

5. 挫伤使睫状肌的环形纤维与纵形纤维分离,虹膜根部向后移位,前房角加宽、变深,称_____。

6. 眼球穿孔伤按其损伤部位可分为_____、_____和_____三类。

7. 由强酸或较稀的碱性物质引起,睑皮肤可起水疱或糜烂;结膜小片缺血坏死;角膜有明显混浊、水肿,上皮层完全脱落为_____度酸碱烧伤。

8. 电光性眼炎的潜伏期长短取决于吸收紫外线的总能量,以_____小时多见。

三、单项选择题

1. 关于眼化学性烧伤的紧急处理中正确的是

A. 立即送往附近医院

B. 立即就地取材冲洗

C. 简单冲洗后送往附近医院

D. 结膜囊内的化学物质可到医院后再冲洗

E. 先判断致伤物的性质再冲洗

2. 中度酸碱化学烧伤的特点是

A. 可由强酸或较稀的碱性物质引起

B. 结膜有广泛的缺血性坏死,呈灰白色混浊

C. 角膜全层混浊甚至呈瓷白色

D. 角膜基质层溶解,造成角膜溃疡或穿孔

E. 视力多不受影响

3. 眼外伤的紧急处理,不正确的是

A. 有休克或其他重要器官损伤时,应首先抢救生命

B. 眼球破裂伤,早期可行眼球摘除术

C. 开放性眼外伤应肌内注射 TAT

D. 化学伤,应争分夺秒用大量水冲洗

E. 要预防交感性眼炎的发生

4. 电光性眼炎病人的护理措施错误的是

A. 表面麻醉剂止痛　　　　　B. 抗生素眼膏防治感染　　　　C. 包眼

D. 清除角膜上皮组织　　　　E. 适度休息

四、多项选择题

1. 前房积血病人的护理措施中正确的是

A. 应卧床休息　　　　　　　B. 给予头低位或俯卧位

C. 可不散瞳也不缩瞳　　　　D. 有大凝血块可切开取出

E. 眼压高者应做前房穿刺术放出积血

2. 下列情况需考虑摘除外伤眼的是

A. 损伤严重,炎症强烈,视力恢复无望

B. 合并继发性青光眼,眼压不能控制

C. 保守治疗无效、炎症反复发作,已丧失视力

D. 为预防交感性眼炎的发生,应尽早摘除外伤眼

E. 眼球穿通伤后,外形恢复无望者

3. 对眼球穿孔伤病人,护理观察指标包括

A. 伤口愈合情况　　　　　　B. 视力变化　　　　　　C. 眼压变化

D. 有无感染　　　　　　　　E. 健眼有无交感性眼炎

五、案例型思考题

1. 小章同学 3 小时前不慎被盐酸溅到左眼,出现眼痛、畏光、流泪、眼睑痉挛。检查结果:左眼视力 0.4,眼睑红肿,混合充血,角膜轻度混浊,前房深,瞳孔圆,对光反射正常。临床诊断:左眼酸烧伤。

请思考:

(1)该病人的护理诊断是什么?

(2)该病人的紧急处理原则是什么?

(3)护士应提供的护理措施有哪些?

2. 李先生 2 小时前被拳头击伤左眼,出现眼痛、眼红、视物模糊。眼部检查:左眼视力 0.01,眼睑肿胀,皮下淤血,结膜充血水肿,角膜轻度混浊,前房积血,可见液平,瞳孔呈"D"字形。临床诊断:左眼钝挫伤。

请思考:

(1)该病人的护理诊断是什么?

(2)护士应提供的护理措施有哪些?

第十章 斜视及弱视病人的护理

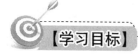

【学习目标】

1. 掌握共同性斜视、麻痹性斜视和弱视病人的护理评估、护理措施。

2. 熟悉共同性斜视、麻痹性斜视和弱视病人的病因和发病机制、治疗要点、主要护理诊断。

3. 了解共同性斜视、麻痹性斜视和弱视病人的临床病因、分类。

4. 能正确运用护理程序评价共同性斜视、麻痹性斜视和弱视病人,并书写正确护理计划,做出相应的护理诊断、采取正确的护理措施。

5. 能正确评估病人心理-社会状况,从病人角度思考,提供人性化服务。

【重点难点】

本章重点讲述斜、弱视病人的护理评估和护理措施,要求同学们能运用护理程序的思维方法为共同性斜视、麻痹性斜视和弱视病人制订护理计划,注意共同性斜视与麻痹性斜视在病因和临床表现上的异同点;理解弱视训练的原理;在学习中注意斜视与全身性疾病的联系。

【学习要点】

第一节 共同性斜视病人的护理

(一) 护理评估要点

主要表现为:眼轴不平行,一眼偏斜;遮盖健眼,眼球运动基本正常;双眼向各方向注视时,斜视角皆相等,即第一斜视角(健眼固视时,斜视眼的偏斜角度)与第二斜视角(斜视眼固视时,健眼偏斜的角度)相等。

(二) 治疗要点

矫正屈光不正,治疗弱视,进行正位视训练。保守治疗半年后仍然偏斜者,应行手术矫正眼位。

(三) 护理要点

1. **围术期护理** ①术前需做三棱镜耐受试验或角膜缘牵引缝线试验评估术后复视可

能性。②术前清淡饮食,避免油腻食物,减轻术中恶心、呕吐。③术后双眼包扎,使手术眼得到充分休息。④术后进行双眼视功能训练,以减轻视觉症状。

2.预防感染的护理　①按外眼手术常规准备。②密切观察术后感染症状,如发现分泌物增多,应报告医生,去除敷料,戴针孔镜,并嘱病人自行控制眼球运动,以防缝线撕开。

3.健康教育　解释成人共同性斜视只能手术改善外观,帮助病人建立合理期望值;术后根据医嘱,继续进行弱视及正位视训练,以巩固和提高视功能。

第二节　麻痹性斜视病人的护理

(一)护理评估要点
主要表现为眩晕、复视。眼部检查可有以下异常体征:眼球运动受限且向麻痹肌正常作用方向的对侧偏斜;第二斜视角大于第一斜视角;代偿头位(眼性斜颈),遮盖一眼则代偿头位消失。

红镜片试验或 Hess 屏方法等检查,可以帮助确定麻痹的眼外肌。

(二)治疗要点
先天性麻痹性斜视有代偿头位和斜视角较大考虑手术治疗。后天性麻痹性斜视主要是病因治疗和对症处理,对病因消除后药物治疗半年以上无效者可考虑手术治疗。

(三)护理要点
1.视力障碍的护理

(1)遮盖疗法时,说服病人遮盖一眼(最好是健眼),以消除因复视引起的全身不适和预防拮抗肌的挛缩。严密观察,在挛缩发生前施行手术。

(2)遵医嘱进行支持疗法,给予肌内注射维生素 B_1、维生素 B_{12},针灸及理疗,以促进麻痹肌的恢复。

(3)手术治疗后应再次仔细检查病人的双眼视功能情况,进行双眼视功能训练。训练方法详见弱视训练部分。

2.心理护理　焦虑、自卑病人应耐心细致沟通,进行心理疏导。

3.健康教育　向病人和家属介绍麻痹性斜视的病因、临床特点等。帮助病人正确对待,合理期望,早期治疗。嘱病人保持良好情绪,积极配合治疗。

第三节　弱视病人的护理

(一)护理评估要点
常在视觉检查时发现异常。家长可发现患儿用眼时头位倾斜等不良姿势。可有以下异常体征:2 岁以内婴幼儿以观察法,如交替遮盖观察和比较其反应;2~4 岁儿童以图形视力表或 E 视力表检测有拥挤现象。

(二)治疗要点
遮盖视力较好眼,强迫弱视眼注视,积极治疗原发病,纠正屈光不正。

(三)护理要点
重点是进行弱视训练指导。

1. 常规遮盖疗法　利用遮盖视力较好一眼,即优势眼,消除双眼相互竞争中优势眼对弱视眼的抑制作用,强迫弱视眼注视,同时使大脑使用被抑制眼,提高弱视眼的固视能力和提高视力。这是弱视患儿最有效的治疗方法。

2. 后像疗法指导　每天 2～3 次,每次 15～20 分钟。

3. 其他治疗方法　如压抑疗法、视觉刺激疗法(光栅疗法)等。

4. 调节性内斜视经镜片全矫后,应每半年至 1 年检眼 1 次。

5. 定期随访　为巩固疗效、防止弱视复发,所有治愈者均应随访观察,一直到视觉成熟期,随访时间一般为 3 年。

(陈大复)

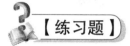
【练习题】

一、名词解释

1. 共同性斜视

2. 弱视

3. 拥挤现象

4. 第一斜视角

5. 麻痹性斜视

二、填空题

1. 斜视临床上常分为_____和_____。

2. 麻痹性斜视病人第二斜视角_____第一斜视角。

3. 弱视患儿进行常规遮盖疗法期间,应警惕发生_____。

三、单项选择题

1. 成人弱视是指

A. 矫正视力<1.0　　　　B. 矫正视力≤0.8　　　　C. 裸眼视力<1.0

D. 裸眼视力<0.8　　　　E. 矫正视力=0.8

2. 弱视治疗的最佳时机是

A. 3 岁　　　　　　　　B. 6 岁　　　　　　　　C. 10 岁

D. 14 岁　　　　　　　 E. 青春发育期前

3. 弱视眼经验光配镜后最简单、有效和常用的治疗方法是

A. 遮盖疗法　　　　　　B. 压抑疗法　　　　　　C. 红胶片疗法

D. 红光刺激　　　　　　E. 理疗

4. 第一斜视角等于第二斜视角可能是

A. 麻痹性斜视　　　　　B. 弱视　　　　　　　　C. 共同性斜视

D. 内斜视　　　　　　　E. 外斜视

5. 共同性斜视的治疗方法是

A. 矫正屈光不正　　　　B. 弱视和正位视训练　　C. 手术矫正

D. 针灸及理疗　　　　　E. 正位视训练

6. 导致弱视的原因不包括

A. 先天性白内障　　　　B. 先天性黄斑缺损　　　　C. 斜视

D. 屈光不正　　　　　　E. 不恰当的遮盖治疗

7. 麻痹性斜视首先考虑的治疗方法是

A. 病因治疗　　　　　　B. 手术治疗　　　　　　C. 抗生素及激素治疗

D. 血管扩张治疗　　　　E. 理疗及针灸

8. 共同性外斜视通常伴有

A. 散光性屈光不正　　　B. 近视性屈光不正　　　C. 远视性屈光不正

D. 老视性屈光不正　　　E. 弱视性屈光不正

9. 共同性斜视术前做三棱镜耐受试验目的在于

A. 检查眼外肌耐受力　　B. 检查眼外肌力量　　　C. 预测术后效果

D. 预测术后眼位　　　　E. 预测术后复视可能性

10. 成人共同性斜视手术目的在于

A. 提高术眼视力　　　　B. 改善外观　　　　　　C. 提高视力兼改善外观

D. 形成双眼视觉　　　　E. 增强融像功能

四、多项选择题

1. 关于麻痹性斜视,下列叙述正确的有

A. 病人眼球向麻痹侧运动受限并向对侧偏斜

B. 第二斜视角大于第一斜视角

C. 病人向不同方向注视时,斜视角不等

D. 复视

E. 麻痹性斜视只能手术治疗

2. 可引起共同性内斜视的因素有

A. 远视屈光不正　　　　B. 调节/调节性集合异常　　C. 长期戴镜

D. 持久近距离阅读　　　E. 尚有原因不明者

3. 弱视病人

A. 视力正常　　　　　　B. 光感异常　　　　　　C. 有拥挤现象

D. 常伴有斜视　　　　　E. 可有眼球震颤

4. 弱视可用的治疗方案为

A. 遮盖法　　　　　　　B. 压抑疗法　　　　　　C. 视刺激疗法

D. 后像疗法　　　　　　E. 手术治疗

5. 共同性斜视的临床表现包括

A. 眼轴不平行,一眼偏斜

B. 遮盖健眼,眼球运动基本正常

C. 双眼各方向注视时,第一斜视角等于第二斜视角

D. 代偿头位

E. 屈光不正和弱视

6. 麻痹性斜视的临床表现包括

A. 病人眼球向麻痹侧运动受限并向对侧偏斜

B. 第二斜视角大于第一斜视角

C. 代偿头位

D. 复视

E. 麻痹性斜视只能手术治疗

五、案例型思考题

1. 患儿2岁半时曾有高热史,其后家长发现患儿有"对眼"现象,去当地医院经散瞳验光诊断为双眼远视散光合并弱视,眼位检查发现第一斜视角等于第二斜视角,戴镜后"对眼"好转,但不能坚持做弱视治疗。足月顺产。母亲年轻时曾因斜视行矫正手术。

请思考:

(1)该患儿还须进一步做哪些检查?

(2)该患儿还可能存在哪些问题?如何确诊?

(3)您认为护士应提供哪些护理?

2. 妈妈为庆祝女儿圆圆3岁生日,带她去动物园玩,在观看动物时,发现圆圆不能分清老虎和狮子,而旁边的小朋友能很快辨认不同动物。于是带他看医生,诊断为"弱视"。

请思考:

(1)对于圆圆眼睛的治疗要点有哪些?

(2)通过哪些视力训练方法帮助圆圆提高视力?

第十一章 屈光不正病人和老视的护理

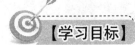

【学习目标】

1. 掌握近视、远视、散光、老视病人的护理评估、护理措施。

2. 熟悉近视、远视、散光、老视病人的病因和发病机制、治疗要点、主要护理诊断。

3. 了解近视、远视、散光、老视病人的临床分类。

4. 能正确运用护理程序评价屈光不正病人,并正确书写护理计划,做出相应的护理诊断、采取正确的护理措施。

5. 能认同视力低下病人的生活、工作困难,并提供指导和支持。

【重点难点】

本章重点讲述屈光不正病人和老视人群的护理评估和护理措施,要求同学们能运用护理程序的思维方法对近视、远视、散光病人和老视进行护理评估,制订护理康复计划;在学习中注意近视、远视、散光和老视的临床表现和镜片选择的异同点。

【学习要点】

第一节 近视病人的护理

(一) 护理评估要点

视近清楚,视远较模糊。眼易酸胀、视疲劳。度数较高者可有闪光感、飞蚊症等表现。近视病人比较常见体征首先是眼底改变,其次是眼位偏斜。

(二) 治疗要点

在准确确定近视度数的前提下,配凹透镜矫正。近年来,屈光手术矫正近视在设备、手术经验、理论基础研究等方面取得了较大的进展。

(三) 护理要点

1. 预防感染的护理 术前冲洗结膜囊和泪道,点3天抗生素眼液;术后避免污水进入眼内,术后遵医嘱点眼液。

2. 预防并发症的护理

(1)手术前全面的眼部检查,包括视力、屈光度、眼前段、眼底、瞳孔直径、眼压、角膜地形图、角膜厚度和眼轴测量等。

（2）术后不要揉眼睛，睡觉须戴上由医院配发的眼罩，最好避免看书、报等；外出戴太阳镜，避免碰伤；遵医嘱用药和复查。

3. 健康教育　养成良好用眼习惯，教室明亮，眼与读物保持适当的距离，定期检查视力，加强锻炼，增强体质。

第二节　远视病人的护理

（一）护理评估要点

轻度远视者，远近视力均好；中度远视者，远视力好，近视力差；高度远视者，远近视力均差。可伴有眼球沉重、胀痛等。眼位检查可有内斜视；眼底检查可见假性视乳头炎改变。

（二）治疗要点

准确确定远视度数后，配凸透镜矫正，或屈光手术矫正。

（三）护理要点

同近视病人护理中的手术护理。

第三节　散光病人的护理

（一）护理评估要点

主要症状为视力模糊，可伴视疲劳、头痛等，常不自觉眯眼，可有代偿头位。

（二）治疗要点

根据散光的程度和性质，选用不同性质镜片矫正。轻度散光，不必矫正。影响视力时应矫正，规则散光可戴圆柱镜片矫正；不规则散光可试用硬性透氧性角膜接触镜（RGP）矫正。近年来，准分子激光矫正散光也取得了较好的效果。

（三）护理要点

同近视病人护理。

第四节　老视的护理

（一）护理评估要点

常表现为目标放远些才能看清，随着年龄增长，虽然将注视目标尽量放远，也无法看清。可伴视疲劳、眼痛等。裂隙灯下可见晶状体硬化改变。

（二）治疗要点

根据老视者工作性质、阅读习惯，配戴合适凸透镜，亦可在严格掌握手术适应证的前提下，行准分子激光矫正老视。

（三）护理要点

1. 视疲劳的护理

(1)了解老视者工作性质和阅读习惯，选择合适的镜片，使阅读保持持久的清晰和舒适，缓解视疲劳症状。戴近用的凸透镜,镜片的屈光度依年龄和原有的屈光状态而定,一般规律是:①原为正视眼者,45 岁配戴＋1.00D;50 岁配戴＋2.00D;60 岁配戴＋3.00D。②非正视眼者,所需戴老视眼镜的屈光度数为上述年龄所需的屈光度与原有屈光度的代数和。

(2)渐变多焦点镜能满足远、中、近不同距离的视觉需求。

2. 健康教育　指导老视者选择合适的眼镜,注意劳逸结合,避免用眼过度导致视疲劳。摄入充足维生素,增强体质,避免暴露于强烈紫外线环境。

(陈大复)

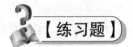
【练习题】

一、名词解释

1. 老视

2. 近视眼

二、填空题

1. 近年推出_____镜能满足老视者远、中、近不同距离的视觉要求。

2. 近视镜片选择以获得最佳视力的_____、_____为宜。

3. 老视眼需戴_____镜,以弥补调节力的不足。

4. 近视手术包括_____、_____、_____。

5. 让病人及家属了解远视眼的治疗知识:原则上远视眼的屈光检查在_____状态下进行,用_____矫正。

三、单项选择题

1. 正视眼病人,45 岁时戴老视眼镜＋1.00D,请问 60 岁时戴老视眼镜的度数是

A. 1.00D　　　B. 1.50D　　　C. 2.00D　　　D. 2.50D　　　E. 3.00D

2. 近视病人的外斜是因为

A. 无双眼单视功能　　　　　　　　　B. 眼外肌运动不协调

C. 看近物时只用一只眼　　　　　　　D. 看近物时不用或少用调节

E. 为了减轻视疲劳症状,看近物时不用集合

3. 近视病人的配镜原则是

A. 最佳矫正视力的最高度数

B. 最佳矫正视力的最低度数

C. 达到最佳矫正视力的最高与最低度数的平均值

D. 病人感觉最舒服的度数

E. 给足球镜度数柱镜度数可忽略

4. 老视是生理现象,因为

A. 随年龄增长晶状体混浊加重　　　　B. 随年龄增长晶状体变厚

C. 随年龄增长晶状体核增大　　　　　D. 晶状体弹性下降睫状肌功能减弱

E. 睫状肌痉挛

5. 假性近视是由于

A. 眼轴较长 　　　　　　　B. 眼轴较短 　　　　　　　C. 睫状肌痉挛

D. 睫状肌收缩力下降 　　　E. 晶状体弹性下降

6. 下列可以配戴接触镜的情况为

A. 角膜炎 　　　　　　　　B. 严重沙眼 　　　　　　　C. 倒睫

D. 结膜滤泡 　　　　　　　E. 高度近视

7. 造成远视的原因是

A. 屈光力过强 　　　　　　B. 角膜过陡 　　　　　　　C. 晶状体过厚

D. 眼轴过短 　　　　　　　E. 初发白内障

8. 调节静止时,平行光线经眼的屈光不能形成一个焦点,其屈光状态为

A. 正视 　　B. 远视 　　C. 近视 　　D. 散光 　　E. 弱视

9. 远视眼病人

A. 仅看近需要调节 　　　　B. 仅看远需要调节 　　　　C. 看远看近均需要调节

D. 看远看近均不需调节 　　E. 因调节作用多表现为外斜视

10. 屈光不正不包括

A. 近视 　　B. 远视 　　C. 散光 　　D. 屈光参差 　　E. 老视

11. 以下属于准分子激光矫正范围的是

A. 近视 　　B. 远视 　　C. 老视 　　D. 散光 　　E. 弱视

四、多项选择题

1. 屈光不正包括

A. 近视 　　B. 远视 　　C. 散光 　　D. 老视 　　E. 假性近视

2. 可引起近视眼的因素为

A. 遗传因素 　　　　　　　B. 外伤 　　　　　　　　　C. 长期近距离工作

D. 眼轴过度发育 　　　　　E. 早期老年性白内障

3. 近视病人的临床表现为

A. 视力疲劳 　　　　　　　B. 远视力减退 　　　　　　C. 内斜视

D. 眼球突出 　　　　　　　E. 轴性近视

4. 下列属于屈光手术的是

A. 放射状角膜切开术 　　　B. 晶状体摘除人工晶状体

C. 环扎＋黄斑垫压 　　　　D. PRK

E. LASIK

5. 规则散光包括

A. 单纯近视 　　　　　　　B. 单纯远视 　　　　　　　C. 复性近视散光

D. 复性远视散光 　　　　　E. 混合散光

6. 近视眼根据病因可分为

A. 屈光性近视 　　　　　　B. 真性近视 　　　　　　　C. 假性近视

D. 调节性近视 　　　　　　E. 轴性近视

五、案例型思考题

1. 小孙,15岁,因双眼逐渐视物模糊而就诊,查视力:左眼0.2,右眼0.3,诊断为"双眼屈光不正(近视)"。

请思考：

(1)该病人治疗原则有哪些？

(2)护士应提供哪些护理措施？

2. 王大爷,62岁,最近看报纸戴原来的老视眼镜越来越容易疲劳,且比较模糊,不如以前清楚。

请思考：

(1)王大爷需要做哪些眼科检查？

(2)护士应提供哪些护理指导？

第十二章 盲和低视力的康复及护理

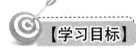
【学习目标】

1. 掌握低视力、盲的概念。
2. 熟悉常见致盲和低视力的病因,熟悉低视力和盲的助视器械及其分类。
3. 能正确运用护理程序评价低视力和盲病人,并正确书写护理计划,做出相应的护理诊断,采取正确的护理措施。
4. 能正确评估病人心理-社会状况,并根据病人相关状况,做出正确的心理护理。
5. 能认同视力低下病人的生活、工作困难,并提供指导和支持。

【重点难点】

本章重点介绍低视力与盲的概念,引起低视力和盲的常见病因,以及常见助视器的分类。要求同学能正确运用低视力与盲的概念,熟悉致低视力和盲的病因,熟悉常见助视器,并能指导病人正确使用。

【学习要点】

第一节　盲和低视力的现状

低视力是指一个病人即使经过治疗或标准的屈光矫正后仍有功能性损害,双眼中视力较好眼的最佳矫正视力<0.3(对数 4.5),但≥0.05(对数 3.7)者,或视野半径 < 10°,但其仍能应用或有潜力应用视力去做或准备做各项工作。而盲的概念则为双眼中视力较好眼的最佳矫正视力低于 0.05 或视野<10°者。

当前我国视力残疾的康复工作存在的问题如下:

1. 白内障手术率(CSR)低,手术质量和手术覆盖面需要进一步提高。

9 省(市、自治区)的眼病流行病学调查证实我国总的白内障手术覆盖率仅为 35.7%。

2. 对一些致盲和低视力疾病还缺乏有效的治疗康复措施。

老年黄斑变性、青光眼、糖尿病性视网膜病变、视神经萎缩等对眼球结构造成的病理损害是不可逆的、器质性损害,这是将来相当一段时期内医学界要面对的难点。

3. 儿童眼病的筛查、早期防治需要加强。

屈光不正(近视)正成为影响国民特别是儿童身体素质最常见眼病。高度近视还容易引起视网膜脱落、黄斑变性、青光眼、后巩膜葡萄肿等严重并发症,给家庭和社会带来较大的负担。

4. 低视力康复人才队伍数量、质量、人才培养机制需要进一步健全,我国生产的助视器质量和数量还需提高。

第二节　盲和低视力人群的护理

(一)护理评估要点

主要临床表现为视功能减退,如视力低于正常,还可能有视野缩小或对比敏感度功能异常。根据致盲和低视力病因,眼部检查可有不同体征。

(二)治疗要点

根据个体情况,采用近距离、远距离放大法;中心视野缺损则以感知暗点训练、非黄斑注视训练等,周边视野缺损则采用棱镜、反光镜训练等。

(三)护理要点

1. 低视力和盲的护理　　低视力康复训练方法:指导助视器使用,最大程度提高残存视力,改善生活质量,增强自信心。对儿童低视力病人,早发现、早治疗、早训练非常重要。

助视器分为两大类,即光学性助视器和非光学性助视器。光学性助视器又分远用和近用两种。前者包括望远镜系统,可以使低视力病人看清远、中距离目标,后者常用的有立式放大镜、手持放大镜等,近年新发展出非光学性助视器包括电子助视器,主要是闭路电视(CCTV)系统。

2. 心理护理　　随着视觉能力的改善,鼓励病人增加社会活动,走出封闭的环境。

3. 健康教育　　向病人和家属介绍低视力和盲情况,以及开发残余视力的必要性和可能性。着重阐明低视力不等于"瞎子",很多病人经过恰当的助视训练和辅以助视器械,生活不但能够自理,还能参与社会活动,帮助他人。

(陈大复)

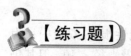

【练习题】

一、名词解释

1. 盲

2. 低视力

二、填空题

1. 常见的致盲性眼病有_____、_____、_____、_____、_____、_____、_____、_____。

2. 助视器分为两大类,即_____与_____。

3. 光学性助视器分为_____与_____两种。

4. "视觉2020"行动中,关于沙眼的防治策略为"SAFE",即_____、_____、

_____、_____。

三、单项选择题

1. 通过治疗和护理措施的实施,低视力病人不能达到的是

A. 视觉障碍减轻 　　　　　　　B. 自卑、焦虑心理消除或改善

C. 生活自理能力增强 　　　　　D. 视力恢复正常

E. 熟练掌握助视器的使用

2. 防盲治盲措施不正确的是

A. 白内障可手术复明 　　　　　B. 避免近亲结婚

C. 开展青光眼普查随访 　　　　D. 沙眼"SAFE"策略

E. 目前无有效治疗方法

3. 在我国,目前老年人低视力和盲最主要的病因为

A. 黄斑变性 　　　　B. 白内障 　　　　C. 糖尿病眼底改变

D. 青光眼 　　　　　E. 角膜病

4. 在欧美国家,引起老年低视力最常见的病因为

A. 白内障 　　　　　B. 黄斑变性 　　　　C. 糖尿病眼底病变

D. 角膜病 　　　　　E. 沙眼

5. 老王双眼中心视力为 1.0,医院检查为双眼 8°范围管状视野。老王为

A. 低视力病人 　　　B. 正常视力 　　　　C. 盲人

D. 远视病人 　　　　E. 近视病人

6. 以下不属于近用助视器的是

A. 手持放大镜 　　　B. Galileo 望远镜 　　C. 眼镜式助视器

D. 闭路电视 　　　　E. 近用望远镜

7. 以下不属于电子助视器优点的是

A. 可减少物像畸变 　B. 放大倍率大 　　　C. 视野大

D. 可调对比度和亮度 　E. 无须外部照明

8. 以下不属于低视力和盲的主要病因是

A. 角膜炎 　　　　　B. 甲状腺相关眼病 　　C. 青光眼

D. 近视 　　　　　　E. 黄斑变性

9. 以下不是低视力病人康复手段的是

A. 配戴近用、远用两类助视器 　　　B. 配备大字课本

C. 白内障手术治疗 　　　　　　　　D. 适应训练

E. 特殊生活用具

四、多项选择题

1. 儿童盲是"视觉 2020"行动提出的防治重点,引起该疾病的原因主要有

A. 维生素 A 缺乏

B. 麻疹

C. 新生儿结膜炎

D. 先天性或遗传性眼病和早产儿视网膜病变

E. 斜视和弱视

2. 以下关于低视力、盲的说法正确的是

A. 低视力、盲的原因与年龄段有关

B. 儿童盲已经不是"视觉 2020"行动提出的防治重点

C. 部分视网膜疾病致低视力病人，还可伴色觉、暗适应障碍等

D. 低视力病人的护理目标为恢复正常视力

E. 经康复治疗，病人视力可恢复正常

3. 当前，我国低视力、盲防治工作面临的主要问题是

A. 白内障手术率（CSR）低

B. 对一些致盲和低视力疾病还缺乏有效的治疗康复措施

C. 儿童眼病的筛查、早期防治需要加强

D. 低视力康复人才队伍数量、质量、人才培养机制需要进一步健全

E. 我国生产的助视器质量和数量还需提高

五、问答题

1. 低视力康复训练方法有哪些？

2. 常见低视力和盲的病因有哪些？

第十三章 耳鼻咽喉的应用解剖生理

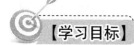

【学习目标】

1. 掌握中耳的解剖结构及中耳的生理功能;外鼻静脉血循环特点、鼻腔外侧壁的解剖结构、鼻窦的分组及各窦开口的部位;咽的分布及各部重要解剖结构;喉的软骨支架及喉腔的分区。

2. 熟悉外耳及内耳的解剖结构;鼻腔内侧壁(鼻中隔)的解剖特点及临床意义;咽淋巴环的构成与临床意义;小儿喉腔解剖特点与临床意义;气管、支气管及食管的解剖特点及临床意义。

3. 了解鼻的生理功能;咽、喉的主要生理功能;气管、支气管及食管生理功能。

4. 能运用所学的解剖生理学知识理解和掌握耳鼻咽喉各器官疾病的发病机制、临床特点、治疗原则及护理措施;能为耳鼻咽喉疾病的病人制订合理的护理计划并实施。

5. 具有整体观念,以病人为中心,对病人进行全面的、系统的、动态的评估,了解病人的感受,帮助病人解除痛苦。

【重点难点】

本章重点讲述中耳的解剖结构及生理功能、鼻腔外侧壁的结构、鼻窦的组成及开口、咽的分布及喉腔的分区;难点为窦口鼻窦复合体的结构;要求同学们能运用所学的解剖生理学知识来理解耳鼻咽喉科疾病的发病机制、临床特点;为临床护理工作打下基础。

【学习要点】

第一节 耳的应用解剖生理

一、耳的应用解剖

耳包括外耳、中耳和内耳三部分。

(一)外耳

外耳由耳廓和外耳道构成。

1. 耳廓　由软骨构成支架,外覆软骨膜和皮肤。

2. 外耳道　起自外耳道口,向内止于鼓膜,外 1/3 为软骨部,内 2/3 为骨部。

(二) 中耳

中耳包括鼓室、鼓窦、乳突和咽鼓管。

1. 鼓室　为一含气腔,内有由锤骨、砧骨和镫骨构成的听骨链。鼓室有上、下、前、后、内、外六个壁。外壁主要由鼓膜构成,鼓膜为椭圆形、半透明薄膜,介于鼓室与外耳道之间,分紧张部和松弛部,正常解剖标志有脐部、锤凸、锤纹、光锥。

2. 鼓窦　为鼓室后上方的含气腔,前与上鼓室、后与乳突气房相连通。

3. 乳突　含许多大小不等、形状不一、相互连通的气房。

4. 咽鼓管　为沟通鼓室与鼻咽部的管道。婴幼儿因咽鼓管具有平、短、宽、直的特点,咽部感染易经此管侵入鼓室。

(三) 内耳

内耳又称迷路,分骨迷路和膜迷路,膜迷路位于骨迷路内。膜迷路含有内淋巴液,骨迷路和膜迷路之间充满外淋巴液,内、外淋巴液互不相通。

1. 骨迷路　由致密的骨质构成,包括前庭、半规管和耳蜗。

2. 膜迷路　分为椭圆囊、球囊、膜蜗管和膜半规管。膜蜗管内基底膜上有螺旋器(又名 Corti 器),是听觉感受器。椭圆囊和球囊内的椭圆囊斑和球囊斑以及膜半规管内的壶腹嵴,系重要的平衡感受器。

二、耳的生理

耳主司听觉和平衡觉。

1. 听觉生理　在正常情况下,声音传入内耳的途径以空气传导为主:声波从外耳道经听骨链至前庭窗,镫骨底板振动激动内耳外、内淋巴液波动,引起基底膜振动,其上的螺旋器毛细胞受到刺激而感音,产生神经冲动,经听神经传到听觉中枢。

2. 平衡生理　前庭感知头位及其变化,在维持人体平衡中起重要作用。

第二节　鼻的应用解剖生理

一、鼻的应用解剖

鼻由外鼻、鼻腔和鼻窦三部分构成。

(一) 外鼻

外鼻突出于面部中央,呈三棱锥体状,由骨和软骨构成支架。外鼻的静脉经面静脉、内眦静脉及眼静脉与颅内海绵窦相通,且面部静脉无瓣膜,血液可上下流动,故挤压鼻或上唇疖肿可引起致命的海绵窦血栓性静脉炎。

(二) 鼻腔

鼻腔左右各一,起自前鼻孔,经后鼻孔与鼻咽部相通。包括鼻前庭和固有鼻腔。

1. 鼻前庭　由皮肤覆盖,长有鼻毛,并富含皮脂腺和汗腺,易发生疖肿。鼻前庭皮肤与固有鼻腔黏膜交界处称鼻阈,亦称鼻内孔,是鼻腔最狭窄处。

2. 固有鼻腔　简称鼻腔,起自鼻阈,止于后鼻孔,由黏膜覆盖,有内、外、顶、底四壁。

(1)内侧壁:即鼻中隔。其最前下部黏膜下动脉血管汇聚成丛,该区称利特尔区,是鼻出血的好发部位,又称易出血区。

(2)外侧壁:从下向上有三个呈阶梯状排列的下、中、上鼻甲,下鼻甲最大,前端接近鼻阈,后端距咽鼓管咽口仅 1.0～1.5cm,故下鼻甲肿大时常引起鼻塞,也可影响咽鼓管的通气引流而出现耳部症状。每一鼻甲与鼻腔外侧壁间隙为下、中、上鼻道。下鼻道顶端有鼻泪管开口,外侧壁前段近下鼻甲附着处是上颌窦穿刺冲洗的最佳进针位置,外侧壁后端近鼻咽处有表浅扩张的鼻后静脉丛(鼻-鼻咽静脉丛),是鼻腔后部出血的主要部位。中鼻道外侧壁上有两个隆起,前下者为钩突,后上者为筛泡,两者间为半月裂孔,半月裂孔向前下和外上逐渐扩大形成筛漏斗,内有前组鼻窦开口。中鼻甲及中鼻道附近的区域称为窦口鼻道复合体。上鼻甲最小,前鼻镜检查难以窥见,其后上方有蝶筛隐窝。以中鼻甲游离缘水平为界,其上方鼻甲与鼻中隔之间的间隙称为嗅沟或嗅裂,此处鼻腔黏膜中有嗅觉神经末梢分布;在该水平以下,为呼吸区黏膜覆盖,有丰富的腺体、杯状细胞及海绵状血窦。上、中、下鼻甲内侧面与鼻中隔之间的共同的不规则空隙,称为总鼻道。

(三) 鼻窦

鼻窦为鼻腔周围颅骨内的含气空腔,共四对,分前后两组。前组鼻窦包括上颌窦、前组筛窦和额窦,均开口于中鼻道;后组鼻窦包括后组筛窦和蝶窦,分别开口于上鼻道和蝶筛隐窝。临床上上颌窦炎发病率最高,其次为筛窦,与其特殊解剖因素有关。

二、鼻的生理

1. 鼻腔的生理功能
(1)呼吸功能:①清洁和过滤作用。②温度调节作用。③湿度调节作用。
(2)嗅觉功能。
(3)共鸣作用。
2. 鼻窦的生理功能　鼻窦对鼻腔的呼吸、共鸣等功能有辅助作用,并可减轻头颅重量和缓冲外来冲击力。

第三节　咽的应用解剖生理

一、咽的应用解剖

咽是呼吸道和消化道的共同通道,上起颅底,下至第 6 颈椎下缘平面。咽腔自上而下可分为鼻咽、口咽和喉咽三部分。

(一) 鼻咽

鼻咽又称上咽,位于颅底与软腭游离缘平面之间,前经后鼻孔与鼻腔相通,两侧壁有咽鼓管咽口(通中耳腔)、咽鼓管圆枕、咽隐窝(鼻咽癌好发部位),顶后壁有腺样体附着,下方与口咽相通。

83

(二) 口咽

口咽又称中咽,介于软腭与会厌上缘平面之间,前方经咽峡与口腔相通。咽峡系由腭垂、软腭游离缘、舌背、两侧腭舌弓和腭咽弓共同构成的环行狭窄部分。两腭弓之间为扁桃体窝,内有腭扁桃体。

(三) 喉咽

喉咽又称下咽,上接口咽,下界为食管入口,前方通喉腔。两侧有梨状窝,舌根与会厌之间的浅窝为会厌谷,是异物常嵌顿之处。

(四) 咽的淋巴组织

咽黏膜下较大淋巴组织团块呈环状排列,彼此有淋巴管相通,称咽淋巴环。由腺样体、咽鼓管扁桃体、腭扁桃体、咽侧索、咽后壁淋巴滤泡及舌扁桃体构成内环,内环淋巴流向颈部淋巴结,后者之间又互相交通形成外环。内环的淋巴组织在儿童期发育最明显,青春期后开始退化萎缩。

二、咽的生理

1. 呼吸功能　咽对吸入空气有继续调温、调湿及清洁作用。

2. 吞咽功能　吞咽是一种由许多肌肉参加的反射性协同运动,使食物从口腔进入食管。

3. 防御保护功能　主要通过咽反射来完成。

4. 共鸣作用。

5. 扁桃体的免疫功能　扁桃体属末梢免疫器官,具有细胞免疫和体液免疫功能。在儿童期,其免疫功能较为活跃。

第四节　喉的应用解剖生理

一、喉的应用解剖

喉位于颈前正中,舌骨之下,上通喉咽,下连气管。喉由软骨、肌肉、韧带、纤维组织和黏膜构成,既是呼吸的重要通道,又为发音器官。

(一) 喉软骨

构成喉的支架,主要有甲状软骨、环状软骨、会厌软骨和杓状软骨等。甲状软骨为喉部最大的软骨,成年男性其前缘上端向前突出,称喉结。环状软骨是喉气管中唯一完整的环形软骨,对保持喉气管通畅非常重要。

(二) 喉腔

以声带为界,喉腔可分为声门上区、声门区和声门下区。

1. 声门上区　为声带以上的喉腔,其上界为喉入口。

2. 声门区　位于两侧声带之间。

3. 声门下区　为声带以下的喉腔部分,其下界相当于环状软骨下缘,与气管相连。幼儿此区黏膜下组织疏松,炎症时容易发生肿胀,常引起喉阻塞。

二、喉的生理

喉有呼吸、发音、保护和屏气四大生理功能。

1. 呼吸功能　喉为下呼吸道的门户,声门裂是呼吸道最狭窄处。声带的内收和外展,可调节声门裂的大小。

2. 发音功能　肺内呼出的气流冲击内收的声带,使之振动,再经咽、口、鼻的共鸣,舌、齿、唇、颊、软腭的运动,发出不同声音和语言。

第五节　气管及支气管与食管的应用解剖生理

一、气管及支气管的应用解剖生理

气管由软骨、平滑肌、黏膜和结缔组织构成,始于环状软骨下缘,在隆突处分为左、右主支气管。颈部气管约有 7～8 个软骨环,位置较浅,前面覆有皮肤、筋膜和肌肉等,在第 2～4 气管环前面有甲状腺峡部越过。进入胸腔后,其位置变深。右主支气管较粗短,与气管纵轴的延长线约呈 20°～25°角;左主支气管细而长,与气管纵轴的延长线约呈 45°角,且气管隆嵴偏于左侧,因此,气管异物易落入右主支气管。

二、食管的应用解剖生理

食管为一肌性管道,在环状软骨下缘起于喉咽下端。食管有 4 个生理狭窄:第 1 狭窄是食管入口,是食管最狭窄部位,异物最易嵌顿于此;第 2 狭窄为主动脉弓压迫食管左侧壁所致;第 3 狭窄因左主支气管压迫食管前壁而致;第 4 狭窄为食管穿过横膈裂孔处。

（郭　丹）

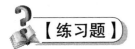

【练习题】

一、名词解释

1. 螺旋器

2. 咽鼓管

3. 鼻阈

4. 利特尔区(Little area)

5. 窦口鼻道复合体

6. 咽峡

7. 声门裂

二、填空题

1. 外耳由_____和_____组成。

2. 中耳由_____、_____、_____及_____构成。

3. 膜迷路与骨迷路形状相似,分_____、_____、_____和_____。

4. 鼓膜为鼓室的_____壁,分_____部和_____部两部分。

5. 人体维持身体的平衡主要依靠_____、_____和_____三个系统的协调作用,其中_____系统最为重要。

6. 鼻由_____、_____和_____组成。

7. 鼻腔外侧壁从上向下有 3 个呈阶梯状排列的突起,分别称为_____、_____、_____。每个突起的下方与鼻腔外侧壁之间的空隙分别称为_____、_____和_____。

8. 前组鼻窦包括_____、_____和_____,均开口于_____;后组鼻窦包括_____和_____,各开口于_____、_____。

9. 咽是_____和_____的共同通道,自上而写下可分为_____、_____和_____。

10. 咽淋巴内环由_____、_____、_____、_____、_____组成。

11. 喉腔以_____为界分成 3 个区:_____、_____、_____。

12. 喉由_____、_____、_____、_____和_____所组成。

三、单项选择题

1. 听觉器官按其解剖结构可分为

A. 耳廓、外耳道、鼓室   B. 外耳、中耳、内耳

C. 外耳道、中耳、耳蜗管   D. 耳廓、听小骨、前庭和半规管

E. 感音系和导音系

2. 以下不是婴幼儿咽鼓管的解剖特点的是

A. 近水平位   B. 管腔较短   C. 内径较宽

D. 经常开放   E. 管腔较直

3. 正常人产生听觉的声波传导方式是

A. 空气传导   B. 移动式骨传导   C. 空气与骨传导协同

D. 压缩式骨传导   E. 颅骨传导

4. 鼻腔外侧壁上最大的突起结构是

A. 鼻丘   B. 下鼻甲   C. 中鼻甲   D. 上鼻甲   E. 钩突

5. 嗅沟(嗅裂)是指

A. 上鼻甲与中鼻甲之间的间隙   B. 上鼻甲与鼻中隔之间的间隙

C. 上、中鼻甲与鼻中隔之间的间隙   D. 下鼻甲与鼻中隔之间的间隙

E. 各鼻甲与鼻中隔之间的间隙

6. 临床上鼻窦炎发病率最高的鼻窦是

A. 额窦   B. 前组筛窦   C. 后组筛窦

D. 上颌窦   E. 蝶窦

7. 若挤压外鼻疖肿可能导致的严重后果是

A. 局部剧痛   B. 局部出血   C. 眼眶蜂窝织炎

D. 上唇蜂窝织炎   E. 海绵窦血栓性静脉炎

8. 咽淋巴内环最大的淋巴组织团块是

A. 咽扁桃体　　　　　　B. 管扁桃体　　　　　　C. 腭扁桃体

D. 咽侧索　　　　　　　E. 舌扁桃体

9. 鼻咽癌的好发部位是

A. 咽隐窝　　　　　　　B. 鼻咽顶壁　　　　　　C. 咽鼓管口

D. 扁桃体窝　　　　　　E. 咽后壁

10. 异物易停于喉咽的部位是

A. 梨状孔　　　　　　　B. 会厌谷　　　　　　　C. 舌会厌正中裂

D. 舌会厌外侧裂　　　　E. 梨状窝

11. 扁桃体是

A. 内分泌器官　　　　　B. 免疫器官　　　　　　C. 消化器官

D. 参与语言形成　　　　E. 参与调节中耳气压

12. 喉腔最狭小的区域为

A. 喉入口　　　　　　　B. 声门上区　　　　　　C. 声门裂

D. 声门下区　　　　　　E. 喉前庭

13. 下列不是小儿喉解剖的特点是

A. 小儿喉腔狭小

B. 喉软骨柔软

C. 位置较成人高

D. 黏膜下组织疏松

E. 结缔组织较成人多,不易发生炎性肿胀

14. 以下喉软骨若损伤,极易导致喉狭窄的是

A. 甲状软骨　　　　　　B. 环状软骨　　　　　　C. 会厌软骨

D. 杓状软骨　　　　　　E. 小角软骨

四、多项选择题

1. 鼓膜正常解剖标志有

A. 鼓膜脐　　　B. 锤凸　　　C. 锤纹　　　D. 光锥　　　E. 鼓岬

2. 耳的生理功能有

A. 听觉功能　　　　　　　　　B. 平衡功能

C. 耳廓与外耳道收集声音　　　D. 声音不能由颅骨传至内耳

E. 咽鼓管无调节中耳气压的功能

3. 鼓室内侧壁的重要结构有

A. 镫骨　　　　　　　　B. 前庭窗　　　　　　　C. 蜗窗

D. 咽鼓管鼓室口　　　　E. 鼓窦入口

4. 对外耳道的描述,正确的是

A. 起自外耳道口,向内止于鼓膜　　　B. 略呈"S"形弯曲

C. 长约1.5cm　　　　　　　　　　　D. 外2/3为软骨部,内1/3为骨部

E. 成人在检查外耳道深部或鼓膜时,需将耳廓向后上外方提起

5. 外鼻静脉的特点是

A. 经面静脉、内眦静脉汇入颈内静脉　　B. 面部静脉无瓣膜

C. 面部静脉有瓣膜　　D. 血液可上下流动

E. 血液只能单向流动

6. 以下关于鼻窦的正确描述是

A. 是鼻腔周围颅面骨内的含气空腔　　B. 都有开口与鼻腔相通

C. 鼻窦黏膜与鼻腔黏膜相连　　D. 左右成对，共 4 对

E. 可分为前后两组

7. 鼻腔的生理功能主要有

A. 嗅觉功能　　B. 对吸入空气的清洁作用

C. 对吸入空气的调温作用　　D. 对吸入空气的调湿作用

E. 共鸣作用

8. 关于腭扁桃体，下面说法正确的是

A. 俗称扁桃体

B. 只有 1 个

C. 位于腭舌弓和腭咽弓之间扁桃体窝内

D. 扁桃体实质有 6～20 个隐窝，易为细菌存留繁殖，形成感染灶

E. 扁桃体外侧面由结缔组织被膜包裹

9. 咽的生理功能包括

A. 吞咽功能　　B. 防御保护功能　　C. 呼吸功能

D. 共鸣作用　　E. 免疫功能

10. 关于喉的正确描述是

A. 软骨构成喉的支架　　B. 喉内肌司喉升降运动　　C. 喉腔分 3 个区

D. 发声器官　　E. 呼吸通道

五、案例型思考题

1. 小唯，女，21 岁，有挖耳的习惯。昨日在挖耳时，被室友不小心碰到肘部，伤及耳部，顿觉耳痛、耳鸣及听力下降，急到医院就诊，耳镜检查：右耳鼓膜紧张部中央部不规则穿孔，周边有新鲜血迹。诊断为"右侧鼓膜穿孔"。

请思考：

(1)声音传入内耳的途径有哪些？

(2)病人听力下降的原因是什么？

2. 宋阳，男，18 岁，受凉后出现咽痛、发热、乏力等症状，服用抗感冒药物治疗，无明显效果，并出现双侧颈前上部疼痛，遂到医院就诊。专科检查：双侧扁桃体充血，Ⅱ度肿大，表面可见黄白色脓点，颈部可扪及肿大的淋巴结，有触痛。诊断为"急性扁桃体炎"。

请思考：

(1)咽的淋巴内环及外环的组成有哪些？

(2)扁桃体炎时为什么会出现颈部淋巴结的肿大？

3. 笑笑，女，16 个月，受凉后出现流涕、咳嗽、发热，哭闹等症状，到社区门诊就诊，诊断为"感冒"，给予抗"感冒药"治疗。夜间患儿哭闹时出现呼吸困难且逐渐加重，急呼 120，接送

医院救治。体格检查:T 38.5℃,P 88 次/分,R 12 次/分,哭闹时出现锁骨上窝、肋间隙、胸骨上窝及上腹部凹陷。诊断为"急性喉炎伴吸气性呼吸困难Ⅱ度"。

请思考:

(1)喉腔如何分区?

(2)小儿急性喉炎为什么易发生喉阻塞?

第十四章 | 耳鼻咽喉科病人的护理概述

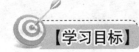

【学习目标】

1. 掌握耳鼻咽喉科病人的护理评估的重点内容及评估方法、常见临床症状及护理诊断、手术前后的护理要点。

2. 熟悉耳鼻咽喉科病人常见的症状和体征、常用的专科检查项目的分类、名称和目的。

3. 了解耳鼻咽喉科护理管理的主要内容。

4. 能完成耳鼻咽喉科常用的基本的护理技术操作,如外耳道冲洗法、滴鼻法、滴耳法等。

5. 具有能同理耳鼻咽喉科病人的症状表现和心理特点的能力,并为他们提供恰当的人文关怀。

【重点难点】

本章重点讲述耳鼻咽喉科病人的护理评估内容和方法、耳鼻咽喉科病人的常见护理诊断及手术前后护理常规。要求同学们能根据耳鼻咽喉科病人的症状、体征与心理状态和辅助检查,对病人进行护理诊断、护理评估;能运用护理程序的思维方法制订护理计划;建议学生结合耳鼻咽喉的解剖和生理知识,融会贯通,提高学习效果。

【学习要点】

第一节 耳鼻咽喉科病人护理评估及常用护理诊断

一、护理病史

全面了解病人过去健康状况、工作及生活环境、发病经过、诊治过程等,以评估疾病的发生和演进情况。

二、身心状况评估

身心状态评估要从心理社会评估和主要症状体征评估展开,结合专科辅助检查对病人进行系统全面的评估。

1. 耳科病人常见症状 包括耳痛、耳漏、耳聋、耳鸣、眩晕。耳部常见的体征包括:①鼓膜充血。②鼓膜穿孔。③鼓室积液。

2. 鼻科病人常见症状　包括鼻塞、鼻溢、喷嚏、嗅觉障碍。鼻部常见体征：①鼻黏膜充血、肿胀。②鼻黏膜干燥，鼻甲缩小，见于萎缩性鼻炎。③鼻窦面部投射点红肿和压痛。

3. 咽科病人常见症状　有咽痛、咽部感觉异常、吞咽困难、打鼾。咽部常见体征：①咽部黏膜充血肿胀，咽后壁淋巴滤泡增生。②腭扁桃体肥大。③腺样体肿大。④鼻咽部隆起或新生物。

4. 喉科病人常见症状　有声音嘶哑、喉痛、吸气性呼吸困难、喉喘鸣。

三、耳鼻咽喉科辅助检查

耳廓及耳周检查以视诊和触诊为主。咽鼓管功能检查包括吞咽试验、瓦尔萨尔法、波利策法、导管吹张法、鼓室滴药法。听功能检查分为主观测听法和客观测听法两大类。主观测听法主要是依靠受试者对刺激声信号进行主观判断，并作出某种行为反应，故又称行为测听，包括语音检查法、表试验、音叉试验、纯音听阈及阈上功能测试、Bekesy 自描测听、言语测听等。客观测听法无须受试者的行为配合，不受其主观意识的影响，结果相对客观、可靠，但结论判断的正确性与操作者的经验、水平有关。常用的客观测听法有声导抗测试、电反应测听以及耳声发射测试等。前庭功能检查包括平衡功能检查和眼动检查。

前鼻镜和后鼻镜检查是检查鼻腔和鼻窦的主要方法。

间接喉镜检查是喉咽及喉腔最常用、最简便的检查方法。纤维喉镜检查适用于间接喉镜检查不满意者以及颈部有畸形、张口困难以及年老体弱；不能耐受直接喉镜检查的病人。

第二节　耳鼻咽喉科护理管理

1. 诊室管理包括开诊前检查并添补所有诊疗所需物品、安排病人就诊次序、密切配合医生做好危重症病人的抢救工作。

2. 治疗室的管理主要包括做好治疗前的各种准备工作、各种消毒液的规范配制和清晰标记、防止交叉感染以及做好病人的核对、解释和健康教育工作。

3. 隔音室是进行听功能检测的场所，应由专职护士与技术人员共同管理。

4. 内镜室护理管理包括妥善保管仪器设备、正确使用仪器设备、消毒与灭菌及卫生安全管理。

第三节　耳鼻咽喉科手术护理常规

一、耳科病人手术前后常规护理

耳科病人术前常规护理包括心理护理、耳部准备、一般准备等；术后全麻清醒后，可选择平卧、健侧卧位或半卧位。人工镫骨手术需头部制动 48～72 小时。术后注意观察有无面瘫、恶心呕吐、眩晕、平衡失调等并发症，进颅手术注意病人有无高热、嗜睡、神志不清、瞳孔异常变化、脑脊液耳漏等并发症。

二、鼻科病人手术前后常规护理

鼻科病人术前常规护理包括心理护理和鼻部准备。术后常规给予半卧位,利于鼻腔分泌物渗出物引流,同时减轻头部充血。术后注意观察鼻腔渗血情况,嘱病人如后鼻孔有血液流下,一定要吐出,以便观察出血量,并防止血液进入胃内,刺激胃黏膜引起恶心呕吐。24小时内可用冰袋冷敷鼻部。如出血较多时按医嘱使用止血药,床旁备好鼻止血包和插灯。叮嘱病人不要用力咳嗽或打喷嚏,以免鼻腔内纱条松动或脱出而引起出血。教会病人如果想打喷嚏,可用手指按人中、做深呼吸或用舌尖抵住硬腭以制止。鼻腔填塞纱条者,第二天开始滴液状石蜡以润滑纱条。一般手术后24小时或48小时抽出鼻内填塞物,嘱病人在抽取前适当进食。

三、咽科病人手术前后常规护理

咽科病人术后注意评估病人疼痛程度。做好口腔护理,根据医嘱使用抗生素,预防感染。禁烟酒,避免辛辣刺激性食物。

四、喉科病人手术前后常规护理

喉部手术术前至少禁食6小时。咽喉部、口腔或鼻腔有炎症者,应先控制炎症,再行手术。喉切除或颈淋巴结清扫的病人根据手术范围备皮。术后应注意观察切口渗血情况、做好各种导管护理;对于气管切开或喉切除的病人,做好气管套管和气道的护理,保持呼吸道通畅。

(吴沛霞)

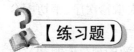

【练习题】

一、名词解释

1. 眩晕

2. 吞咽困难

3. 鼻塞

二、填空题

1. 传导性聋即病变部位发生在_____和_____的传音装置,感音神经性聋即病变发生在_____和_____的各部位,混合性聋为兼有传导性聋和感音神经性聋。

2. 耳鸣是听觉功能紊乱所致的常见症状。可分为_____耳鸣和_____耳鸣。

3. 由于病因不同,鼻溢性状各异,急性鼻炎早期和变应性鼻炎发作期多为_____鼻漏。

4. 喷嚏每日次数过多,每次连续3～5个甚至更多,连续_____以上,则可视为异常。

5. 吞咽困难大致可分为3种:_____、_____、_____。

三、单项选择题

1. 最常用、最简便的喉部检查方法为

A. X线检查　　　　　　B. 直接喉镜检查　　　　　　C. 电子喉镜检查

D. B超检查　　　　　　E. 间接喉镜检查

2. 扁桃体肥大如核桃,达到或接近中线,属于肥大

A. Ⅰ度　　　　B. Ⅱ度　　　　C. Ⅲ度　　　　D. Ⅳ度　　　　E. Ⅴ度

3. 水样耳漏且有耳及颅脑外伤史或手术史应警惕

A. 脑脊液耳漏　　　　　B. 慢性中耳炎　　　　　　C. 急性化脓性中耳炎

D. 颅内感染　　　　　　E. 鼓膜穿孔

4. 关于外耳道滴药法下列叙述正确的是

A. 滴耳药的温度不必注意

B. 滴耳液直接滴入耳内

C. 外耳道滴药的目的是软化耵聍和治疗耳道及中耳疾病

D. 软化耵聍只需每次滴 1～2 滴

E. 滴双耳时,一侧滴好后,侧卧 3～4 分钟再滴另耳

5. 耳聋的定义正确的为

A. 无法与他人交流　　　　　　　B. 双耳均听不见任何声音

C. 不同程度的听力下降　　　　　D. 戴助听器也无法提高听力的人

E. 耳内结构发生病变引起的听力下降

6. 感音神经性聋的病变部位在

A. 听骨链　　　　　　B. 前庭　　　　　　C. 迷路

D. 鼓膜　　　　　　E. 耳蜗或耳蜗后各部位

7. 下列疾病中引起的听力下降不属于传导性聋的是

A. 外耳道耵聍　　　　B. 外耳道闭锁　　　　C. 药物性耳中毒

D. 化脓性中耳炎　　　E. 鼓膜大穿孔

8. 音叉试验的描述正确的是

A. 是最常用的客观听力测量法　　　　B. 判断听力损失的程度

C. 用于弱智、婴幼儿的听力筛查　　　　D. 初步鉴别耳聋的性质

E. 是鉴定伪聋较好的方法

9. 关于纯音听力计检查正确的是

A. 客观听力测量法

B. 主观听力测量法

C. 适用于所有病人

D. 不受病人的年龄、性别、文化程度的影响

E. 是最准确的听力测量方法

10. 下列情况下禁忌外耳道冲洗的是

A. 鼓膜穿孔　　　　　B. 耳道狭窄　　　　　C. 外耳道异物

D. 外耳道炎　　　　　E. 耵聍栓塞

11. 鼓室积液多见于

A. 慢性化脓性中耳炎　　B. 急性大泡性鼓膜炎　　C. 梅尼埃病
D. 分泌性中耳炎　　　　E. 听神经瘤

12. 确定脑脊液鼻漏可采取的措施是

A. 病史　　　　　　　　　　　　　B. 有无手术史
C. 测定其葡萄糖含量及蛋白定量　　D. 病人主诉
E. 有无急性鼻炎

13. 临床上一般将扁桃体肥大分为

A. 二度　　　　　　　B. 三度　　　　　　　C. 四度
D. 五度　　　　　　　E. 根据病人具体情况

14. 上颌窦穿刺时如果怀疑发生气栓,应采取的体位是

A. 半卧位　　　　　　B. 头低左侧卧位　　　C. 头低右侧卧位
D. 平卧位　　　　　　E. 下肢抬高 30°

15. 上颌窦穿刺冲洗的穿刺部位是

A. 下鼻道顶端,距下鼻甲前端约 1～1.5cm 下鼻甲附着处
B. 中鼻道顶端,距中鼻甲前端约 1～1.5cm 下鼻甲附着处
C. 下鼻道顶端,下鼻甲附着处距下鼻甲后端约 1～1.5cm
D. 鼻底部
E. 鼻中隔

16. 喉部最常见的症状是

A. 声音嘶哑　　　　　B. 呼吸困难　　　　　C. 喉喘鸣
D. 咯血　　　　　　　E. 失声

17. 鼓膜穿刺的部位应在

A. 鼓膜松弛部下方
B. 鼓膜紧张部上方
C. 无明确要求
D. 鼓膜紧张部的前下象限或后下象限
E. 鼓膜松弛部上方

18. 外耳道冲洗过程中,病人主诉头晕、恶心,正确的处理方法为

A. 减慢冲洗速度,直至冲洗完毕
B. 为正常反应,向病人解释后继续冲洗
C. 立即停止冲洗,检查耳道
D. 立即为病人使用甘露醇
E. 立即为病人使用高渗葡萄糖

19. 扁桃体过度肥大导致的吞咽困难的类型属于

A. 功能性　　　　　　B. 梗阻性　　　　　　C. 神经性
D. 麻痹性　　　　　　E. 炎症性

20. 正确的擤鼻方法为

A. 双侧鼻孔一起擤　　B. 双侧鼻孔轻轻擤　　C. 单侧鼻孔用力擤
D. 单侧鼻孔轻轻擤　　E. 双侧鼻孔用力擤

21. 眼震检查的目的是

A. 确定中耳有无病变　　　B. 评价平衡功能　　　　　　C. 确定引起眼震的病变部位

D. 确定眼震的程度　　　　E. 确定眼震的方向

22. 闭目行走试验结果提示两侧前庭功能有显著差异时,步行起点与终点之间的偏差角大于

A. 30°　　　　B. 45°　　　　C. 60°　　　　D. 90°　　　　E. 120°

23. 新生儿听力筛选的首选方法是

A. 音叉试验　　　　　　B. 纯音听力计　　　　　　C. 声导抗

D. 脑干电位　　　　　　E. 耳声发射

24. 关于耳声发射,下列叙述错误的是

A. 耳声发射正常而听觉脑干反应异常的耳聋提示听神经病

B. 可以准确反映耳蜗外毛细胞的功能状态

C. 具有客观、简便、省时、无创、灵敏等优点

D. 是最常用的客观听力测试法

E. 是对受试耳进行一定的声刺激从而诱发耳声发射

25. 中耳功能正常的鼓室导抗图为

A. A 型图　　　　　　　B. B 型图　　　　　　　C. C 型图

D. D 型图　　　　　　　E. A_1 型图

26. 正常听阈曲线的特点是

A. 气导和骨导均在 25dB 以内,气导骨导之差在 10dB 之内

B. 气导和骨导均在 10dB 以内,气导骨导之差在 5dB 之内

C. 气导和骨导均在 35dB 以内,气导骨导之差在 10dB 之内

D. 气导和骨导均在 25dB 以内,气导骨导之差在 10dB 以上

E. 气导和骨导均在 35dB 以内,气导骨导之差在 10dB 以上

27. 每套音叉由(　　)个不同频率的音叉组成

A. 2　　　　　B. 3　　　　　C. 4　　　　　D. 5　　　　　E. 6

28. 韦伯试验偏健耳,患耳可能是

A. 听骨链中断　　　　　B. 耳硬化症　　　　　　C. 传导性耳聋

D. 感音性耳聋　　　　　E. 患耳听力正常

29. 音叉试验主要用于判断听力减退的

A. 位置　　　B. 性质　　　C. 程度　　　D. 耳别　　　　E. 原因

30. 下列为客观测听法的是

A. 音叉试验　　　　　　B. 言语测听　　　　　　C. 声导抗测试

D. 语音检查法　　　　　E. 纯音测试

四、多项选择题

1. 耳聋根据病变部位分为

A. 鼓膜穿孔性聋　　　　B. 传导性聋　　　　　　C. 感音神经性聋

D. 炎症性聋　　　　　　E. 混合性聋

2. 传导性聋的病变部位发生在

A. 外耳   B. 中耳   C. 内耳   D. 耳蜗   E. 听神经

3. 关于眩晕的叙述,下列正确的是

A. 是自身与周围物体的位置关系发生改变的主观上的错觉

B. 大多由外周前庭病变引起

C. 表现为睁眼时周围物体旋转,闭眼时自身旋转

D. 多伴有恶心、呕吐、出冷汗

E. 多伴有鼓室积液

4. 下列疾病中可引起鼻塞的是

A. 鼻出血   B. 鼻炎   C. 鼻窦炎

D. 鼻中隔偏曲   E. 鼻腔肿瘤

5. 水样鼻漏可见于

A. 慢性鼻炎   B. 变应性鼻炎   C. 急性鼻炎早期

D. 急性上颌窦炎   E. 脑脊液鼻漏

6. 嗅觉障碍分为

A. 呼吸性嗅觉减退   B. 感觉性嗅觉减退   C. 先天性嗅觉丧失

D. 获得性嗅觉丧失   E. 嗅觉官能症

7. 下列疾病中会引起梗阻性吞咽困难的是

A. 扁桃体重度肥大   B. 急性会厌炎   C. 食管癌

D. 慢性咽炎   E. 增殖体肥大

8. 上颌窦穿刺的禁忌证包括

A. 上颌窦急性炎症   B. 慢性炎症未痊愈   C. 血液病

D. 儿童病人   E. 高血压未控制

9. 耳部加压包扎的目的在于

A. 防止感染   B. 固定敷料,防止脱落   C. 利于引流

D. 局部压迫止血   E. 保护手术切口

10. 鼓膜穿刺抽液的注意事项包括

A. 滴入的麻药和消毒剂均要加温,使之与体温接近

B. 穿刺时嘱病人勿动

C. 穿刺部位一定要正确

D. 刺入不可过深

E. 穿刺后嘱病人1周内勿使耳道内进水

11. 外耳道冲洗过程中,病人突然主诉耳内疼痛,可能的原因是

A. 外耳道损伤   B. 鼓膜穿孔   C. 内耳受损

D. 脑脊液耳漏   E. 咽鼓管损伤

12. 使用额镜时,应注意

A. 头带松紧调整合适

B. 调整光源和镜面,使瞳孔、镜孔、聚焦点和检查部位呈一直线

C. 不能挤眼、眯眼

D. 不能弯腰、歪头迁就光源

E. 只可从右眼看

13. 鼻部手术后可抑制打喷嚏的方法为

A. 屏住呼吸　　　　　B. 用手捏住鼻翼　　　C. 按压人中

D. 舌尖抵住上腭　　　E. 深呼吸

14. 耳鼻咽喉科常见的护理诊断包括

A. 急性疼痛　　　　　B. 窒息的危险　　　　C. 感染的危险

D. 感知障碍　　　　　E. 语言沟通障碍

15. 临床上所谓的"四凹征"指凹陷的4个部位是

A. 胸骨上窝　　　　　B. 锁骨上窝　　　　　C. 上腹部

D. 肋间隙　　　　　　E. 剑突下

16. 关于间接喉镜检查,应注意

A. 放入咽部前应加热镜面,以防起雾

B. 放入咽部前,先在检查者手背上试温

C. 放于腭垂前面

D. 镜面朝向前下方

E. 检查会厌和声门时,嘱病人说"衣"

17. 关于滴耳药的方法正确的是

A. 滴耳药前先用过氧化氢溶液洗净耳道内脓液

B. 滴耳液直接滴入耳内

C. 滴药后轻压耳屏几下

D. 滴药后保持侧卧位 3～4 分钟

E. 滴双耳时,一侧滴好后,侧卧 20 分钟再滴另耳

18. 关于纯音听力计检查,下列正确的是

A. 适用于所有病人　　B. 估计听力损害的程度　C. 判断耳聋的性质

D. 测试需在隔音室内进行　　E. 检查结果可存档,供前后对比

19. 关于耳部加压包扎,下列正确的是

A. 包扎时应注意保持患耳正常解剖形态　　B. 绷带需高于眉毛

C. 松紧应适度　　　　　　　　　　　　　D. 绷带应高于健侧耳廓

E. 耳部加压包扎的目的主要是为了防止敷料脱落

20. 喉科病人术前准备,下列正确的是

A. 口鼻腔有炎症应先处理,再行手术　　　B. 局麻病人术前可进少量干食

C. 完成各项常规检查和检验　　　　　　　D. 术前做好个人卫生工作

E. 女病人如来月经,应暂缓手术

五、案例型思考题

小陈,男,33岁,长期鼻塞伴嗅觉障碍来院就诊,诊断为鼻窦炎伴鼻息肉,昨日在全麻下经鼻内镜手术。

请思考:

(1)目前该病人观察要点是什么?

(2)病人若想要打喷嚏,你会指导他怎么做?

第十五章 | 耳科病人的护理

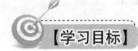

【学习目标】

1. 掌握分泌性中耳炎、急慢性化脓性中耳炎、梅尼埃病、耳聋病人的身体状况评估、治疗要点和护理措施。

2. 熟悉分泌性中耳炎、急慢性化脓性中耳炎、梅尼埃病、耳聋的病因和发病机制、健康教育。

3. 了解外耳道炎及疖的病因和发病机制、护理评估、治疗要点和护理措施。

4. 能正确运用护理程序,对耳科各种疾病病人制订合理的护理计划并实施,能运用自己所学的知识向病人进行健康教育。

5. 能从耳科病人的疾病特点出发,理解听力下降病人的痛苦,主动提供治疗护理和健康指导。

【重点难点】

本章重点讲述耳科病人的护理评估、治疗要点和护理措施,要求同学们能够根据耳科病人的症状、体征与心理状态,运用护理程序的思维方法,为分泌性中耳炎、急慢性化脓性中耳炎、梅尼埃病、耳聋病人制订合理的护理计划并实施,注意各类中耳炎的临床表现异同点;在学习中还要联系全身相关器官的联系。

【学习要点】

第一节 外耳道炎及疖病人的护理

(一) 护理评估要点

1. 弥漫性外耳道炎 急性者明显耳痛、灼热,可有少量分泌物流出,耳廓牵引痛及耳屏压痛为本症的重要特征;检查见外耳道皮肤弥漫性红肿或有糜烂、少许渗出,耳周淋巴结肿大压痛。慢性者外耳道发痒、少许渗出物,外耳道皮肤增厚、皲裂、脱屑,分泌物积聚,外耳道腔变窄。

2. 外耳道疖 剧烈耳痛,张口、咀嚼时加重;检查见外耳道软骨部皮肤局限性红肿,触痛明显,按压耳屏或牵拉耳廓时疼痛加剧。

（二）治疗要点

清洁外耳道；消炎止痛；慢性者可联合应用抗生素和糖皮质激素类合剂、糊剂或霜剂局部涂敷；未成熟的疖禁忌切开，疖成熟后应及时切开引流；同时积极治疗感染病灶如化脓性中耳炎，诊治全身性疾病如糖尿病等。

（三）护理要点

1. 指导病人正确使用 3％过氧化氢清洁外耳道，选用酸化的广谱抗生素制剂滴耳，保持局部清洁、干燥、引流通畅和酸化环境。

2. 耳痛剧烈时，指导病人服用镇静、止痛剂。

3. 嘱早期局部热敷或超短波透热等理疗，促使炎症消退，疼痛缓解。

4. 指导局部尚未化脓者用 1％～3％酚甘油滴耳，或用 10％鱼石脂甘油纱条敷于患处，每日更换 1～2 次，消炎止痛。

5. 当疖肿成熟后，及时挑破脓头或切开引流。

6. 遵医嘱口服或注射抗生素，控制感染。

7. 指导病人纠正不良挖耳习惯，避免损伤外耳道皮肤。疾病急性期和治疗恢复期禁止游泳。

8. 对反复发作病人，应注意寻找可能存在的全身疾病，如糖尿病、贫血、维生素缺乏、内分泌功能紊乱等。

第二节 分泌性中耳炎病人的护理

分泌性中耳炎是以听力下降及鼓室积液为主要特征的中耳非化脓性炎性疾病。而当中耳积液黏稠呈胶冻状者，称胶耳。

（一）护理评估要点

听力逐渐下降，伴自听增强；耳痛、耳鸣；耳镜检查：鼓膜内陷，鼓室积液；音叉试验和纯音听阈测试提示传导性聋；鼓室导抗图呈平坦型（B 型）或高负压型（C 型）曲线。

（二）治疗要点

清除中耳积液，改善中耳通气引流功能；积极治疗鼻咽或鼻腔疾病。

（三）护理要点

1. 遵医嘱选用合适的抗生素类药物控制感染，并给予糖皮质激素类药物，以减轻炎性渗出和机化。

2. 可行鼓膜穿刺或切开术及鼓室置管术，清除鼓室积液。

3. 可用 0.5％～1％的麻黄碱液点鼻，保持鼻腔及咽鼓管通畅。并可于上呼吸道急性炎症消退后，采用捏鼻鼓气法、波氏球法或导管法进行咽鼓管吹张。小儿可通过咀嚼口香糖或吹气球使咽鼓管开放。

4. 积极治疗鼻腔或鼻咽部疾病。

5. 向病人及家属解释本病原因与治疗原则，能积极配合治疗。

6. 加强锻炼，增强体质，预防感冒，积极防治鼻、鼻咽部及邻近器官疾患。对 10 岁以下儿童定期进行声导抗筛选试验。

7. 已行鼓膜切开或置中耳通气管的病人，避免耳内进水，以防中耳感染。

第三节　急性化脓性中耳炎病人的护理

急性化脓性中耳炎是中耳黏膜的急性化脓性炎症。

（一）护理评估要点

可有畏寒、发热、倦怠、食欲减退等全身症状。耳深部搏动性跳痛或刺痛,听力减退、耳鸣、耳漏。一旦鼓膜穿孔,耳流脓后,则体温下降,耳痛顿减,听力改善。耳镜检查:早期鼓膜急性充血或鼓膜穿孔;听力检查提示传导性聋。

（二）治疗要点

控制感染,通畅引流,去除病因。

（三）护理要点

1. 遵医嘱尽早全身应用足量抗生素或其他抗菌药物彻底控制感染。

2. 鼓膜穿孔前　可用2%酚甘油滴耳,消炎止痛;同时给予1%麻黄碱滴鼻,以利咽鼓管引流。必要时或行鼓膜切开术,以利排脓。

3. 鼓膜穿孔后　先用3%过氧化氢洗耳,再选用抗生素水溶液滴耳。若炎症逐渐消退、脓液减少,可用甘油或酒精制剂滴耳。穿孔长期不愈者可作鼓膜修补术。

4. 锻炼身体,增强机体抵抗力,积极防治上呼吸道感染。

5. 做好各种传染病的预防接种工作。

6. 指导正确擤鼻和哺乳。

第四节　慢性化脓性中耳炎病人的护理

慢性化脓性中耳炎是中耳黏膜、骨膜或深达骨质的慢性化脓性炎症。

（一）护理评估要点

询问有无急性化脓性中耳炎反复发作病史,了解耳镜、听力检查及影像学检查结果,明确病变类型。反复耳流脓、鼓膜穿孔及听力下降为主要特点,临床上分三型:单纯型、骨疡型、胆脂瘤型。严重者可引起颅内外并发症,危及生命。

1. 单纯型最常见,表现为反复间歇性耳流脓,不臭;鼓膜紧张部呈中央性穿孔;听力损害为轻度传导性聋。

2. 骨疡型表现为患耳持续性流黏稠脓,有臭味,可有血性脓液;鼓膜紧张部呈边缘性穿孔或大穿孔;鼓室内或鼓膜穿孔附近可见肉芽或息肉;有较重的传导性听力损失;乳突X线片可见边缘模糊不清的骨质破坏透光区,颞骨CT示上鼓室、鼓窦和乳突内有软组织影。可引起并发症。

3. 胆脂瘤型长期持续耳流脓,恶臭;鼓膜松弛部穿孔或紧张部后上方边缘性穿孔,有时从穿孔处可见鼓室内有胆脂瘤样物;听力损失呈不同程度的传导性聋或混合性聋;乳突X线摄片或颞骨CT片示上鼓室、鼓窦或乳突有骨质破坏区,其边缘浓密、整齐。常导致严重的颅内、外并发症。

4. 耳源性并发症一般分为颅外和颅内并发症两大类。颅外并发症有耳后骨膜下脓肿、耳下颈深部脓肿、迷路炎、周围性面瘫等;颅内并发症有硬脑膜外脓肿、硬脑膜下脓肿、化脓性脑膜炎、乙状窦血栓性静脉炎、脑脓肿等。

（二）治疗要点

清除病灶，通畅引流，控制感染，消除病因，以及恢复听觉。

（三）护理要点

1. 对单纯型及骨疡型引流通畅者，可根据细菌培养和药敏试验结果，局部滴用抗生素滴耳剂。指导病人及家属掌握正确的滴耳药和洗耳方法。

2. 骨疡型引流不畅或胆脂瘤型中耳炎，需施行乳突根治手术时，应做好围术期护理。术后密切观察病人有无面瘫、眩晕、步态不稳、恶心呕吐以及剧烈头痛等症状，一旦发现须及时报告医生。

3. 疑有颅内并发症时，禁用止痛、镇静类药物，以免掩盖症状，影响诊断。严密观察并记录病人体温、脉搏、呼吸、血压、瞳孔大小及神志变化。发现呼吸、脉搏变慢，表情淡漠或嗜睡等症状，应及时通知医生。

4. 告知病人有鼓膜穿孔不宜游泳，在沐浴或洗头时可用干棉球堵塞外耳道口，以免诱发中耳感染。

5. 向病人和家属讲解不同类型慢性化脓性中耳炎的区别及预后，广泛宣传慢性化脓性中耳炎对人体的危害，特别是引起颅内外并发症的严重性，使病人能在中耳炎早期获得积极治疗。

第五节 梅尼埃病病人的护理

梅尼埃病是以膜迷路积水为基本病理特征的内耳疾病。

（一）护理评估要点

典型症状包括发作性眩晕、波动性耳聋、耳鸣和耳胀满感。

（二）治疗要点

以调节自主神经功能、改善内耳微循环、减轻迷路积水为原则，采用药物综合治疗和手术治疗。

（三）护理要点

1. 嘱病人卧床休息，并保持环境安静、舒适、光线稍暗，进低盐饮食。对症状重或服用镇静剂者，加床栏保护以防坠床。病情好转后宜尽早逐渐下床活动，注意搀扶病人，防止跌倒。

2. 遵医嘱使用镇静剂或自主神经调整药物；选用脱水剂，减轻膜迷路积水；选用血管扩张剂，改善微循环。

3. 对发作频繁、症状重、保守治疗无效者可手术治疗。

4. 做好精神、心理护理，使病人精神放松。

5. 指导病人平时保持良好心态，生活和工作有规律，加强锻炼，增强体质。

第六节 耳聋病人的护理

耳聋根据病变部位可分为传导性耳聋、感音神经性耳聋和混合性耳聋。传导性耳聋是由于在声音传导径路上外耳道或中耳的病变所导致进入内耳的声能减弱。感音神经性耳聋是由于内耳螺旋器毛细胞、听神经或各级神经元受损，导致声音感受与神经冲动传导发生障碍,引起的听力下降或消失。

(一)护理评估要点

1. 了解病人出生史、疾病史、用药史和家族史等。

2. 传导性耳聋表现为低音调耳鸣,感音神经性耳聋为高调音耳鸣。均有不同程度的听力减退。

3. 传导性耳聋为林纳试验阴性;韦伯试验偏向患侧;施瓦巴赫试验骨导延长。感音神经性耳聋为林纳试验(±);韦伯试验偏向健侧;施瓦巴赫试验骨导缩短。

(二)治疗要点

1. 根据病因及类型药物治疗,如细菌或病毒感染所致耳聋给予抗菌药物或抗病毒药物治疗;自身免疫性聋可应用类固醇激素或免疫抑制剂。

2. 手术治疗耳外伤、畸形以及各种压迫咽鼓管疾病,促进听力恢复。必要时行人工耳蜗植入手术。

3. 药物治疗无效可选配适宜的助听器。

(三)护理要点

1. 遵医嘱按时用药,观察用药效果,注意用药后反应。

2. 手术治疗的病人按耳科病人术前、术后常规护理。

3. 根据病人听力损失的程度,协助选配适宜的助听器。

4. 多与病人接触,耐心倾听病人谈话,对重度耳聋病人,可选用写字板、配戴助听器等交流方式与其沟通,帮助其解除顾虑、增强信心、配合治疗。

5. 健康教育

(1)向病人讲解预防耳聋的有关知识,避免引发耳病的各种因素。

(2)加强孕产期保健,重视婴幼儿听力筛查,重视老年人听力保健,做到早期发现、早期诊断与治疗。

(3)积极治疗各种耳部疾病,防止形成慢性中耳炎,损害听力。

(4)指导病人使用和保管助听器。

(李连红)

【练习题】

一、名词解释

1. 外耳道疖

2. 分泌性中耳炎

3. 胆脂瘤

4. 梅尼埃病

5. 传导性耳聋

二、填空题

1. 外耳道疖常见的发病诱因是_____。其最主要的临床表现为_____、_____。

2. 分泌性中耳炎的治疗原则为_____、_____、_____。

3. 急性化脓性中耳炎的治疗原则为_____、_____、_____、_____。

4. 慢性化脓性中耳炎的临床特点为_____、_____、_____,可分为_____、_____、_____三型,其中危险型是指_____和_____。

5. 梅尼埃病的典型症状包括_____、_____、_____和_____,其治疗原则为_____、_____、_____。

6. 对骨疡型引流不畅或胆脂瘤型中耳炎的正确处理是_____,其主要目的是_____。

三、单项选择题

1. 不属于外耳道疖的症状是
A. 耳痛　　　　　　　　B. 牵拉耳廓与压耳屏痛　　　　C. 发热
D. 眩晕　　　　　　　　E. 听力下降

2. 下列耳病最适宜作咽鼓管吹张的是
A. 急性外耳道炎　　　　B. 急性分泌性中耳炎　　　　C. 急性化脓性中耳炎
D. 慢性化脓性中耳炎　　E. 鼓膜瘢痕

3. 咽鼓管阻塞最常导致
A. 鼻炎　　　　　　　　B. 鼻窦炎　　　　　　　　C. 咽炎
D. 扁桃体炎　　　　　　E. 分泌性中耳炎

4. 分泌性中耳炎最突出的特征是
A. 长期耳流脓　　　　　B. 鼓室积液及听力下降　　　C. 耳聋、耳鸣
D. 耳痛　　　　　　　　E. 耳流血伴疼痛

5. 慢性化脓性中耳炎引起颅内并发症最常见的感染途径是
A. 内耳迷路　　　　　　B. 颞骨骨折线　　　　　　C. 血行感染
D. 直接骨质破坏　　　　E. 咽鼓管

6. 婴幼儿1天前突然发热,体温达39℃,吵闹不安,抓耳摇头,拒哺乳,首先考虑
A. 急性扁桃体炎　　　　B. 急性乳突炎　　　　　　C. 耳内异物
D. 急性化脓性中耳炎　　E. 脑膜炎

7. 急性化脓性中耳炎全身抗生素治疗需用药
A. 3天左右　　　　　　B. 5天左右　　　　　　　C. 7天左右
D. 10天左右　　　　　 E. 12天左右

8. 引起传导性聋的先天性疾病不包括
A. 鼓膜发育异常　　　　B. 听骨链畸形　　　　　　C. 耳硬化
D. 外耳道闭锁　　　　　E. 前庭窗和蜗窗发育异常

四、多项选择题

1. 分泌性中耳炎时可有
A. 声导抗检查鼓室压曲线高峰偏负压　　　B. 自听增强
C. 鼓膜内陷　　　　　　　　　　　　　　D. 骨传导差
E. 鼓膜穿孔

2. 化脓性中耳炎常见的感染途径有
A. 咽鼓管　　　　　　　B. 外耳道鼓膜　　　　　　C. 内耳迷路

D. 血行感染　　　　　　　　E. 听骨链感染

3. 急性化脓性中耳炎病人,鼓膜穿孔流脓后,可选用的滴耳药有

A. 3％过氧化氢　　　　B. 2％酚甘油　　　　　　　C. 0.3％泰利必妥

D. 5％氯霉素甘油　　　E. 复方利福平液

4. 属于胆脂瘤型中耳炎的表现是

A. 反复发作耳流脓　　　B. 脓液有臭味　　　　　　C. 脓液清稀

D. 脓液中有豆腐渣样物　　E. 鼓膜穿孔多见于边缘性或松弛部

5. 胆脂瘤的典型 X 线征象是

A. 鼓窦有骨质破坏区　　　　　　B. 上鼓室扩大,鼓室盖变薄

C. 听小骨破坏　　　　　　　　　D. 骨性外耳道扩大,前壁骨质变薄及膨出

E. 鼓窦区透光区,边缘有硬化环包绕

6. 梅尼埃病的主要病理改变为

A. 膜迷路破裂　　　　　　　　　B. 球囊扩张膨大

C. 蜗管扩张膨大　　　　　　　　D. 螺旋器退行性变,血管纹萎缩

E. 内淋巴囊之囊壁纤维化

7. 感音神经性聋的病变部分包括

A. 血管纹　　　　　　　B. 螺旋器　　　　　　　　C. 听神经

D. 螺旋神经节　　　　　E. 镫骨

五、案例型思考题

1. 张女士,61 岁,患分泌性中耳炎近半年,治疗后鼓室内分泌物减少,但仍有耳闷胀感,心情一直比较低落。

请思考:

(1)分泌性中耳炎的主要护理诊断有哪些?

(2)应如何进行护理?

2. 患儿明明,7 个月,母乳喂养,明明妈妈习惯平卧哺乳。近日发现明明食欲缺乏,总是哭闹不止,今晨出现高热,测体温 38.9℃,查体后诊断为急性化脓性中耳炎。

请思考:

(1)明明的发病原因是什么?

(2)护士应该提供哪些护理指导?

3. 李先生患慢性化脓性中耳炎 40 年,每次感冒患耳持续流黏稠脓液,有臭味,近 1 个月症状加重,并伴有头痛,查体见鼓膜松弛部穿孔,医生建议手术治疗。

请思考:

(1)该病人属于哪一类型的慢性化脓性中耳炎?

(2)常见耳源性并发症有哪些? 处理原则是什么?

4. 陈女士,42 岁,以突发性晕厥来院就诊。既往有眩晕病史 3 年,诊断为梅尼埃病。

请思考:

(1)梅尼埃病的主要护理诊断有哪些?

(2)应如何进行护理?

第十六章 鼻科病人的护理

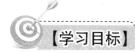

【学习目标】

1. 掌握急慢性鼻炎、变应性鼻炎、急慢性鼻窦炎及鼻出血病人的身体状况评估和护理措施。

2. 熟悉急慢性鼻炎、变应性鼻炎、急慢性鼻窦炎及鼻出血病人的治疗要点及健康教育。

3. 了解急慢性鼻炎、变应性鼻炎、急慢性鼻窦炎及鼻出血病人的病因、发病机制及辅助检查方法。

4. 能正确运用护理程序,对急慢性鼻炎、变应性鼻炎、急慢性鼻窦炎及鼻出血病人做出正确的护理诊断,实施正确的护理措施,并能运用自己所学的知识向病人进行健康教育。

5. 能从鼻科疾病的特点出发,理解变应性鼻炎频繁喷嚏和鼻科病人嗅觉减退带来的痛苦,主动提供治疗护理指导。

【重点难点】

本章重点讲述鼻科病人的护理评估、治疗要点和护理措施,要求同学们能够运用所学知识和护理程序的思维方法对急慢性鼻炎、鼻窦炎、变应性鼻炎的病人进行护理评估,能区别急慢性鼻炎在护理、治疗上的异同点。在学习过程中应注意本章节疾病与全身其他疾病的联系,通过全身疾病的治疗,有助于鼻科疾病的治疗康复。

【学习要点】

第一节　鼻炎病人的护理

一、急性鼻炎

急性鼻炎是一种由病毒感染引起的鼻腔黏膜急性炎症,可经呼吸道传播,俗称"伤风"、"感冒"。四季均可发病,以冬季、季节交替、气候变化不定时多见。

(一) 护理评估要点

潜伏期1～3天。起病时鼻或鼻咽部干燥、痒感,频繁打喷嚏;随即出现鼻塞、流清水样鼻涕;继之鼻塞加重,鼻涕转为黏液脓性,不易擤出。全身症状轻重不一,可有发热、头痛、四肢酸软等不适症状。儿童的全身症状较成人多。

前鼻镜检查可见鼻腔黏膜充血、肿胀,鼻道内有大量水样或黏液脓性分泌物。

(二)治疗要点

以支持和对症治疗为主,常选择鼻内减充血剂,如麻黄碱滴鼻剂,以消除鼻黏膜肿胀,恢复鼻腔正常通气功能。

(三)护理要点

1. 嗅觉减退的护理

(1)指导正确的滴鼻法,遵医嘱使用合适的滴鼻剂,如儿童使用0.5%麻黄碱液滴鼻,成人使用1%麻黄碱液滴鼻,改善鼻腔通气、引流。

(2)局部可采用热敷、红外线照射和超短波透热疗法,能促进炎症消退,改善症状。

(3)指导病人采用正确的擤鼻方法,初起时可用蒸汽吸入法以减轻鼻腔黏膜水肿,促进分泌物排出。

2. 预防并发症的护理

(1)指导病人多饮水,饮食清淡,利尿通便,加速毒素排出。

(2)注意观察体温等全身及鼻部分泌物等局部变化,如果出现高热、脓性鼻涕等,应警惕鼻窦炎、中耳炎等并发症的发生。

(3)合并细菌感染或疑有并发症时,遵医嘱应用抗菌药物控制感染。

3. 健康教育

(1)锻炼身体,增强体质,注意劳逸适度,饮食调和。

(2)"感冒"流行期间应避免与病人密切接触,尽量不出入公共场所,注意居室通风。

二、慢性鼻炎

慢性鼻炎为鼻腔黏膜和黏膜下组织的慢性炎症,是一种常见病。包括慢性单纯性鼻炎和慢性肥厚性鼻炎。

(一)护理评估要点

指导病人多饮水,饮食清淡,利尿通便,加速毒素排出,指导病人多饮水,饮食清淡,利尿通便,加速毒素排出的表现及鉴别见表16-1。

表16-1 慢性单纯性鼻炎和慢性肥厚性鼻炎的鉴别要点

症状与体征	慢性单纯性鼻炎	慢性肥厚性鼻炎
鼻塞	间歇性、交替性	持续性
鼻涕	略多,黏液涕	为黏液或黏脓性,不易擤出
嗅觉减退	不明显	可有
闭塞性鼻音	不明显	有
头痛、头昏	可有	常有
咽干、咽痛	可有	常有
耳鸣和耳闭塞感	不明显	可有

续表

症状与体征	慢性单纯性鼻炎	慢性肥厚性鼻炎
下鼻甲形态	黏膜肿胀,暗红色,表面光滑	下鼻甲肿大、黏膜肥厚,表面不平,呈结节状或桑葚状
下鼻甲弹性	柔软而富于弹性	硬实无弹性
对麻黄碱反应	灵敏	小反应或无反应

(二)治疗要点

1. **慢性单纯性鼻炎** 根除病因,消除鼻黏膜肿胀,恢复鼻腔正常通气功能。

2. **慢性肥厚性鼻炎** 下鼻甲对减充血剂有反应者,可采用同慢性单纯性鼻炎之疗法;对减充血剂无反应,可作下鼻甲硬化剂注射、激光、冷冻或微波、射频等治疗,或经上述治疗未能奏效者应行手术治疗。

(三)护理要点

1. **嗅觉减退的护理** 对减充血剂敏感者,指导正确的滴鼻方法;对减充血剂不敏感者,可选用下鼻甲硬化剂注射法、激光疗法、冷冻疗法、微波等;对拟行手术治疗者,配合医生做好围术期护理。

2. **健康教育** 加强劳动防护,尽量避免接触有害气体及物质;气温急剧变化时应注意降温或保暖,建议病人进行适当体育锻炼,预防感冒,并积极治疗鼻腔疾病及全身疾病。

第二节 鼻窦炎病人的护理

鼻窦炎是鼻窦黏膜的化脓性炎症,因多合并鼻炎,两者发病机制和病理生理过程相同,且相辅相成,故近年来已将鼻炎和鼻窦炎统称为"鼻-鼻窦炎"。按鼻窦炎发生的位置分为单鼻窦炎、多鼻窦炎、全鼻窦炎。按病程长短分为急性鼻窦炎(病程12周以内)和慢性鼻窦炎(病程持续12周以上)。

(一)护理评估要点

1. **急性鼻窦炎**

(1)全身症状:畏寒发热、食欲减退、便秘、周身不适等。小儿可表现为呕吐、腹泻、咳嗽等消化道和呼吸道症状。

(2)局部症状:①患侧或双侧持续性鼻塞。②流脓涕。③头痛或局部疼痛。④嗅觉暂时减退或消失。

(3)检查:鼻腔黏膜充血肿胀,尤以中鼻甲、中鼻道及嗅裂等处明显。前组鼻窦炎可见中鼻道积脓,后组鼻窦炎可见嗅裂积脓,或脓液自上方流至后鼻孔。

2. **慢性鼻窦炎**

(1)全身症状:精神不振、易倦、头痛头昏、记忆力减退、注意力不集中等。

(2)局部症状:①流黏液性或脓性涕。②鼻塞、鼻甲黏膜息肉样变、息肉形成。③头钝痛和闷痛。经鼻内用减充血剂、蒸汽吸入等治疗后头痛可缓解。④暂时性的嗅觉减退或消失。⑤视力减退或失明。

(3)检查:鼻黏膜慢性充血、肿胀或肥厚,以鼻腔上部黏膜最为明显。中鼻甲肿胀、肥厚或有息肉样变。中鼻道变窄、黏膜水肿或有息肉形成。前组鼻窦炎可见中鼻道有脓性分泌物，后组鼻窦炎可见嗅裂或鼻腔后部有脓性分泌物。

（二）治疗要点

根除病因，解除鼻腔鼻窦引流和通气障碍，应用抗菌药物控制感染和预防并发症。行鼻腔冲洗、上颌窦穿刺冲洗、负压置换疗法、局部理疗等以促进炎症消退和改善症状。进行功能性鼻内镜鼻窦手术，将传统的根治性或全部刮除鼻窦内黏膜的破坏性手术，转变为在彻底清除病变的基础上，尽可能保留鼻腔及鼻窦的正常黏膜和结构，重建鼻腔鼻窦通气引流。

（三）护理要点

1. **疼痛的护理**　①局部热敷、红外线照射或短波透热，消除炎症，减轻疼痛。②遵医嘱使用足量的抗菌药物，疗程不少于2周。

2. **体温过高的护理**　观察体温变化，遵医嘱全身应用抗菌药物控制感染。

3. **嗅觉减退的护理**　指导正确使用减充血剂、糖皮质激素鼻腔喷雾剂，指导使用生理盐水冲洗鼻腔。

4. **并发症预防的护理**　密切观察局部及体温变化，遵医嘱使用足量的抗菌药物。

5. **健康教育**　加强体育锻炼，预防感冒。

6. **围术期护理**

（1）手术适应证：慢性鼻窦炎有下列情况之一者可手术治疗：①影响窦口鼻道复合体或各鼻窦引流的明显解剖学异常。②影响窦口鼻道复合体或各鼻窦引流的鼻息肉。③经药物治疗症状改善不满意。④出现眶内、颅内等并发症。

（2）术前护理：①心理护理：病人常出现焦虑、恐惧心理，护理人员让其充分认识手术，消除紧张恐惧心理，以最佳状态积极配合手术。②向病人讲述该病知识，有预见性地向病人及其家属交代术后可能出现的并发症以及辅助检查对手术的必要性，并进行饮食指导及药物宣教。③术前1天剪去患侧或双侧鼻毛，必要时理发，剃净胡须。④术前1天完成常规药物的皮肤敏感试验。⑤全麻病人按全麻术前护理常规。⑥遵医嘱术前用药。

（3）术后护理：①体位：局麻病人取半卧位，全麻病人去枕平卧6小时，头偏向一侧。②饮食：全麻病人禁食6小时，局麻病人在咽部不适感消失后可尝试进食，但不宜大口、过急过快进食，以免引起鼻腔出血。③观察记录生命体征变化。④观察术后鼻腔出血，24～48小时内防止填塞物脱落。⑤嘱病人勿自行扯出鼻腔填塞物。医生取出填塞物后2小时内卧床休息，减少活动，防止再次出血。⑥避免食用过烫、过硬及辛辣等刺激性食物，以免损伤黏膜。⑦渗血较多者，及时告知医生并配合医生做相应处理。⑧加强口腔护理，防止口腔感染。⑨教会病人正确的鼻腔冲洗方法及鼻腔喷药方法。⑩告知病人坚持术后用药，按常规行鼻腔清理，以防止鼻腔粘连。

第三节　变应性鼻炎病人的护理

变应性鼻炎是变态反应性鼻炎的简称，亦称过敏性鼻炎。是特应性个体接触致敏原后由IgE介导的以炎性介质（主要是组胺）释放为开端的、有免疫活性细胞和促炎细胞以及细胞因子等参与的鼻黏膜慢性炎症反应性疾病。分常年性变应性鼻炎和季节性变应性鼻炎（花粉症）两种。

（一）护理评估要点

1. 症状　以鼻痒、阵发性喷嚏、大量清水样鼻涕和鼻塞为主要症状。大多数病人感觉鼻内发痒，花粉症者可伴有结膜充血和咽部发痒；每天有数次阵发性喷嚏发作，每次多于 3 个，甚至连续数十个；部分病人尚有嗅觉减退。

2. 鼻镜检查可见鼻腔黏膜水肿、苍白或呈浅蓝色，鼻腔有水样或黏液样分泌物；鼻分泌物涂片检查可见较多嗜酸性粒细胞以及活化的嗜酸性粒细胞；特异性检查包括变应原皮肤试验和 IgE 测定。前者为目前最常用的测试方法。变应性鼻炎病人血清和鼻分泌物特异性 IgE 可为阳性，其血清总 IgE 水平可在正常范围。

（二）治疗要点

避免接触变应原，正确使用抗组胺药和糖皮质激素，如有条件可行特异性免疫疗法。

（三）护理要点

1. 嗅觉减退的护理　避免接触过敏原：花粉播散季节，外出时应戴口罩；保持室内外清洁干燥，不要饲养宠物，勤晒被褥等。

2. 用药护理

（1）指导鼻部用药以及注意观察其副作用：①糖皮质激素鼻喷剂；②抗组胺药，如特非那定、阿司咪唑（息斯敏）、氯雷他定（开瑞坦），左卡巴斯汀鼻喷剂；③肥大细胞膜稳定剂：2%色甘酸钠滴鼻剂及鼻喷剂，适用于轻症病人。近期推出可口服的奈多罗米（尼多可罗）；④鼻内减充血剂；⑤抗胆碱药：0.03%溴化异丙托品鼻喷剂。

（2）特异性免疫疗法护理：选用皮试阳性变应原浸液，从极低浓度开始皮下注射，逐渐增加剂量和浓度。适应于鼻部药物治疗效果不理想、Ⅰ型变态反应或吸入致敏物明确，但又难以避免者。

3. 其他疗法护理　做好下鼻甲冷冻、激光、射频、微波等治疗护理，降低鼻黏膜敏感性；做好鼻内选择性神经切断术护理，降低神经兴奋性，可达一定治疗作用。

（四）健康教育

1. 尽早避免接触明确的过敏原和过敏环境，改善工作和生活环境，注重个人防护。

2. 鼓励病人坚持规范用药，介绍规范用药的效果及意义。

3. 教会病人正确的擤鼻方法，不要用手用力揉搓鼻部。

第四节　鼻出血病人的护理

鼻出血是临床常见症状之一，可单纯由鼻腔、鼻窦疾病引起，也可由某些全身疾病所致，但以前者多见。

（一）护理评估要点

1. 表现为单侧或双侧鼻出血，间歇性反复出血或持续性出血。出血量多少不一，轻者仅鼻涕带血或倒吸血涕，重者可达数百毫升以上。短时间内失血量达 500ml 时，病人可出现头昏、口渴、乏力、面色苍白等症状；超过 500ml 者常有胸闷、出冷汗、血压下降等表现；超过 1000ml 者可致休克。由于鼻出血可因不同病因引起，除表现为鼻出血外，还伴有病因本身的临床表现。

2. 窥鼻器检查可了解鼻、鼻腔及鼻窦情况和出血部位;X线摄片和CT可排除鼻腔鼻窦肿瘤引起的出血;血液系统检查如全血细胞计数、出凝血时间、凝血酶原时间测定等,可排除血液系统疾病导致的出血。

(二) 治疗要点

镇静,局部止血,病因治疗。

1. 局部常用止血方法有指压止血法、烧灼法、填塞法、血管结扎法、血管栓塞法等。其中鼻腔填塞法用于活动性出血剧烈、弥漫性出血或出血部位不明确时。

2. 根据情况选择适宜的填塞材料,如可吸收材料淀粉海绵、明胶止血海绵或纤维蛋白棉等,不可吸收材料如膨胀海绵、藻酸钙纤维敷料,凡士林油纱条、碘仿纱条等。

3. 鼻腔填塞分前鼻孔填塞和后鼻孔填塞两种,其中凡士林油纱条填塞是常用的有效的止血方法,此外,还可用气囊或水囊压迫止血。

(三) 护理要点

1. **焦虑的护理**　①热情接待和安慰病人及家属,告诉其紧张恐惧会加重出血,嘱其尽量放松心情,安心接受治疗。遵医嘱给予镇静剂。②在实施治疗措施前,应向病人交代注意事项、目的、意义,以缓解其紧张焦虑心理。

2. **鼻出血的护理**　①指导简易止血方法:指压止血法:用手指用力将鼻翼压向鼻中隔10～15分钟;冷敷鼻部、前额及后颈;鼻腔填塞法:用消毒的纱条或棉花等填塞在鼻腔内。②取坐位或半卧位,疑有休克者取平卧头低位,保持安静环境,利于病人休息。③严密观察病情,记录血压、脉搏及出血等情况。④保持鼻填塞物的正确位置,避免咳嗽、喷嚏,可做深呼吸,用舌顶上腭,以免填塞物脱落;需观察咽后壁有无血液流下,填塞物是否松动脱落,尽量避免打喷嚏。⑤少量出血时嘱病人将口中血液吐到痰杯中,勿吞下,以免血液刺激胃部黏膜引起呕吐,并影响正确估计出血量。如发现鼻腔大出血、休克等症状,应立即报告医生并积极配合抢救,迅速准备止血所需的器械、药品及敷料。⑥鼻腔填塞物期间,每天用液状石蜡滴鼻4～6次,滑润纱条,以免纱条抽出时发生出血和疼痛。⑦鼻腔填塞物可在24～48小时后分次取出,碘仿纱条可适当延长留置时间,填塞物取出后注意勿用力挖鼻、擦鼻。⑧遵医嘱应用止血剂、维生素C、维生素K、维生素P、输液或输血等。⑨了解出血原因,积极治疗原发病。长期慢性鼻出血者,应纠正贫血。

3. **嗅觉减退的护理**　①双侧鼻腔填塞者应加强口腔护理,口唇涂液状石蜡或敷以湿纱布,多饮水或含服喉片。②注意观察有无中耳炎、鼻窦炎等,遵医嘱给予抗菌药物治疗。③根据病情抽取鼻腔填塞物。

4. **健康教育**　①告知病人勿将血液咽下,避免刺激胃黏膜引起恶心、呕吐。②培养个人良好的卫生习惯,保持口腔清洁,坚持每餐后温水漱口;不用手或硬物挖鼻腔,切忌用力捏鼻。③多饮水,清淡饮食,鼓励多食蔬菜水果,保持大便通畅。④高血压病人应遵医嘱规律服药,保持良好心态,避免情绪激动。⑤保持适当的活动,避免重体力工作。⑥指导正确使用滴鼻剂,鼻腔填塞物取出后,遵医嘱滴用0.5‰～1‰的麻黄碱滴鼻剂,每天2～3次,每次1～2滴,一般使用不超过7天。

(郭　丹)

【练习题】

一、名词解释

1. 变应性鼻炎

2. FESS

二、填空题

1. 变应性鼻炎分为＿＿＿＿＿＿变应性鼻炎和＿＿＿＿＿＿＿变应性鼻炎，其发病机制属＿＿＿＿＿＿＿＿＿。

2. 变应性鼻炎主要典型症状是＿＿＿＿、＿＿＿＿＿、＿＿＿＿和＿＿＿＿＿。

3. 鼻窦炎的治疗原则是＿＿＿＿＿＿＿＿＿＿＿＿＿＿＿＿＿＿＿＿。

4. 鼻腔填塞物一般在＿＿＿＿＿＿＿＿小时＿＿＿＿＿＿＿＿＿＿＿取出。

5. 鼻窦置换治疗的目的是＿＿＿＿、＿＿＿＿＿，起到＿＿＿＿＿＿＿作用。

6. 慢性单纯性鼻炎的鼻塞为＿＿＿＿＿性、＿＿＿＿＿性；慢性肥厚性鼻炎的鼻塞是＿＿＿＿性。

7. 急性鼻窦炎是＿＿＿＿＿＿＿＿＿＿＿＿＿＿的炎症，病程＿＿＿＿＿。

8. 慢性鼻窦炎是＿＿＿＿＿＿＿＿＿＿＿＿＿＿的炎症，病程＿＿＿＿。

9. 慢性鼻窦炎分为＿＿＿＿＿＿＿＿＿＿和＿＿＿＿＿＿＿＿＿＿两种类型。

三、单项选择题

1. 慢性单纯性鼻炎与慢性肥厚性鼻炎临床上主要的鉴别点是

A. 头痛程度　　　　　B. 鼻分泌物性质　　　　C. 有无鼻音

D. 有无咽痛　　　　　E. 对麻黄碱的反应

2. 慢性单纯性鼻炎最适合选用的药物为

A. 萘甲唑啉　　　　　B. 1％麻黄碱溶液　　　　C. 1％薄荷甘油

D. 0.5％可的松　　　　E. 0.25％氯霉素溶液

3. 持续性鼻塞、鼻黏膜肿胀、下鼻甲呈桑葚状为

A. 慢性肥厚性鼻炎　　B. 慢性单纯性鼻炎　　　C. 过敏性鼻炎

D. 萎缩性鼻炎　　　　E. 慢性鼻窦炎

4. 使用滴鼻剂时应严格掌握适应证，并注意药物浓度，如儿童禁用萘甲唑啉，以免引起

A. 药物性鼻炎　　　　B. 鼻窦炎　　　　　　　C. 鼻出血

D. 变应性鼻炎　　　　E. 鼻中隔偏曲

5. 以下应行抗过敏、免疫等治疗的鼻炎为

A. 慢性鼻炎　　　　　B. 急性鼻炎　　　　　　C. 萎缩性鼻炎

D. 变应性鼻炎　　　　E. 慢性鼻窦炎

6. 阵发性鼻痒、喷嚏、水样涕，鼻黏膜苍白水肿为

A. 单纯性鼻炎　　　　B. 肥厚性鼻炎　　　　　C. 变应性鼻炎

D. 萎缩性鼻炎　　　　E. 上颌窦炎

7. 变应性鼻炎最简易的诊断依据是

A. 症状与体征　　　　B. 体外特异性 IgE 检测升高

C. 鼻 X 线摄片　　　　D. 鼻分泌物涂片嗜酸性粒细胞增多

E. 特异性皮肤试验阳性

8. 急性鼻窦炎最常见的致病菌是

A. 厌氧菌　　　　　　　B. 混合细菌感染　　　　　　C. 化脓性球菌

D. 变形杆菌　　　　　　E. 腺病毒

9. 急性鼻窦炎最常见的临床症状是

A. 鼻塞　　　　　　　　B. 多脓涕　　　　　　　　　C. 头痛或局部痛

D. 嗅觉改变　　　　　　E. 视力改变

10. 下列鼻窦炎发病率最高的是

A. 上颌窦炎　　　　　　B. 额窦炎　　　　　　　　　C. 筛窦炎

D. 蝶窦炎　　　　　　　E. 全鼻窦炎

11. 药物置换法治疗慢性全组鼻窦炎主要目的是

A. 吸尽鼻涕　　　　　　B. 减少并发症　　　　　　　C. 改善引流

D. 增加通气　　　　　　E. 不光吸出鼻窦内的鼻涕,同时使药液进入鼻窦发挥作用

四、多项选择题

1. 慢性肥厚性鼻炎的症状有

A. 鼻塞　　　　　　　　B. 流涕　　　　　　　　　　C. 嗅觉减退

D. 可伴鼻出血　　　　　E. 可伴头痛、耳鸣

2. 擤鼻正确的方法是

A. 紧捏双侧鼻翼用力擤出

B. 可将鼻涕吸入咽部再吐出

C. 可用手指紧压一侧鼻翼,轻轻擤出另侧鼻涕

D. 急性鼻炎期忌用力擤鼻

E. 任其习惯

3. 鼻出血的止血方法有

A. 烧灼法　　　　　　　B. 鼻腔填塞法　　　　　　　C. 后鼻孔填塞法

D. 水囊压迫止血法　　　E. 血管结扎法

4. 鼻出血的护理包括

A. 休克者取侧卧位　　　　　　　　　　B. 消除病人紧张恐惧心理

C. 双侧鼻腔填塞者可不做口腔护理　　　D. 记录血压脉搏及出血量

E. 吃辛辣刺激性食物,以免诱发鼻出血

5. 下列属于鼻窦炎的治疗措施的是

A. 鼻内使用减充血剂　　B. 鼻腔冲洗　　　　　　　　C. 上颌窦穿刺冲洗

D. 负压置换疗法　　　　E. 功能性鼻窦内镜手术

6. 急性鼻窦炎的症状有

A. 患侧持续性鼻塞　　　B. 流脓涕　　　　　　　　　C. 规律性头痛

D. 头痛中午轻,晚上重　　E. 头痛无周期性

7. 引起牙源性上颌窦炎的牙齿有

A. 单尖牙　　　　　　　B. 第一前磨牙　　　　　　　C. 第二前磨牙

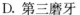

D. 第三磨牙　　　　E. 第二磨牙

五、案例型思考题

1. 小王,男,30 岁,感冒后出现鼻塞、流涕等症状,反复发作数年,近年来鼻塞加重,由间歇性、交替性转为持续性,伴有嗅觉减退、耳闷等症状,影响到工作、学习和生活,心情烦闷。专科检查:双侧下鼻甲肿大,黏膜肥厚、表面不平,呈暗红色,触诊有坚实感。诊断为"慢性鼻炎"。

请思考:

(1)慢性鼻炎分哪几种类型?

(2)护理诊断及相应的护理措施有哪些?

2. 小李,女,23 岁,每到春暖花开时节就出现鼻痒、阵发性喷嚏、流大量的清水样鼻涕及鼻塞等症状。专科检查:鼻黏膜水肿、色苍白,鼻道内有大量的水样分泌物。诊断为"变应性鼻炎"。

请思考:

(1)变应性鼻炎的分类、病因及发病机制有哪些?

(2)对变应性鼻炎病人的健康指导内容有哪些?

3. 陈老师,女,70 岁,近来大便干结,今晨排便时出现左鼻孔滴血,家人按压及填塞无效,血从口中涌出,病人及家属均很紧张恐惧,急呼 120,送往医院。专科检查:右侧鼻腔流血,同时经口涌出。

请思考:

(1)鼻出血的病因、处理原则是什么?

(2)护士应为鼻出血病人提供哪些护理措施?

第十七章 咽科病人的护理

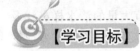

【学习目标】

    1. 掌握扁桃体炎、阻塞性睡眠呼吸暂停低通气综合征、鼻咽癌病人的身体状况评估、治疗要点和护理措施;掌握扁桃体切除术后的护理措施及鼻咽癌放疗后的并发症。

    2. 熟悉扁桃体炎、阻塞性睡眠呼吸暂停低通气综合征、鼻咽癌病人的病因和发病机制及健康教育。

    3. 了解慢性咽炎的病因和发病机制、护理评估、治疗要点和护理措施。

    4. 能正确运用护理程序,对咽科各种疾病病人制订合理的护理计划并正确实施,能运用自己所学的知识向病人进行健康教育。

    5. 能从咽部疾病的特点出发,理解鼻咽癌病人的痛苦,主动提供治疗护理和健康指导。

【重点难点】

    本章重点讲述咽科病人的护理评估、治疗要点和护理措施,要求同学们能运用护理程序为扁桃体炎、阻塞性睡眠呼吸暂停低通气综合征、鼻咽癌病人进行身体评估,制订护理计划;指导扁桃体切除术后病人及家属进行自我护理;能通过认真细致的病情观察,发现鼻咽癌放疗后的并发症。

【学习要点】

第一节 慢性咽炎病人的护理

    慢性咽炎为咽部黏膜、黏膜下及淋巴组织的弥漫性炎症,多见于成年人,病程长,症状顽固,较难治愈。

(一) 护理评估要点

    1. 症状　主要症状为咽异物感、烧灼感、干痒、微痛等,空咽时症状明显。咽后壁常附有分泌物,由于分泌物的刺激可引起刺激性咳嗽,但全身症状不明显。

    2. 体征　①慢性单纯性咽炎:咽黏膜弥漫性充血,血管扩张,咽后壁常有少许黏稠分泌物附着,腭垂可增粗,呈蚯蚓状下垂。②慢性肥厚性咽炎:黏膜肥厚,弥漫性充血,咽后壁有较多颗粒状隆起的淋巴滤泡,两侧咽侧索亦充血肥厚。③慢性萎缩性咽炎与干燥性咽炎:腺

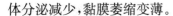

体分泌减少,黏膜萎缩变薄。

(二)治疗要点

1. 消除各种致病因素,中药调理。

2. 局部治疗　①单纯性咽炎:复方硼砂液、呋喃西林溶液、2%硼酸液含漱或以碘喉片、薄荷喉片等含服。②肥厚性咽炎:除了上述方法处理外,可用10%～20%硝酸银溶液烧灼增生的淋巴滤泡,亦可用激光、冷冻或电凝固法治疗。③慢性萎缩性咽炎与干燥性咽炎:可用2%碘甘油涂抹咽部,以改善局部血液循环,促进腺体分泌,减轻干燥不适症状。

(三)护理要点

1. 咽部疼痛的护理

(1)中医中药:中医认为慢性咽炎系阴虚火旺所致,治以滋阴清热,可用金银花、麦冬、胖大海等中药代茶饮。

(2)局部用药

1)漱口液:含漱可以清洁咽后壁,减轻病人的咽部不适感。应注意正确的含漱方法,每次饭后及睡前均应漱口。

2)中成药含片:各种含片均有清热利咽的功效,且有一定的杀菌、抑菌作用,其清凉的口味能明显减轻病人咽部的不适感,注意不宜过量服用。

(3)物理治疗护理:对咽后壁增生明显的病人,激光、微波等物理治疗方法有很好的疗效,但治疗后会出现疼痛症状,指导病人进食低温流质或半流质饮食,并注意漱口。

2. 健康教育　①注意口腔卫生,经常漱口;积极治疗口、鼻疾病。②饮食注意清淡,忌辛辣等刺激性食物,戒除烟酒。③改善生活和工作环境,保持室内空气清新,避免接触有害气体。

第二节　扁桃体炎病人的护理

扁桃体炎为腭扁桃体的非特异性炎症,是一种很常见的咽部疾病。临床上分为急性扁桃体炎和慢性扁桃体炎两种。

(一)护理评估要点

1. 症状

(1)急性扁桃体炎:①急性卡他性扁桃体炎:可有不同程度的咽痛及吞咽痛,伴有低热、头痛、乏力、食欲缺乏等全身症状。②急性化脓性扁桃体炎:咽痛明显,吞咽时尤甚。常伴有高热、寒战、头痛、四肢酸痛等全身症状。小儿可出现抽搐、惊厥、呕吐、昏睡等。

(2)慢性扁桃体炎:常有急性扁桃体炎反复发作的病史,发作时常有咽痛、咽干、发痒、异物感、刺激性咳嗽等症状。如扁桃体过度肥大可能出现呼吸、吞咽或言语共鸣的障碍。由于经常咽下炎性分泌物,可引起全身反应,导致消化不良、头痛、乏力、低热等。

2. 体征　①急性卡他性扁桃体炎:扁桃体表面黏膜充血,表面无明显渗出物,隐窝内及扁桃体实质无明显炎症改变。②急性化脓性扁桃体炎:扁桃体充血、肿大,隐窝口有黄白色脓点,脓点可融合成片状假膜。下颌角淋巴结肿大、压痛。③慢性扁桃体炎:扁桃体和腭舌弓慢性充血,黏膜呈暗红色。隐窝口可见黄、白色干酪样点状物。扁桃体大小不定,儿童、青年多肥大,成人多已缩小。下颌角淋巴结常肿大。

3. 并发症 ①急性扁桃体炎的局部并发症有扁桃体周围脓肿、急性中耳炎、急性鼻炎及鼻窦炎、急性喉炎、急性淋巴结炎、咽旁脓肿等。全身并发症有急性风湿热、急性肾炎、急性关节炎、急性心肌炎、急性心内膜炎等。②慢性扁桃体炎的并发症有风湿热、风湿性关节炎、风湿性心脏病、肾炎等。

（二）治疗要点

急性扁桃体炎以全身使用足量有效的抗菌药物为主，首选青霉素。慢性扁桃体炎目前仍以手术治疗为主，也可采用隐窝冲洗、理疗、免疫疗法及加强体育锻炼，增强体质。

（三）护理要点

1. 咽痛的护理

(1)按医嘱正确用药，观察药物过敏反应：①抗菌药物首选青霉素。②局部常用复方硼砂溶液、复方氯己定溶液等漱口。③中医中药治疗。

(2)进食冰流质，减轻进食疼痛感。鼓励病人多饮水，保持大便通畅。

(3)对扁桃体切除手术的病人护理：参照扁桃体切除术病人的护理。

2. 体温过高的护理 监测体温变化，如体温过高者给予物理降温；遵医嘱选择抗菌药物。

3. 潜在并发症的护理 密切观察病情变化，如并发扁桃体周围脓肿，应配合医生进行切开排脓。了解各项检查结果，对已发生全身并发症的病人应配合医生积极对病人实施治疗。

4. 围术期护理 见扁桃体切除术病人的护理。

5. 健康教育 ①锻炼身体，增强体质。注意保暖，预防感冒。②扁桃体手术后进软食2周，勿进过硬、有刺激性的食物。③注意口腔卫生，用漱口液漱口。

第三节 阻塞性睡眠呼吸暂停低通气综合征病人的护理

阻塞性睡眠呼吸暂停低通气综合征一般是指睡眠时上气道塌陷堵塞引起的呼吸暂停和低通气不足。具体指成人于夜间7小时的睡眠时间内，发生30次以上呼吸暂停，每次呼吸暂停时间至少10秒以上；睡眠过程中呼吸气流强度较基础水平降低50%以上，并伴有动脉血氧饱和度下降超过4%；或呼吸暂停指数（每小时呼吸暂停和低通气的平均次数）大于5。

（一）护理评估要点

1. 睡眠时高调鼾声和呼吸暂停；PSG监测睡眠后有呼吸阻塞和呼吸暂停。

2. 病人憋醒后感心慌、胸闷或胸前区不适。

3. 夜间不能安静入睡、躁动、多梦、遗尿、阳痿等症状。

4. 常有晨起头痛、倦怠，过度嗜睡，记忆力和判断力减退，注意力不集中，工作效率低，性格改变等。

5. 辅助检查 对于睡眠呼吸暂停的病人应进行夜间多导睡眠监测仪监测，监测项目包括：脑电图、眼动电图、肌电图、心电图、口鼻气流、胸腹呼吸运动、鼾声、血氧饱和度、血压、体位等。通过分析以上记录，可以了解病人睡眠期机体的变化，确定睡眠呼吸暂停的分型和程度。常规耳鼻咽喉科检查、纤维鼻咽镜检查、影像学检查、上气道压力测定等，可判断其上气道阻塞部位。

（二）治疗要点

治疗要点包括手术治疗和非手术治疗。

1. 手术治疗　腭垂腭咽成形术（UPPP）或腭咽成形术（PPP）：可增加咽腔左右及前后间隙，以减少睡眠时上呼吸道的阻力。

2. 非手术治疗　①药物治疗；②减肥；③调整睡眠姿势；④睡眠时鼻气道持续正压通气（NCPAP）等。

（三）护理措施要点

1. 气体交换障碍的护理

（1）调整睡眠姿势：建议病人尽量采取侧卧位或半坐卧位，以减轻软腭及舌根后坠时阻塞气道，从而减轻呼吸暂停症状。

（2）睡前用舌保护器置于口中，使舌保持轻度前置位，增加喉腔前后距离，从而减轻上呼吸道阻塞症状。

（3）密切观察呼吸，必要时低流量吸氧。

（4）减肥：控制饮食，戒烟酒，适量运动，辅以中医中药疗法，体重减轻可以在一定程度上缓解阻塞性睡眠呼吸暂停低通气综合征（obstructive sleep apnea-hypopnea syndrome，OSAHS）症状。

2. 睡眠型态紊乱的护理

（1）药物治疗：对症状轻的 OSAHS 病人，睡前服用抗抑郁药普罗替林 5～30mg，但可致心律失常、口干及尿潴留等，应在医生的指导下用药。

（2）改善休息环境，以利于睡眠和减少对其他人的影响。

（3）做好心理护理，消除病人紧张情绪，保持良好心理状态，积极配合治疗。

3. 呼吸骤停的护理

（1）睡前、晨起前测量血压，术前尽量控制血压在正常范围。

（2）夜间应加强巡视，密切观察病人入睡后的呼吸和神态的变化，特别是凌晨 4～8 时血压的变化，因这段时间内容易发生频繁呼吸暂停或猝死。

（3）夜间持续低流量给氧，纠正严重低氧血症和高碳酸血症，减轻病人缺氧症状。

（4）密切观察呼吸困难的症状和体征，必要时持续心电监护，同时备好抢救用物。

（5）切忌随意应用镇静安眠等中枢神经系统抑制药，以免直接导致睡眠窒息的发生。

（6）鼻腔持续正压通气（NCPAP）：睡眠时通过密闭的面罩将正压空气送入气道，空气流速调至 100L/min，压力维持在 5～15cmH$_2$O 之间可缓解缺氧症状。

4. 健康教育　①指导病人控制饮食、健身，以适当减轻体重。②术后 1 个月内切勿进干硬、大块以及酸、辣刺激性食物，注意加强口腔卫生，进食后漱口。③戒除烟酒，因为酒精可使肌肉松弛和张力降低，从而使病情加重。④防止感冒，避免咳嗽，禁止大声喊叫。⑤建议不要从事驾驶、高空作业等易发生意外的工作。

第四节　鼻咽癌病人的护理

（一）护理评估要点

由于鼻咽部解剖位置隐蔽，鼻咽癌早期症状不典型，临床上容易延误诊断，应特别提高警惕。

1. **鼻部症状**　早期可出现回缩涕中带血或擤出涕中带血。瘤体的不断增大可引起单侧或双侧鼻塞。

2. **耳部症状**　因肿瘤压迫或阻塞引起耳鸣、耳闭塞感及听力下降、鼓室积液。临床上易误诊为分泌性中耳炎。

3. **淋巴结肿大**　颈淋巴结转移为本病重要临床特征之一。

4. **脑神经症状**　头痛、面麻木、眼球外展受限、上睑下垂、软腭麻痹、反呛、声嘶、伸舌偏斜等症状。

5. **远处转移**　晚期鼻咽癌可发生肺、肝、骨等处转移，出现相应症状。

（二）治疗要点

鼻咽癌大多属低分化鳞癌，对放射治疗敏感，因此，放射治疗为首选治疗方案。放疗期间配合化疗、中医中药治疗及免疫治疗，以防止远处转移，提高放疗敏感性和减轻放疗并发症。只有在下列情况下才考虑手术治疗：①放疗后复发或尚有病灶残留；②肿瘤对放射线不敏感；③放疗无效的颈部转移病灶。

（三）护理要点

1. **有出血危险的护理**　①鼻腔大量出血者应给予止血剂或施行鼻腔填塞、血管结扎等措施。②失血严重者做好血型鉴定，做好输血准备。

2. **头痛的护理**　头痛严重者遵医嘱及时给予镇静剂或止痛剂，以减轻病人痛苦。

3. **恐惧的护理**　向病人讲解病情及目前的治疗进展，或让成功病例现身说法，以增强战胜疾病的信心。鼓励运用合适的方法转移情感，分散恐惧，如下棋、打扑克、听音乐以及放松疗法等。

4. **放疗护理**

（1）饮食护理：①加强营养，以高蛋白、高维生素、低脂肪及含碳水化合物丰富的易消化的食物为主。②多饮水，每天水分摄入≥2500ml。③少食多餐，切忌酸、辣、过热、冰冻、粗糙、多刺等可能刺激口腔黏膜创面的食物。

（2）皮肤护理：①保持照射野标记的清晰，不能私自涂改。②照射野皮肤忌用冷热刺激，忌用碘酒、胶布、肥皂、酸性或碱性物质，避免阳光照射。③选择宽松柔软的棉质衣物，减少对照射野皮肤的摩擦。④保持照射野皮肤的清洁干燥。

（3）口腔护理：①保持口腔清洁卫生，每日用生理盐水含漱数次。②软毛刷刷牙。③口腔黏膜反应者用3％～5％的碳酸氢钠溶液及含庆大霉素和地塞米松的溶液漱口。④超声雾化吸入。⑤口腔黏膜反应出现严重疼痛时可用含有局麻药的漱口水漱口。

（4）功能锻炼：放射治疗容易引起颞颌关节的损伤，从而导致张口困难，对病人日后生活造成极大影响，因此，每天要进行张口锻炼。

5. **健康教育**　①向病人说明鼻咽癌对放疗较为敏感、疗效亦较好，应及时接受治疗。②筛查：对有家族遗传史者，应定期进行有关鼻咽癌的筛查。③放射治疗中，注意骨髓抑制、消化道反应、出血等并发症。应定期检查血常规，加强口腔卫生。④定期复查并告知复查时间。

第五节　扁桃体切除术病人的护理

扁桃体切除术,目前仍是治疗慢性扁桃体炎的主要手段。手术方法有剥离法和挤切法。

(一)术后出血的护理

1. 保持正确卧位　全麻未醒者采取侧卧位,头偏向一侧。局麻或全麻清醒后取半坐卧位,以减轻头部充血及创口出血。

2. 密切观察出血情况　手术当天痰中有血丝为正常现象。如有频繁吞咽动作,且面色苍白、脉搏加快或不断有鲜血吐出,应考虑有出血的可能,立即通知医生处理。遵医嘱使用止血剂。

3. 加强饮食护理　①局麻术后 4 小时或全麻清醒后吞咽动作恢复且无出血者,可进冷流质。②第 2 天有白膜长出后可改半流质饮食。③10 天内忌粗、硬、过热食物,以免损伤创面而继发出血。④因伤口疼痛,病人可能拒绝进食,应说明进食的重要性,以鼓励其早日进食。

(二)咽痛的护理

评估病人疼痛程度,解释术后疼痛的原因。术后颈部用冰袋冷敷,既可止痛又可止血。指导减轻疼痛的方法,如嘱深慢呼吸等以缓解疼痛。疼痛时不宜使用水杨酸类药物,因其抑制凝血酶原的产生而易致出血倾向。

(三)预防感染的护理

1. 术前 3 天开始用含漱剂漱口,术后第 2 天白膜长出后即可开始刷牙漱口。

2. 术前 4～6 小时禁食禁饮。术前注射阿托品以减少唾液分泌,降低创面污染机会。

3. 遵医嘱静脉使用抗菌药物。

4. 病情观察　若白膜污秽、咽痛加剧、发热等提示感染征兆,应及时告知医生。

(四)健康教育

1. 术后卧床休息 2～3 天,应少运动,不要用力咳嗽。

2. 手术当日尽量少讲话,以避免引起伤口出血。如口腔内有分泌物,应将口中的分泌物轻轻吐出,检查唾液中是否有新鲜血。

3. 局麻术后 4 小时或全麻清醒后,且无出血,可进冷流质饮食。第 2 天有白膜长出后可改半流质饮食。术后 3～5 天可进普食。注意不吃带刺、带渣、过热食物,防止伤口损伤继发出血。

4. 术后第二天即可漱口,保持口腔清洁,避免口腔感染。

(郭　丹)

【练习题】

一、名词解释

1. OSAHS

2. 扁桃体炎

3. 慢性咽炎

二、填空题

1. 急性扁桃体炎的主要并发症是_____。

2. _____是导致 OSAHS 病人猝死的主要原因。

3. 鼻咽癌的病因与_____、_____、_____等有关。

4. 萎缩性咽炎的主要病理变化为_____、_____。

5. 扁桃体术后最危险的并发症是_____。

6. 扁桃体切除术后疼痛时不宜用水杨酸类药物止痛,是因其抑制_____的产生而易致出血倾向。

7. 鼻咽癌的远处转移发生在_____、_____、_____等处。

三、单项选择题

1. 扁桃体切除术后颈部用冰袋冷敷的作用是

A. 镇静　　　　　　　　B. 加压止血　　　　　　C. 促进白膜生长

D. 减少热刺激　　　　　E. 止血和缓解疼痛

2. 对 OSAHS 病人加强夜间巡视和采取的护理措施是为了防止发生

A. 打鼾　　　　　　　　B. 睡眠障碍　　　　　　C. 频繁呼吸暂停或猝死

D. 紧张入睡困难　　　　E. 减轻缺氧症状

3. 引起急性扁桃体炎的主要致病菌是

A. 乙型溶血性链球菌　　B. 葡萄球菌　　　　　　C. 肺炎链球菌

D. 腺病毒　　　　　　　E. 白色念珠菌

4. 急性扁桃体炎的局部症状主要表现为

A. 咳嗽　　　　　　　　B. 咽痛　　　　　　　　C. 呼吸困难

D. 吞咽困难　　　　　　E. 放射性耳痛

5. 急性扁桃体炎的治疗,错误的是

A. 抗菌药物首选青霉素　B. 局部漱口　　　　　　C. 必要时可用糖皮质激素

D. 紧急手术,切除扁桃体　E. 可中医中药治疗

6. 急性化脓性扁桃体炎最常见的局部并发症是

A. 扁桃体周围脓肿　　　B. 咽旁脓肿　　　　　　C. 咽后脓肿

D. 冠周脓肿　　　　　　E. 颈淋巴结炎

7. 诊断慢性扁桃体炎的主要依据是

A. 反复急性扁桃体炎发作　B. 咽部不适感　　　　C. 扁桃体肿大

D. 发热　　　　　　　　E. 腭舌弓暗红

8. 不属于鼻咽癌早期表现的是

A. 回吸性血涕　　　　　B. 颈部肿块　　　　　　C. 鼻塞

D. 耳鸣、耳闷　　　　　E. 剧烈头痛

9. 鼻咽癌的治疗首选

A. 手术　　　　　　　　B. 化疗　　　　　　　　C. 放疗

D. 中药　　　　　　　　E. 综合

10. OSAHS 病人睡眠姿势应取

A. 半卧位　　　　　　B. 平卧位　　　　　　C. 头低脚高位

D. 侧卧位或半坐卧位　　E. 俯卧位

11. 扁桃体摘除术后全麻病人若出现频繁吞咽动作,应考虑为

A. 伤口出血　　　　　　B. 假膜生长　　　　　　C. 术后疼痛

D. 术后感染　　　　　　E. 内分泌功能紊乱

四、多项选择题

1. 慢性咽炎的病因包括

A. 烟酒过度　　　　　　B. 有害气体刺激　　　　C. 心血管疾病

D. 内分泌功能紊乱　　　E. 鼻炎

2. 扁桃体切除术的适应证有

A. 慢性扁桃体炎反复急性发作　　　　B. 病灶性扁桃体

C. 急性炎症消退后即可手术　　　　　D. 比正常大的扁桃体

E. 各种扁桃体良性肿瘤

3. OSAHS 的治疗方法包括

A. 减肥　　　　　　　　B. 调整睡眠姿势　　　　C. 行 UPPP 手术

D. 夜间鼻腔持续正压通气　　E. 入睡前给予镇静药

4. 鼻咽癌的早期症状有

A. 回缩涕中带血　　　　B. 耳鸣和耳闭塞感　　　C. 听力下降

D. 鼻塞　　　　　　　　E. 颈淋巴转移

5. 慢性咽炎病人应

A. 经常使用抗菌药物漱口液漱口

B. 进食清淡饮食

C. 少食辛辣、油煎等刺激性食物

D. 戒除烟酒

E. 肥厚性咽炎者用碘甘油涂抹咽部

6. 鼻咽癌病人放疗时应注意

A. 骨髓抑制　　　　　　B. 消化道反应　　　　　C. 皮肤反应

D. 唾液腺萎缩　　　　　E. 放疗性肺炎和出血

五、案例型思考题

1. 李女士,36 岁,咽痛伴发热反复发作 5 年,经检查诊断为"慢性扁桃体炎",行扁桃体切除术。术后第二天,李女士发现唾液中夹带鲜血,起初量不多,后不断有鲜血吐出,有些被咽下,急按呼救器。体格检查:T 37.4℃,P 100 次/分,R 18 次/分,BP 90/60mmHg,面色苍白,张口轻度受限,右侧扁桃体窝白膜生长欠佳,扁桃体下极附着部位有弥漫性渗血;左侧扁桃体窝呈术后表现,白膜生长均匀,未见出血点。

请思考:

(1)扁桃体切除术后常见并发症有哪些?

(2)应如何进行护理?

2. 杜先生左耳闷、听力下降伴耳鸣 1 个月余,诊断为"左耳分泌性中耳炎",给予鼓膜穿刺抽液等治疗,症状缓解,但反复发作,重复抽液治疗。专科检查:左耳鼓膜呈乳白色,无光

泽,右耳鼓膜正常;双侧鼻腔未见异常;鼻咽镜检查发现左侧咽隐窝处菜花状新生物,诊断为"鼻咽癌"。

请思考:

(1)如何为鼻咽癌病人进行护理评估?

(2)鼻咽癌病人确诊的依据是什么?首选的治疗方法是什么?

(3)如何对鼻咽癌病人进行护理?

3. 王先生,38 岁,体型偏胖,睡眠时打鼾 5 年,近 1 年加重,有时还会被憋醒,白天犯困,注意力不能集中,记忆力也有所下降。检查:颈部粗短,双侧扁桃体Ⅱ度肿大,舌体肥大,双侧下鼻甲肥大,鼻中隔左偏。初步诊断为阻塞性睡眠呼吸暂停低通气综合征(OSAHS)。

请思考:

(1)OSAHS 的病因有哪些?

(2)为确诊病人还需要做哪些检查?

(3)如何进行健康指导?

第十八章 喉科病人的护理

【学习目标】

1. 掌握急性会厌炎和小儿急性喉炎病人的典型症状、治疗要点、主要护理措施;喉阻塞病人身体状况的评估、呼吸困难的分度和治疗要点;喉癌病人常见的症状、主要的护理措施。

2. 熟悉急性会厌炎的病因和发病机制、喉癌的发病因素、病理分型及喉癌病人身体和心理社会状况的评估。

3. 了解喉阻塞的病因、喉癌的扩散转移途径和分区分期。

4. 运用所学的知识为不同年龄病人选择金属气管套管,为气管切开病人更换气管垫。

5. 具备能同理喉科病人的症状表现和心理特点的能力,为声嘶、失声病人提供恰当的人文关怀。

【重点难点】

本章重点讲述急性会厌炎和小儿急性喉炎、声带小结、声带息肉、喉癌和喉阻塞病人的护理评估和护理措施,要求同学们能运用护理程序,为急性会厌炎、小儿急性喉炎和喉阻塞病人进行护理评估,制订护理计划;为气管切开病人制订术后护理计划;在学习过程中注意呼吸困难病人的观察、临床分度及紧急处理。

【学习要点】

第一节　急性会厌炎病人的护理

急性会厌炎是以会厌为中心的急性喉部炎症,是一种危及生命的严重感染,可引起喉阻塞而窒息死亡。

(一) 护理评估要点

1. 全身症状　起病急骤,出现畏寒、乏力和高热等。儿童及老年病人症状则更为严重,病情进展迅速。

2. 局部症状　喉痛剧烈,且在吞咽时加重,致咽下困难。会厌高度肿胀时,可引起吸入性呼吸困难,严重者可发生窒息。

3. 体征　病人呈急性面容,严重者伴喉阻塞体征。

（二）治疗要点

一旦确诊,需住院治疗。尽快控制感染,静脉注射足量的抗生素和糖皮质激素。

（三）护理要点

1. 预防窒息　按医嘱及时给予足量的抗生素和激素类药物,观察用药疗效。密切观察病人的呼吸型态,床旁备置气管切开包。

2. 减轻疼痛　静卧休息,进清淡无刺激流质或半流质饮食,以减轻对会厌的刺激。注意做好口腔护理,进食后用漱口液漱口。不发音或少发音、轻咳嗽,以利声带休息。

第二节　急性喉炎病人的护理

急性喉炎是喉黏膜的急性卡他性炎症,又称急性声门下喉炎。常见于6个月～3岁的婴幼儿。

（一）护理评估要点

起病较急,多有发热、声嘶、咳嗽等。早期以喉痉挛为主,也可突然发病,患儿夜间骤然出现重度声嘶、频繁咳嗽、咳声钝。重者会厌高度肿胀时可引起吸入性呼吸困难,甚至窒息。

（二）治疗要点

1. 解除喉阻塞,一旦确诊,尽快控制感染,静脉注射足量的抗生素和糖皮质激素。急性变态反应性会厌炎病人首先进行抗变态反应治疗。如喉阻塞程度较严重则按喉阻塞的处理原则治疗。如会厌舌面脓肿形成,或脓肿虽已破裂仍引流不畅时,应行切开排脓。

2. 给氧、解痉和化痰治疗,保持呼吸道通畅。

（三）护理要点

1. 预防窒息的护理

（1）备齐抢救用品,严密观察病情,床旁备好氧气、吸痰器,必要时备气管插管物品、气管切开包、心电监护仪、雾化吸入器等。

（2）密切观察患儿的面色、唇色、肤色、意识状态、呼吸频率与节律,当患儿出现缺氧加重、鼻翼扇动、口唇发绀或苍白、指(趾)端发绀、血氧饱和度下降、出汗、心动过速、烦躁不安甚至抽搐时,应立即报告医生,迅速实施气管切开及其他解除喉梗阻的紧急措施。

2. 做好高热护理。

3. 预防低氧血症的护理　尽量使患儿安静休息,减少哭闹,以免加重缺氧。体贴关心患儿,护理时动作轻柔,态度和蔼,以消除其恐惧心理。

第三节　声带小结和声带息肉病人的护理

声带小结和声带息肉均为喉部慢性非特异性炎症性疾病,是引起声音嘶哑的两种常见疾病。

（一）护理评估要点

声带小结和声带息肉病人主要表现为声音嘶哑。

1. 声带小结病人早期仅表现为发声疲倦和间歇性声嘶,后逐渐加重,表现为持续性声嘶。

2. 声带息肉病人因息肉大小、形态和部位不同,其音质和声音嘶哑程度也不同,轻者为间歇性声嘶,发高音困难,重者严重沙哑。巨大息肉位于两侧声带之间者,可完全失声,并可引起喘鸣和呼吸困难。

(二) 治疗要点

1. 早期声带小结可通过噤声使声带充分休息,使小结自行消失。进行一段时间(约 3 个月)的发声训练,改变错误的发音习惯,也可成功治疗声带小结。儿童声带小结可在青春期自然消失。对不可逆又较大,且声嘶症状明显的小结可考虑在全麻下经支撑喉镜行喉显微手术切除。

2. 声带息肉的主要治疗方法是手术。手术方法包括在表麻下经纤维喉镜或电子喉镜下切除或在全麻下经支撑喉镜行喉显微手术切除。术后应根据病情轻重情况声带休息 2～4 周。

(三) 护理要点

1. 术前护理向病人解释手术的目的、基本过程、术中可能出现的不适以及如何与医生配合。全麻病人按全麻术前护理常规。

2. 术后护理

(1)病情观察:观察病人呼吸情况,如有不适及时与医生联系。嘱病人轻轻将口中分泌物吐出,观察其性状。术后避免剧烈咳嗽。

(2)饮食护理:表面麻醉病人术后 2 小时可进温、凉流质或软食 3 天。

(3)促进声带创面愈合:术后噤声 2～4 周,使声带充分休息,以减轻声带充血水肿。

第四节　喉阻塞病人的护理

喉阻塞指因喉腔内或其周围邻近组织病变的影响,使喉部通道出现狭窄、不全或完全性梗阻,发生程度不同的呼吸困难。若不速治,可引起窒息死亡。

(一) 护理评估要点

1. 吸气性呼吸困难　是喉阻塞的主要症状,表现为病人吸气运动增强,吸气时间延长,吸气深而慢,但通气量并不增加,呼气时呼吸困难不明显。

2. 吸气性喉喘鸣　为吸气时气流不能顺利通过狭窄的声门裂而形成气流旋涡冲击声带,使声带颤动所发出的声音。喉阻塞程度越严重,喘鸣声越响。

3. 吸气性软组织凹陷　出现"四凹征",凹陷程度与呼吸困难程度呈正相关,儿童因肌张力较弱,"四凹征"更明显。

4. 声嘶　常有声嘶,甚至失声。

5. 缺氧症状　随着阻塞时间延长,缺氧症状明显,终末期则有大汗淋漓、脉细速、心力衰竭、惊厥、昏迷,甚至心搏骤停。

6. 呼吸困难分度　根据病人症状和体征的严重程度,分为以下 4 度:

Ⅰ度:安静时无呼吸困难、吸气性喉喘鸣及胸廓软组织凹陷。活动或哭闹时有轻度吸气性呼吸困难、稍有吸气性喉喘鸣及胸廓周围软组织凹陷。

Ⅱ度:安静时有轻度吸气性呼吸困难、吸气性喉喘鸣和吸气性胸廓周围软组织凹陷,活动时加重,但不影响睡眠和进食,无烦躁不安等缺氧症状。脉搏尚正常。

Ⅲ度:安静时有明显的吸气性呼吸困难,喉喘鸣声较响,吸气性胸廓周围软组织凹陷显著,并出现缺氧症状,如烦躁不安,不易入睡,不愿进食,脉搏加快等。

Ⅳ度:呼吸极度困难。病人坐卧不安,手足乱动,出冷汗,面色苍白或发绀,定向力丧失,心律不齐,脉搏细速,昏迷、大小便失禁等。若不及时抢救,则可因窒息引起呼吸心跳停止而死亡。

(二) 治疗要点

迅速解除呼吸困难,防止窒息。

Ⅰ度和Ⅱ度:明确病因,积极进行对因治疗。如由炎症引起,使用足量抗生素和糖皮质激素,严密观察呼吸,大多可避免气管切开。若为异物,应迅速取出;如为喉肿瘤、喉外伤等病因不能一时去除,应考虑行气管切开。

Ⅲ度:在严密监测呼吸变化并做好气管切开术准备的情况下,先试对症治疗或病因治疗,经保守治疗未见好转,应及早气管切开。若为喉肿瘤引起的喉阻塞,应立即行气管切开。

Ⅳ度:争分夺秒,立即行气管切开术。紧急情况下,可先行环甲膜切开术。

(三) 护理要点

1. 保持呼吸道通畅,预防缺氧、窒息等并发症

(1)及时根据医嘱用药,并注意观察病人用药后的效果。如为异物、喉部肿瘤、喉外伤或双侧声带瘫痪引起,及时做好术前准备,以便随时手术。必要时予雾化吸入,低流量吸氧。

(2)病情观察:对Ⅰ度和Ⅱ度喉阻塞病人应密切观察病情变化和喉阻塞程度,如病情加重及时通知医生。对Ⅲ度和Ⅳ度喉阻塞病人应密切观察呼吸、脉搏、血氧饱和度、血压、神志、面色、口唇颜色等变化,并立即报告医生。

(3)备齐急救物品:对Ⅱ度和Ⅲ度喉阻塞病人,在行气管切开术前应准备气管切开包、适宜型号的气管套管、床旁插灯和吸引器等,放于病人床旁。

(4)需行气管切开术的病人,相关护理措施见本章第六节"气管切开术病人的护理"。

(5)给病人创造安静的休息环境,室内保持适宜的温度和湿度。协助取半卧位,卧床休息,减少耗氧量。尽量减少病人活动量和活动范围,以免加重呼吸困难或发生意外。小儿病人尽量减少任何外界刺激,避免因哭闹而加重呼吸困难。

2. 做好气管切开病人的护理。

3. 做好心理护理。

第五节　喉癌病人的护理

喉癌是头颈部常见的恶性肿瘤,约占全身恶性肿瘤的1%～5%,高发年龄为40～60岁,男性多发,男女发病率之比为(7～10)∶1。鳞状细胞癌最为常见,约占喉癌98%。

(一) 护理评估要点

根据肿瘤发生的部位,喉癌大致可分为以下四种类型:

1. 声门上癌　约占30%,在我国东北地区多见。肿瘤大多原发于会厌喉面根部,早期无特异症状,仅有咽部不适、痒感或异物感等不易引起病人注意。声门上型癌分化差、发展快,早期易出现颈淋巴结转移。

2. 声门癌　最为多见,约占60%,一般分化较好,转移较少。早期症状为声音改变,初

起为发音易疲倦或声嘶,时轻时重,随着肿瘤增大,声嘶逐渐加重,或出现发声粗哑,甚至失声。呼吸困难是声门癌的常见症状。

3. 声门下癌　即位于声带平面以下,环状软骨下缘以上部位的癌肿,最少见。因位置隐蔽,早期无明显症状,检查不易发现。

4. 贯声门癌　是指原发于喉室,跨越两个解剖区即声门上区及声门区的癌肿。癌组织在黏膜下广泛浸润扩展,以广泛浸润声门旁间隙为特征。

5. 辅助检查

(1)间接喉镜检查:为最简便实用的方法,借此了解癌肿的部位、形态、范围和喉的各部分情况,观察声带运动和声门大小情况等。

(2)纤维喉镜或电子喉镜检查:能进一步观察癌肿大小和形态,并可取活检,确定诊断。

(3)影像学检查:颈部和喉部 CT 和 MRI 能了解病变范围及颈部淋巴结转移情况,协助确定手术范围。

(二) 治疗要点

主要包括手术、放疗、化疗和免疫治疗等。根据病变的部位、范围、扩散情况和全身情况,选择合适的治疗方案或综合治疗。手术是目前治疗喉癌的主要手段,原则是在彻底切除癌肿的前提下,尽可能保留或重建喉功能。

(三) 护理要点

1. 术前护理　做好心理护理,评估病人的焦虑程度;做好术前指导;预防窒息。

2. 术后护理

(1)疼痛护理:评估疼痛的部位、程度,告知疼痛的原因和可能持续的时间,必要时遵医嘱使用止痛药或镇痛泵。

(2)语言交流障碍护理:评估病人读写能力,术前教会病人简单的手语,术后也可使用写字板、笔或纸进行交流。术后一段时期便可以学习其他发音方式如食管发音、电子喉等。

(3)防止呼吸道阻塞:向病人讲解新的呼吸方式,气体不从鼻进出而从颈部气管造口进出,不可遮盖或堵塞颈部造口。观察病人呼吸的节律和频率,监测血氧饱和度。定时湿化吸痰,防止呼吸道阻塞。

(4)防止切口出血:注意观察病人的血压、心率变化。切口加压包扎,吸痰动作轻柔,仔细观察出血量,如有大量出血,应立即让病人平卧,用吸引器吸出血液,防止误吸,同时建立静脉通路。

(5)预防感染和咽瘘:注意观察体温变化;换药或吸痰时注意无菌操作;每日消毒气管套管;气管纱布垫潮湿或受污染后应及时更换;负压引流管保持通畅有效,防止无效腔形成;做好口腔护理;1 周内不做吞咽动作。

(6)防止营养摄入不足:保证鼻饲量,鼓励少量多餐;注意鼻饲饮食中各种营养的供给,防止营养摄入不足。

(7)帮助病人适应自己的形象改变。

(8)出院前需教会病人或家属进行气管套管的护理技能。

3. 放射治疗病人的护理

(1)解释放疗期间可能出现的副作用(如皮肤损害、黏膜损害等)及应对方法。放疗后局部皮肤可能有发黑、红肿、糜烂,注意用温水轻轻清洁,不要用肥皂、沐浴露等擦拭皮肤,然后涂以抗生素油膏。

（2）注意观察呼吸，因放疗会引起喉部黏膜充血肿胀，使气道变窄，如病人出现呼吸困难，可先行气管切开，再行放疗。

（3）鼓励病人树立信心，战胜不良反应，坚持完成疗程。

第六节　气管切开术病人的护理

气管切开术是一种切开颈段气管前壁并插入气管套管，使病人直接经套管呼吸和排痰的急救手术。一般在第 2～4 气管环处切开气管，避免切开第 1 环，以免损伤环状软骨而导致喉狭窄，亦不能低于第 5 环，以防发生大出血。

（一）术前护理

1. 严密观察病人呼吸困难及喉阻塞的程度，床旁备好氧气、吸引器、吸痰管、床头灯、气管切开包、适当型号的气管套管、抢救用品等，如病情加剧，紧急情况下及时与医生联系行床旁气管切开术。

2. 向病人说明手术的目的和必要性，术中可能出现的不适感以及如何配合，术后康复过程中需要注意的事项，解除病人和家属的紧张和恐惧。

3. 术前如病情许可需完善实验室常规检查，如血常规、尿常规、出凝血时间，必要时做好心电图、胸片等检查。喉阻塞病人如需作必要的特殊检查如胸片、CT 时，应有医务人员陪同。告知病人不可随意离开病房，以防发生意外。

4. 术前应禁食、水。

5. 如果时间允许，应为病人更换宽松的病号服。如果情况紧急，必须争分夺秒，立即行气管切开。

（二）术后护理

1. 维持呼吸道通畅　室内保持适宜的温度和湿度，温度宜在 20～25℃，湿度在 60%～70%。气管内分泌物黏稠者可用雾化吸入，一般使用生理盐水加糜蛋白酶或沐舒坦。定时通过气管套管滴入湿化液，如 0.45% 氯化钠液，保持气道湿化。协助病人取平卧或半卧位，鼓励有效咳嗽、咳痰，必要时吸痰。

2. 保持气管内套管通畅　气管切开后必须时刻保证气管内套管通畅，有分泌物咳出时及时用纱布擦净。成人一般每 4～6 小时清洗套管内管 1 次，清洗消毒后立即放回，内套管不宜脱离外套管时间过久，以防外套管被分泌物阻塞。如分泌物较多或小儿气管切开病人，要增加清洗次数，以防分泌物干痂附于管壁内影响呼吸。气管套管的内芯应放在床旁柜抽屉内随手可取之处，以备急用。

3. 预防感染　①每日清洁消毒切口，更换气管垫，注意无菌操作。②进营养丰富的半流质饮食或软食，增加蛋白质、维生素的摄入，增强机体抵抗力。③按医嘱使用抗生素。④密切观察体温变化，切口渗血、渗液情况，气管内分泌物的量及性质。⑤鼓励病人经常翻身和下床活动，必要时帮助病人翻身拍背，预防肺部感染。

4. 再次发生呼吸困难的处理　气管切开后病人若再次发生呼吸困难，应考虑如下三种原因并作相应处理：①套管内管阻塞：拔出套管内管呼吸即改善，表明内套管阻塞，应予清洁后再放入。②套管外管或下呼吸道阻塞：拔出内套管后呼吸仍无改善者，可滴入湿化液并进行深部吸痰后,呼吸困难即可缓解。③套管脱出:脱管的原因多见于套管缚带太松,或为活结易解开;套管太短或颈部粗肿;气管切口过低;皮下气肿及剧烈咳嗽、挣扎等。如脱管,应立刻通知医生并协助重新插入套管。

5. 预防脱管 ①气管外套管系带应打三个外科结,松紧以能容纳 1 个手指为宜。②经常检查系带松紧度和牢固性,告诉病人和家属不得随意解开或更换系带。③注意调整系带松紧度,病人手术后 1～2 天可能有皮下气肿,待气肿消退后系带会变松,必须重新调整系紧。④吸痰时动作要轻。⑤告知病人剧咳时可用手轻轻抵住气管外套管翼部。⑥气管内套管取放时,注意保护外套管,禁止单手取放,应一手抵住外套管翼部,一手取放内套管。

6. 并发症的观察和护理 气管切开术后常见的并发症包括皮下气肿、纵隔气肿、气胸、出血等,应注意观察病人的呼吸、血压、脉搏、心率以及缺氧症状有无改善,警惕纵隔气肿或气胸发生,并立即报告医生。观察皮下气肿的消退情况,正常情况下 1 周左右可自然吸收。

7. 拔管及护理 喉阻塞及下呼吸道阻塞症状解除,呼吸恢复正常,可考虑拔管。①拔管前先要堵管 24～48 小时,如活动及睡眠时呼吸平稳,方可拔管。如堵管过程中病人出现呼吸困难,应立即拔除塞子。②拔管后不需缝合,用蝶形胶布拉拢创缘,数天后即可自愈。拔管后 1～2 天内仍需严密观察呼吸,叮嘱病人不要随意离开病房,并备好床旁紧急气管切开用品,以便病人再次发生呼吸困难时紧急使用。

(三) 健康教育

对住院期间未能拔管而戴着套管出院的病人,应教会病人或家属自我护理。

1. 消毒内套管、更换气管垫的方法。

2. 室内温湿度的调节和湿化气道的方法。

3. 洗澡时防止水溅入气管,不得进行水上运动。

4. 外出时注意遮盖套管口,防止异物吸入。

5. 定期门诊随访,如发生气管外套管脱出或再次呼吸不畅,应立即到医院就诊。

(四) 更换气管垫的方法

1. 病人取坐位或卧位,取下污染的气管垫,必要时吸痰。

2. 用酒精棉球擦拭切口周围渗血及痰液。

3. 将清洁气管垫(两侧均附有系带)置于气管外套管翼下,带子交叉系于颈后或颈侧,打活结。

4. 注意消毒切口或放入清洁气管垫时,动作幅度不要过大,以免将气管套管拉出,引起危险。带子打结勿太紧或太松,以能伸进一手指为宜。注意手术完成后,外套管带子系于颈后或颈侧,一定要打死结,以防带子松开套管脱落引起窒息,在更换气管垫时外套管的带子是不能解开的。

(吴沛霞)

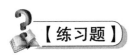

【练习题】

一、名词解释

1. 喉阻塞

2. 气管切开术

3. 四凹征

二、填空题

1. 喉癌的转移方式有_____、_____、_____。

2. 急性喉炎早期主要表现为_____。

3. 声带小结和声带息肉均为喉部慢性非特异性炎症性疾病，是引起_____的两种常见疾病，多因_____或_____导致。

4. 手术治疗喉癌的原则是在_____,尽可能_____,以提高病人的_____
_____。

5. 喉阻塞的主要症状是_____。

三、单项选择题

1. 急性会厌炎最常见的原因是

A. 变态反应　　　　　　　B. 异物创伤　　　　　　　C. 扁桃体炎继发感染

D. 吸入有害气体　　　　　E. 感染

2. 关于急性会厌炎的叙述,下列错误的是

A. 最常见的病因是感染　　　　　　　B. 会厌舌面高度肿胀

C. 病人喉痛剧烈,吞咽时加剧　　　　D. 多数病人伴声嘶

E. 严重时可引起喉阻塞症状

3. 小儿急性喉炎的特点是

A. 累及声门下区黏膜　　　B. 发病率比成人低　　　　C. 易发生呼吸困难

D. 犬吠样咳嗽　　　　　　E. 多数病人伴声嘶

4. 小儿急性喉炎易发生呼吸困难的原因不包括

A. 小儿喉腔狭小　　　　　B. 炎症反应重　　　　　　C. 小儿神经系统较不稳定

D. 咳嗽反射较差　　　　　E. 喉黏膜与黏膜下组织附着紧密

5. 声带息肉主要临床表现为

A. 长时间声嘶

B. 声嘶晨起轻,用声后加重,休息后缓解

C. 多为声带中、后 1/3 附近有半透明、白色或粉红色肿物

D. 常伴有呼吸困难

E. 有明显的喉痛

6. 声带息肉最常用的治疗方法是

A. 口服糖皮质激素　　　　B. 口服抗生素　　　　　　C. 噤声

D. 手术　　　　　　　　　E. 药物超声雾化吸入

7. 喉癌最常见的病理类型是

A. 未分化癌　　　　　　　B. 鳞状细胞癌　　　　　　C. 腺癌

D. 淋巴肉瘤　　　　　　　E. 纤维肉瘤

8. 下列不属于喉阻塞临床症状的是

A. 吸气性呼吸困难　　　　B. 吸气性喉喘鸣　　　　　C. 吸气性软组织凹陷

D. 呕吐　　　　　　　　　E. 发绀

9. 下列不属于急性会厌炎的治疗护理应做到的是

A. 绝对卧床休息

B. 取坐位或半坐卧位

C. 及时足量抗生素和糖皮质激素治疗

D. 做好随时行气管切开术的各项准备工作

E. 鼓励进食

10. 下列不属于减少喉癌病人术后疼痛的护理措施的是

A. 告知疼痛的原因和可能持续的时间

B. 按医嘱使用止痛药或镇痛泵

C. 抬高床头 30°～45°,减轻颈部切口张力

D. 防止剧烈咳嗽

E. 尽量减少下床活动

11. 有一喉阻塞病人确诊为急性会厌炎,Ⅱ度喉阻塞,全身情况良好,此时的治疗原则为

A. 立即气管切开

B. 立即行环甲膜穿刺

C. 观察呼吸,吸氧

D. 使用足量抗生素和糖皮质激素,严密观察呼吸

E. 立即气管插管

12. 对于喉阻塞呼吸困难Ⅳ度的病人,应采取的措施错误的是

A. 严密观察呼吸,备好气切包　　　　B. 因地制宜,就地抢救

C. 立即气管切开　　　　　　　　　　D. 环甲膜切开

E. 气管插管

13. 气管切开术的合适位置在颈部

A. 环状软骨至第 2 气管环　　B. 1～3 气管环　　　　C. 1～4 气管环

D. 2～4 气管环　　　　　　　E. 3～5 气管环

14. 声带小结和声带息肉最主要的临床表现为

A. 喉痛　　　　　　　　B. 声音嘶哑　　　　　　C. 痰中带血

D. 吞咽疼痛　　　　　　E. 咳嗽

15. 4 号金属气管套管的内径为

A. 5mm　　　B. 7mm　　　C. 9mm　　　D. 6mm　　　E. 8mm

16. 关于气管切开后的病人护理,下列错误的是

A. 4～6 小时清洗 1 次气管筒内芯

B. 根据病人情况湿化吸痰

C. 气管套管系带的松紧度应尽量紧,防止脱出

D. 室内保持适当温湿度

E. 气管筒内芯放在随手可得处

17. 气管切开病人准备拔管前,需堵管后无呼吸困难至少

A. 4 小时　　　　　　　B. 12 小时　　　　　　C. 24 小时

D. 48 小时　　　　　　　E. 72 小时

18. 下列疾病较易引起喉阻塞的是

A. 增殖体肥大　　　　B. 鼻息肉　　　　C. 声带息肉

D. 扁桃体周围脓肿　　E. 急性会厌炎

四、多项选择题

1. 喉癌发病的高危因素包括

A. 长期吸烟　　　　　B. 酗酒　　　　　C. 病毒感染

D. 局部放射治疗后　　E. 空气污染

2. 喉癌根据其发生部位大致可分为

A. 声门癌　　　　　　B. 声门上癌　　　C. 声门下癌

D. 贯声门癌　　　　　E. 会厌癌

3. 喉癌的治疗方式包括

A. 放射治疗　　　　　B. 手术切除　　　C. 化疗

D. 免疫治疗　　　　　E. 综合治疗

4. 协助判断喉切除病人术后有无大量出血的方法包括

A. 监测生命体征　　　　　　　B. 观察引流液的色、质、量

C. 观察痰液和口腔分泌物的性状　　D. 观察包扎敷料的渗透情况

E. 观察咳嗽、咳痰情况

5. 吸气性软组织凹陷包括

A. 胸骨上窝　　　　　B. 锁骨上窝　　　C. 胸骨剑突下

D. 肋间隙　　　　　　E. 上腹部

6. 喉阻塞的主要症状包括

A. 吸气性呼吸困难　　B. 吸气性喉喘鸣　　C. 吸气性软组织凹陷

D. 呼气性呼吸困难　　E. 发绀

7. 喉癌病人术前预防窒息的护理措施包括

A. 注意观察呼吸情况　　B. 避免剧烈运动　　C. 防止上呼吸道感染

D. 限制活动范围　　　　E. 必要时备好床旁气切包

8. 喉切除病人术后发音功能康复的方法包括

A. 扩音器　　　　　　B. 助听器　　　　C. 食管音

D. 电子喉　　　　　　E. 气管食管发音假体

9. 气管切开后病人再次发生呼吸困难的原因可能有

A. 内套管脱出　　　　B. 外套管脱出　　C. 内套管阻塞

D. 纵隔气肿　　　　　E. 气胸

10. 气管切开术后的护理要点包括

A. 保持呼吸道通畅　　B. 预防感染　　　C. 禁食

D. 预防脱管　　　　　E. 并发症观察和护理

五、案例型思考题

1. 王大爷喉阻塞行气管切开术后第 3 天，剧烈咳嗽后出现呼吸困难，无法缓解。

请思考：

气管切开后病人再次发生呼吸困难的原因和处理方法有哪些?

2. 陈先生有50年吸烟史,每天1包,经常饮酒应酬。平日体健,性格开朗,半年前出现声嘶,未予重视,近1个月声嘶加重,伴活动后呼吸困难,即到医院就诊,经检查诊断为喉癌,需行喉全切除术。

请思考:

(1)该病人有哪些导致喉癌的危险因素?

(2)术后可能有哪些护理诊断?

(3)护士应为病人和家属提供哪些健康指导?

第十九章 气管、支气管及食管异物病人的护理

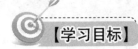

【学习目标】

1. 掌握气管、支气管异物的发病原因、临床症状和护理措施。

2. 熟悉食管异物病人的身体状况评估和护理措施。

3. 了解气管、支气管异物与食管异物之间临床表现的异同点。

4. 能正确运用护理程序,对气管、支气管异物和食管异物病人制订全面的护理计划,并结合病人情况实施健康教育。

5. 能理解气管、支气管异物、食管异物发生时病人及家属的着急心理,主动提供急救手术护理。

【重点难点】

本章重点讲述气管、支气管及食管异物病人的护理评估、治疗要点和护理措施,要求同学们能够根据病人的症状、体征与心理状态,运用护理程序的思维方法,制订护理计划。注意气管、支气管异物与食管异物之间临床表现的异同点。

【学习要点】

第一节 气管、支气管异物病人的护理

气管、支气管异物是耳鼻咽喉科常见急症之一。内源性异物是指呼吸道内假膜、干痂、血凝块、干酪样物等,外源性异物为由口内误入气管、支气管的一切异物,有植物性、动物性、矿物性和化学合成品等。

(一)护理评估要点

气管、支气管异物的临床表现可分为以下四期:

1. 异物进入期 异物经喉进入气管时,立即引起剧烈呛咳、憋气、面色潮红,如异物嵌顿于声门,可致窒息。

2. 安静期 异物进入气管或支气管后即停留于内,可无症状或只有轻微咳嗽、轻度呼吸困难及喘鸣。

3. 刺激与炎症期 异物刺激呼吸道黏膜诱发炎症反应,可引起咳嗽、痰多等症状。

4.并发症期　有支气管炎、肺炎和肺脓肿等,临床表现为发热、咳嗽、咳脓痰、呼吸困难等。

(二)治疗要点

尽早经直接喉镜或支气管镜取出异物。对支气管镜下确实难以取出的异物,可行开胸手术、气管切开取出。

(三)护理要点

1.预防窒息的护理　做好异物取出的围术期护理,同时做好全身麻醉的护理。

(1)异物取出之前:嘱病人安静、卧床,术前禁食水,密切观察病情,尤其是呼吸情况,准备好氧气、气管切开包等急救物品,预防窒息;遵医嘱立即给予吸氧。为争取尽早异物取出做好一切准备。

(2)异物取出之后:继续严密观察病情,注意呼吸、血氧饱和度变化,警惕喉头水肿的发生,遵医嘱使用糖皮质激素和抗菌药物。

(3)术后嘱病人卧床休息,少说话,避免患儿哭闹;术后6小时可进温凉半流质饮食。

2.预防感染的护理　注意观察有无感染的早期征象,如体温升高、咳嗽、多痰等。遵医嘱及时给予抗菌药物。

3.健康教育

(1)教育小儿不要将玩具含于口中玩耍,若发现后应婉言劝说,让其自觉吐出,切忌恐吓或用手指强行挖取,以免引起哭闹而误吸入气道。

(2)指导家长及保育人员管理好食物及玩具,避免给3～5岁以下婴幼儿吃花生、瓜子、豆类等坚果类食物或吸食果冻等滑润食物。

(3)小儿进食时不可哭闹、嬉笑、追逐、打骂或恐吓。

(4)成人要纠正口中含物仰头作业的不良习惯。

(5)重视全麻及昏迷病人的护理,头偏向一侧,活动的义齿应取下,防止呕吐物吸入下呼吸道。

第二节　食管异物病人的护理

食管异物是耳鼻咽喉科常见的急诊疾病之一,以老人、儿童多见,异物停留于食管的生理狭窄处,停留过久可导致严重并发症而危及生命。

(一)护理评估要点

1.有明确的异物误吞史,并产生相应的症状与体征

(1)吞咽困难:可伴有流涎等症状。

(2)吞咽疼痛:为食管异物的主要症状,其部位与程度因异物性状、停留部位以及有无继发感染等而不同。

(3)呼吸道症状:如异物较大,向前压迫气管可出现呼吸困难。

2.间接喉镜检查见梨状窝有积液;食管镜或胃镜检查可明确诊断,并及时取出异物。

(二)治疗要点

应尽早在食管镜、喉镜、胃镜下及时取出异物,防止并发症的发生。

(三) 护理要点

1. 疼痛护理

(1)嘱病人静卧休息,如为尖锐或钩状异物应绝对卧床,避免异物活动刺伤大血管。

(2)严密观察病人疼痛表现、呼吸型态,一旦发现有呼吸困难等表现应立即通知医生,以保持呼吸道通畅,防止窒息发生。

(3)正确指导饮食:①内镜(食管镜)术前禁饮禁食。②术后异物取出完整,并无明显黏膜损伤者,清醒后3小时可进流食或半流食,2~3天后改为普通饮食。③异物停留时间较长或有食管黏膜损伤者,应禁饮禁食1~2天,给予静脉补液。④怀疑有食管穿孔者,给予鼻饲流质饮食,并应用抗菌药物预防感染发生,穿孔愈合后可进流食。

2. 预防并发症的护理

(1)严密观察病人的体温、脉搏、呼吸、血压、胸痛等变化。如发现有皮下气肿、吞咽剧痛、吐血等症状,应及时通知医生,并协助处理。

(2)遵医嘱及时给予足量抗菌药物,积极防治感染,警惕并发症的发生。

3. 健康教育

(1)养成良好的饮食卫生习惯,进食时应专心、细嚼慢咽,不宜匆忙。

(2)教育儿童不要将细小玩物含于口中,以免不慎误咽。

(3)松动义齿要及时修整;睡前、全麻或昏迷病人应将活动义齿取下。

(4)误吞异物后,应立即来医院诊治。切忌用馒头、饭团等强行下咽,以防异物进入组织深部,加重损伤,并出现并发症,增加手术难度。

(李连红)

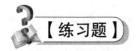

【练习题】

一、名词解释

1. 外源性异物

2. 内源性异物

二、填空题

1. 确诊气管、支气管异物最可靠的方法是_____。

2. 食管异物停留部位最常见的为_____,其次为_____,_____较少见。

3. 食管异物的主要症状是_____。

4. 气管、支气管异物多发生于_____,重者可引起_____。

三、单项选择题

1. 患儿,2岁,6天来反复阵发性咳嗽、发热,胸片见左肺肺不张,其最可能的诊断是

A. 支气管炎   B. 支气管异物   C. 肺炎

D. 胸膜炎   E. 肺脓肿

2. 某病人误吞鱼骨半天,经检查证实异物在食管上段,应做的处理为

A. 用饭团强行下咽   B. 含饮食醋软化   C. 使用阿托品解痉

D. 食管镜下取出异物   E. 肺部叩诊

3. 最危险的异物部位是

A. 梨状窝　　　　　　　B. 食管第 1 狭窄部　　　C. 食管第 2 狭窄部

D. 食管第 3 狭窄部　　　E. 食管第 4 狭窄部

4. 了解食管内有无透光性异物可行

A. 间接喉镜检查　　　　B. 肺部 X 线检查　　　　C. CT 检查

D. 食管钡剂 X 线检查　　E. 肺部叩诊

5. 食管异物疑有穿孔者应给予

A. 禁食　　B. 流质　　C. 补液　　D. 软食　　E. 鼻饲

6. 气管、支气管异物儿童多见的主要原因是

A. 年龄太小　　　　　　B. 对异物的危害性无经验

C. 喜将小物品放入鼻内　　D. 咀嚼功能不完善

E. 喜食瓜子及豆类

7. 气管、支气管异物的初步诊断依据是

A. 支气管肺炎　　　　　B. X 线检查　　　　　　C. 病史

D. 肺气肿　　　　　　　E. 肺不张

四、多项选择题

1. 气管、支气管异物病人的主要护理措施有

A. 密切观察病人的呼吸情况,准备好氧气等急救物品

B. 注意观察感染的早期征象

C. 配合医师做好术前的各项准备工作

D. 积极进行预防宣教

E. 肺部叩诊

2. 支气管异物易发生于右侧主支气管的原因是

A. 不受心脏压迫　　　　　　　B. 右侧主支气管腔较粗短

C. 右侧有 3 个肺叶支气管　　　D. 右侧主支气管与气管间形成的角度较小

E. 气管隆嵴偏于左侧

3. 支气管异物的肺部 X 线检查可表现为

A. 肺气肿伴纵隔移向病侧　　　B. 肺不张伴纵隔移向病侧

C. 肺不张伴纵隔摆动　　　　　D. 肺气肿伴纵隔摆动

E. 慢性阻塞性肺炎

4. 关于食管异物不正确的是

A. 不产生致命性并发症

B. 食管各段嵌顿异物发生率相仿

C. 食管镜检查时可能引起呼吸困难

D. 明确食管穿孔部位可行吞钡 X 线检查

E. 异物位于主动脉弓水平时应胸科治疗

5. 关于气管、支气管异物,正确的是

A. 气管异物者,胸部 X 线检查可为阴性

B. 注意与支气管炎、肺炎鉴别

C. 支气管异物可致肺气肿或肺不张

D. 严重缺氧时可并发心力衰竭

E. 钳取支气管异物的首选方法是直接喉镜下"守株待兔"法

五、案例型思考题

1. 欢欢2岁生日时,喂食花生出现呛咳,哭闹不止,半小时未见好转遂来院就诊,检查后诊断为:气管异物。

请思考:

(1)气管、支气管异物的常见病因有哪些?

(2)气管、支气管异物如何诊断?

(3)气管、支气管异物的处理原则是什么?

2. 林女士,76岁,以"误吞入义齿,胸骨后疼痛半小时"为主诉来院就诊,自诉进食粽子时不小心将义齿吞入,顿感胸骨后疼痛,立即吞食馒头想将义齿推入胃内,疼痛未见缓解遂来院。诊断为:食管异物。

请思考:

(1)食管异物常见的并发症有哪些?

(2)应如何进行健康教育?

第二十章 口腔颌面部的应用解剖生理

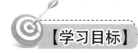

【学习目标】

1. 掌握口腔前庭、固有口腔的解剖结构及其特点;腮腺导管的开口、切牙孔、腭大孔、舌盲孔的位置;颈外动脉、颈内动脉的主要分支及走向,面部浅、深静脉的主要分支和走向;三叉神经和面神经的分布特点;牙齿的名称、数目、符号表达,牙萌出的生理特点及顺序以及牙的组成,牙体组织结构。

2. 熟悉唇、颊的解剖特点和牙冠、牙弓或牙列的概念解剖特点。

3. 了解颌面部应用解剖与生理特点。

4. 能运用所学的口腔解剖生理特点,概述口腔颌面部位特别临床意义以及能运用所学的颌面部应用解剖与生理特点,概述颌骨、肌肉、神经、血管等的相应的临床意义。

5. 在学习口腔各部位解剖结构时,应以严肃的态度对待模型,保持安静。

【重点难点】

本章重点讲述口腔应用解剖与生理中的口腔前庭和固有口腔两部分的解剖结构与生理特点;牙的组成、牙体组织结构、牙周组织应用解剖以及颌面部的颌骨、肌肉、颌外动脉、颞浅动脉、面神经和三叉神经等解剖结构与生理特点;要求同学们能运用所学的解剖生理学知识理解口腔疾病的发病机制、临床特点;能根据上、下颌骨解剖特点解释颌骨容易发生骨折的原因,能运用口腔面部静脉分布特点解释面部危险三角区的临床意义等,对临床护理工作有指导和帮助作用。

【学习要点】

第一节 口腔的应用解剖生理

在口腔内,由上、下牙列,牙龈及牙槽骨将口腔分为口腔前庭和固有口腔两部分。

一、口腔前庭

口腔前庭位于唇、颊与牙列、牙龈及牙槽骨弓之间的铁蹄形的潜在间隙。口腔前庭经殆间隙与内侧的固有口腔交通;而在正中殆位时,口腔前庭主要在其后部经翼下颌皱襞及最后磨牙远中面之间的空隙与固有口腔相通。唇、颊黏膜位于牙槽黏膜的沟槽。前庭沟黏膜下组织松软,是口腔局部麻醉常用的穿刺及手术切口部位。

二、固有口腔

固有口腔是口腔的主要部分,其上为硬腭和软腭,下为舌和口底,前界和两侧界为上、下牙弓,后界为咽门。

1. 牙冠、牙弓或牙列　固有口腔内只能见到牙的牙冠部位。

2. 腭　由硬腭和软腭组成,形成口腔的顶部,且将口腔与鼻腔、鼻咽部分隔开,参与发育、言语及吞咽等活动。腭的前 2/3 是硬腭,腭后 1/3 为软腭,呈垂幔状,前与硬腭相连,后为游离缘,其中央有一小舌样物称为腭垂。

3. 舌　具有味觉功能,能协助完成咀嚼、吞咽和语言等重要功能。舌前 2/3 为舌体部,活动度大;舌后 1/3 为舌根部,活动度小。

4. 口底　指舌体和口底黏膜以下,下颌舌骨肌和舌骨肌之上,下颌骨体内侧面与舌根之间的部分。

第二节　牙及牙周组织的应用解剖生理

人一生中有两副天然牙齿,按萌出时间和形态可分为乳牙与恒牙。牙周组织包括牙槽骨、牙周膜和牙龈,是牙齿的支持组织。

1. 牙的组成　从外观上看,牙体由牙冠、牙根及牙颈三部分组成。

(1)牙冠:是指显露在口腔被牙釉质覆盖的部分,是发挥咀嚼功能的主要部分。前牙主要用以切割食物;后牙主要用以研磨食物;尖上有尖锐的牙尖,用以撕裂食物。

(2)牙根:埋在牙槽窝内表面,由牙骨质覆盖的部分称为牙根,是牙体的支持部分,每一根的尖端称为根尖,每个根尖都有供牙髓血管、神经通过的小孔称为根尖孔。牙根的数目和形态因牙齿的咀嚼力和功能的不同,其牙根的数目和大小也不相同,了解牙根的数目和形态,对牙髓病的治疗和拔牙手术具有重要的临床意义。

(3)牙颈:牙冠和牙根之间缩窄呈一弧形曲线的部分称为牙颈。

(4)髓腔:牙齿中央容纳牙髓组织的空腔,与牙齿外形大致相似,冠部髓腔较宽大称为髓室,根部髓腔细小称为根管,根尖部的根尖孔是进入髓室营养牙齿的血管、淋巴管及神经的通道。

(5)咬合关系与𬌗:上颌骨静止时,上、下颌牙齿发生各种不同方向的接触,这种互相接触的关系称为咬合关系。临床上,判断咬合关系是否正常的基础是正中𬌗。牙齿、颌骨发育异常、病变或损伤等常可使牙齿排列紊乱,破坏正常的咬合关系,影响咀嚼功能。临床上常以牙列和咬合关系的变化,作为颌骨疾病诊断和治疗的参考依据。

2. 牙体组织结构　从牙体纵剖面可见牙体组织三种钙化的硬组织即牙釉质、牙骨质、牙本质和牙体髓腔内的软组织牙髓组成。

3. 牙周组织　①牙龈;②牙槽骨;③牙周膜。

第三节　颌面部的应用解剖生理

1. 颌骨　通常指上颌骨和下颌骨。

(1)上颌窦:呈锥形空腔,底向内,尖向外,伸入颧突,底部有上颌窦开口。

(2)牙槽突:位于上颌骨体的下方,与上颌窦前、后壁紧密相连,左右两侧在正中线相连形成弓形,是上颌骨包在牙根周围的突起部分,每侧牙槽突上有 7~8 个牙槽窝容纳牙根。

(3)髁突:位于下颌支后上方的骨突,与颞骨关节窝构成颞下颌关节。

2. 肌肉　颌面部肌肉可分为咀嚼肌和表情肌。表情肌起于骨壁或筋膜浅面,止于皮肤。表情肌多薄而短小,收缩力强,肌纤维排列成环形或放射状,多围绕面部孔裂,如眼、鼻和口腔。当肌纤维收缩时,可显露各种表情。由于表情肌与皮肤紧密相连,当手术或外伤切开皮肤表情肌后,创口常裂开较大,应顺着肌纤维的走向逐渐缝合,以免形成内陷瘢痕。面部表情肌运动由面神经支配,若面神经受到损伤,则引起表情肌瘫痪,造成面部畸形。

3. 血管　颌面部血液供应丰富,动脉血液主要来自颈上动脉的分支,有舌动脉、颌外动脉、颌内动脉和颞浅动脉等。

4. 神经　口腔颌面部主要的相关神经有运动神经(面神经)和感觉神经(三叉神经)。①面神经:为第 7 对脑神经,主要是运动神经,伴有味觉和分泌神经纤维。②三叉神经:为第 5 对脑神经,是脑神经中最大的一对。

5. 涎腺　又称唾液腺。颌面部的涎腺组织由左右对称的三对大涎腺(即腮腺、颌下腺和舌下腺)以及分布于唇、颊、舌、腭等处黏膜下的小黏液腺构成。各有导管开口于口腔。

(赵佛容)

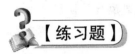

【练习题】

一、名词解释

咬合关系

二、填空题

1. 固有口腔是口腔的主要部分,其上为_____和_____,下为_____和_____,前界和两侧界为_____,后界为_____。

2. 腭由_____和_____组成,形成口腔的顶部,且将口腔与鼻腔、鼻咽部分隔开,参与_____、_____及_____等活动。

3. 软腭两侧向下外方形成两个弓形黏膜皱襞,在前外方者为_____,在稍后内方者为_____,两弓之间容纳_____。

4. 舌具有_____,能协助完成_____、_____和_____等重要功能。

5. 舌的_____,在舌前 2/3 为_____分布;舌后 1/3 为_____及_____分布。舌的运动由_____所支配,舌的味觉由_____支配。

6. 舌乳头主要包括_____、_____、_____和_____四种,分布于舌的不同部位,当_____或_____时,可见乳头萎缩、舌面光滑。

7. 口底指_____和_____，_____和_____，_____内侧面与_____之间的部分。

8. 从外观上看，牙体由_____、_____及_____三部分组成。

9. 牙体纵剖面可见牙体组织三种钙化的硬组织即_____、_____和_____组成。

10. 面部静脉的特点是_____较少，当受肌肉收缩或挤压时，易使_____。故颌面部的感染，特别是由_____感染，若处理不当，易逆行传入_____，引起_____等严重并发症。

11. 面神经为_____，主要是_____，伴有_____和_____。

12. 面神经经_____出颅后，进入腮腺实质内分为五支，从上而下依次为_____、_____、_____和_____，支配_____的活动。

三、单项选择题

1. 牙的功能不包括

A. 发育时限定了舌的活动范围　　　　B. 通过咀嚼可刺激颌骨正常发育

C. 通过咀嚼增进牙周组织健康　　　　D. 保持面部形态正常

E. 保持口腔的自洁作用

2. 根据形态与功能特点，恒牙可分为

A. 切牙、尖牙、磨牙　　　　　　　　B. 同形牙与异形牙

C. 前牙与后牙　　　　　　　　　　　D. 单根牙、双根牙、多根牙

E. 切牙、尖牙、前磨牙、磨牙

3. 根据形态与功能特点，乳牙可分为

A. 乳切牙、乳尖牙、乳前磨牙、乳磨牙　　B. 乳切牙、乳尖牙、乳磨牙

C. 乳切牙、乳尖牙、乳前磨牙　　　　　　D. 乳切牙、乳前磨牙、乳磨牙

E. 乳中切牙、乳尖牙、乳前磨牙

4. 人一生中的两副牙分别为

A. 前牙、后牙　　　　　B. 切牙、磨牙　　　　　C. 乳牙、恒牙

D. 尖牙、磨牙　　　　　E. 小牙、大牙

5. 不属于牙体组织的结构是

A. 牙釉质　　　　　　　B. 牙骨质　　　　　　　C. 牙本质

D. 牙髓　　　　　　　　E. 牙髓腔

6. 在颌面骨中唯一能活动的骨为

A. 上颌骨　　　　　　　B. 鼻骨　　　　　　　　C. 颧骨

D. 腭骨　　　　　　　　E. 下颌骨

7. 支配表情肌运动的是

A. 面神经　　　　　　　B. 三叉神经　　　　　　C. 上颌神经

D. 下颌神经　　　　　　E. 腭中神经

8. 腮腺属于

A. 纯浆液性腺　　　　　　　　　　　B. 纯黏液性腺

C. 混合性腺　　　　　　　　　　　　D. 以浆液性腺为主的混合性腺

E. 以黏液性腺为主的混合性腺

9. 面部出血时可压迫

A. 颌骨动脉　　　　　　B. 颞浅动脉　　　　　　C. 颌外动脉

D. 颈内动脉　　　　　　E. 颈总动脉

10. 下列关于腭大孔描述正确的是

A. 腭中神经通过　　　　B. 腭前神经通过　　　　C. 腭后神经通过

D. 腭中、后神经通过　　　E. 腭前、后神经通过

11. 面部刀砍伤,临床检查发现病人同侧眼睑闭合不全,考虑的受损面神经为

A. 颞支　　　　　　　　B. 颧支　　　　　　　　C. 颊支

D. 下颌缘支　　　　　　E. 颈支

四、多项选择题

1. 牙周组织包括

A. 牙龈　　　　　　　　B. 牙骨质　　　　　　　C. 牙周膜

D. 牙颈　　　　　　　　E. 牙槽骨

2. 牙从外观上看,组成的部分包括

A. 牙槽骨　　　　　　　B. 牙冠　　　　　　　　C. 牙颈

D. 牙周膜　　　　　　　E. 牙根

3. 从牙体纵剖面可见,牙体组织可分为

A. 牙釉质　　　　　　　B. 牙骨质　　　　　　　C. 牙髓

D. 牙本质　　　　　　　E. 牙槽骨

五、案例型思考题

1. 王先生,43 岁。因"发现左耳垂后下方包块半年余"入院,入院诊断为:左腮腺包块。入院后病人生命体征平稳,术前检查正常,无手术禁忌证,3 天后在全麻下行"左腮腺包块及腺体浅叶摘除术加面神经解剖术",手术当天,病人表现出不能皱额,左侧额纹消失,左眼睑闭合不全,不能鼓腮。

请思考:

(1)王先生表现出的症状是面神经分支中哪几支暂时表现出来的功能异常?

(2)如何为该病人进行相关健康教育。

2. 老丁,53 岁,因"口底多间隙感染 1 天收入院",入院时病人表现出呼吸困难,张口呼吸,嘴唇发绀。查体显示:病人口底肿胀明显,舌体抬高,舌体活动度差。

请思考:

(1)该病人发生口底感染时为什么会出现这种症状?

(2)你能采取什么护理方法来改善病人的呼吸?

第二十一章 口腔科病人的护理概述

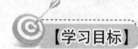

1. 掌握口腔科病人的护理评估内容;手术病人常规护理;医院感染的特点和感染途径;四手操作配合方法。

2. 熟悉口腔及颌面部一般检查内容和不同口腔设备器械材料的消毒方法和材料的调拌方法。

3. 了解口腔专科各种检查的方法和意义、不同年龄病人口腔卫生保健知识。

4. 能正确地运用口腔科常见的护理诊断,为病人制订相应的护理计划和护理措施。

5. 能理解口腔科病人的症状表现和心理特点,体现出对病人的关爱。

【重点难点】

本章重点讲述口腔科病人的护理评估和围术期的护理,要求同学们能根据口腔科病人的症状、体征与心理状态及口腔科检查,能运用护理程序的思维方法,制订护理计划,培养学生能将口腔疾病与全身其他系统疾病联系在一起的整体思维能力。

【学习要点】

第一节 口腔科病人的护理评估及常用护理诊断

对口腔科病人的护理评估是确定护理诊断、制订护理计划、采用合理而科学的护理措施的必要手段和重要依据。

一、护理病史

(一)患病及治疗经过

1. 过去史 了解病人有无心血管疾病、内分泌系统疾病、血液病、传染性疾病以及免疫缺陷等相关疾病;了解病人有无家族遗传病史、过敏史等;女性病人还应了解月经史和生育史等。

2. 患病经过 了解病人患病的原因、诱因、发病的起始情况和时间、主要症状和体征,包括部位、性质、程度、症状出现和缓解的规律等。

3. 检查及治疗经过 询问病人以往治疗情况、检查结果、用药情况和效果,目前治疗情况,包括正在使用药物的种类、剂量和用法,以及特殊的治疗饮食等。

(二) 生活史

1. 个人史 出生地、生活地、年龄、职业等情况。了解有无去过疫源地、传染病接触史、工作环境等。

2. 口腔卫生习惯 了解病人刷牙方法、刷牙次数、使用牙线、口腔保健检查等情况。

3. 口腔卫生状况 了解病人口腔菌斑、牙垢、牙石和色素沉积情况,有无食物嵌塞和口臭情况等。

4. 口腔局部状况 评估牙痛的部位和性质、牙本质过敏、牙齿松动、牙体、牙列缺失、牙龈出血、口腔黏膜溃疡、张口受限、牙外伤史、吸烟史、过敏史、遗传史以及由牙病引起三叉神经痛等病史。

二、身心状态评估

(一) 心理-社会评估

延迟就医心理、钻牙恐惧心理、求治心切、对面容美观要求高、焦虑不安、社会交往障碍、社会支持不足。

(二) 主要症状和体征

1. 牙痛 是口腔科常见症状和就诊的主要原因。疼痛的特点主要是自发性剧痛、自发性钝痛、激发痛和咬合痛。

2. 口臭 是很多疾病均可出现的一种症状。常见原因如下:

(1)口腔疾病引起的口臭:口腔不洁、牙垢和牙石过多及嵌塞于牙间隙和龋洞内的食物发酵腐败,是产生口臭的主要原因。

(2)鼻咽部疾病:如化脓性上颌窦炎等。

(3)全身性疾病:如肺部感染、消化不良等。

(4)味觉异常:如病人自我感觉口臭,经医生检查无臭味。

3. 牙龈出血 许多原因可致牙龈出血,常见原因:①全身性疾病:如维生素 C 缺乏症等。②口腔疾病:各种牙龈炎、牙周炎等。

4. 张口受限 正常张口度约 3.7cm。凡不能达到正常张口度者,即称为张口受限。

5. 牙齿松动 正常情况下,牙齿只有极轻微的生理动度约 1mm,超过生理动度的,常是病理性原因所致。常见原因包括牙周病、外伤、牙周炎症、颌骨骨髓炎、颌骨内肿物等。

6. 牙齿着色和变色 正常牙齿呈黄白色或灰白色,有光泽。

7. 咀嚼功能障碍 常见于开殆病人,牙列缺失,牙感染性疾病如牙髓炎、牙周炎,口腔颌面部间隙感染如翼下颌间隙感染、咬肌间隙感染、颞下颌关节脱位、颞间隙及颞下间隙感染等。

8. 吞咽困难。

9. 颌面部肿胀有压痛。

10. 其他表现。

三、口腔科辅助检查

口腔科检查是全身检查的一部分,应按顺序由外向内,即先检查颌面部然后再作口腔检查。

（一）常用检查器械

口腔内检查常用器械为口镜、镊子和探针,除上述3种最基本器械外,挖匙也是在口腔、牙检查中常用的器械。

（二）口腔检查方法

1. 基本检查法　先对病人作一般性观察,如病人意识及精神状态是否正常、体质、发育、营养状况、身体及颌面部有无畸形、皮肤色泽等。一般性观察后,则可进行问诊和客观检查。

（1）问诊:全面了解疾病的发生、发展、病因、诊治经过、效果及与本次疾病有关的病史。

（2）视诊:通过眼睛观察获取与疾病有关信息的方法。

（3）探诊:利用探针检查和确定病变部位、范围、程度、疼痛反应等。还可用钝头刻度探针检查牙周袋深度和瘘管方向。

（4）叩诊:利用口镜柄、牙用镊子柄在牙齿𬌗面或切缘轻轻垂直叩打。应先叩正常牙作对比。

（5）扪诊:是用手指或器械按压或触摸检查部位,用于观察病变部位、范围、大小、形状、硬度、压痛、波动、溢脓、热感、振动的大小等。

（6）嗅诊:某些口腔疾病有特殊臭味,如坏疽性牙髓炎及坏死性龈炎具有特殊腐败臭味,可凭嗅觉协助诊断。

（7）咬诊:主要用于检查牙隐裂,若有牙隐裂则产生疼痛。急性根尖周炎时咬诊也可出现疼痛。

2. 辅助检查法　主要有牙髓活力检查、X线检查、局部麻醉检查、温度测试、实验室检查,此外,还有细胞学检查、活体组织检查等方法。

（三）口腔检查

口腔检查主要包括唇、颊、牙龈、系带、腭、舌、口底等。

1. 唇　检查皮肤、黏膜、形态,有无肿胀、疱疹、脱屑、皲裂,口角有无糜烂、色素沉着、白斑及增生物等。正常唇呈粉红色,若唇苍白或青紫多为疾病所致。

2. 颊　主要检查颊部的色泽、对称性,有无肿胀、压痛、慢性瘘管,有无感觉障碍与过敏等。

3. 牙龈　牙龈炎、牙周病的最常见表现为点彩减少或消失。

4. 系带　检查时应注意其数目、形状、位置及附着情况,对牙位及口腔功能有无影响等。

5. 腭　主要观察有无畸形、肿块、充血、水肿、溃疡、假膜、白色斑块等异常变化。

6. 舌　检查时应注意舌质的色泽,舌苔的变化,舌背是否有裂纹,舌乳头是否充血、肿大,有无肿物,舌的运动与感觉功能是否有障碍,以协助诊断机体全身性疾病。

7. 口底　主要检查舌系带是否过短,舌下肉阜有无异常分泌物,导管乳头有无红肿,口底有无肿胀、包块及其硬度和活动度等情况。

（四）牙齿检查

牙齿检查的方法主要有视诊、探诊、叩诊、扪诊和牙齿松动度的检查。

（五）颌面部检查

颌面部检查主要用视诊和触诊。

（六）颞下颌关节检查

颞下颌关节检查主要检查关节运动是否正常。

（七）张口度检查

用卡尺测量上下切牙缘间距离或用手指宽度表示。临床上,有张口度异常时可参照以下标准:

1. 轻度张口受限　上、下切牙切缘间距离可置入两横指,约 2～3cm。

2. 中度张口受限　上、下切牙切缘间距离可置入一横指,约 1～2cm。

3. 重度张口受限　上、下切牙切缘间距离不足一横指,不足 1cm。

4. 完全性张口受限　完全不能张口,也称牙关紧闭。

5. 张口过度　张口度超过 4.5cm。

（八）涎腺检查

主要是三对大涎腺,即腮腺、舌下腺、颌下腺的检查。检查的主要方法:视诊、触诊、探诊。

四、口腔科常见护理诊断

1. 疼痛　与龋病、炎症、肿胀、外伤、骨折、口腔溃疡有关。

2. 语言沟通障碍　与唇腭裂畸形、疼痛、口腔敷料填塞、术后嘶声等有关;与口腔颌面部炎症引起局部肿胀、张口困难有关。

3. 口腔黏膜改变　与手术、外伤、口腔溃疡有关。

4. 营养失调:低于机体需要量　与颌面部损伤、张口受阻、咀嚼、吞咽困难有关。

5. 体温过高　与炎症有关。

6. 自我形象紊乱　与面神经麻痹、面部畸形、颌面部外伤引起外表的变化有关。

7. 知识缺乏:缺乏口腔疾病防治知识。

8. 有感染的危险　与颌骨骨折、颌面部组织损伤、不易清洁口腔、机体抵抗力降低、营养不足等有关。

9. 焦虑　与缺乏有关医学知识、担心预后不佳、环境改变等有关。

10. 潜在并发症:伤口出血、牙周炎等。

11. 喂养困难　与唇腭裂畸形有关。

第二节　口腔科护理管理

口腔科护理工作贯穿于病人就诊的全过程,包括导诊、分诊、助疗、健康指导以及整个诊疗过程中的交叉感染控制。

一、门诊护理管理

（一）门诊的特点

1. 门诊病人的特点　病人的流动性大,病人对治疗和护理要求高。

2. 操作区域的特点　院内感染预防与控制工作贯穿于门诊护理工作的全过程。

3. 医护合作的特点　门诊护士与医生配合十分紧密,护士不但要熟悉、配合治疗的全过程,而且材料调拌技术要求高,因材料调拌的质量直接关系到治疗的成败。

4. 医疗器械和材料的特点　口腔治疗工作中所需的卫生耗材品种多,性质、形状各异,材料和器械精细、贵重,需要特殊的保养与维护。

(二) 门诊的管理

保持诊室环境的整齐、清洁,所需操作器械、材料、药品准备齐全,热情安排病人就诊,在治疗过程中随时观察病人的反应,并适时解答。做好诊室常用治疗器械、设备的维护与保养。

二、颌面外科病房管理

(一) 颌面外科病人疾病的特点

1. 口腔颌面部行使着表情、语言、咀嚼、吞咽及呼吸等功能。

2. 颌面部损伤病人的病情复杂,损伤部位广泛,常以出血、肿胀等为特点,若伴有颌骨骨折则可出现张口受限,通常合并颅脑损伤、休克、呼吸道梗阻等症状。

3. 面部血运丰富,使组织的抗感染能力与愈合能力增强,有利于创伤治疗。

4. 口腔颌面部解剖关系复杂,其窦腔内有多种微生物存在,创口一旦与窦腔相通,异物的污染和细菌的存在均可导致或加重感染;同时颌面部组织器官种类繁多,又有神经、唾液腺及导管、颞下颌关节等,一旦损伤或骨折,易引起咀嚼、语言、呼吸、吞咽及表情等功能障碍和颌面部畸形。

5. 口腔颌面外科全麻手术结束时,可能遇到一些危急情况,如误吸、舌后坠、喉痉挛、喉声门下水肿、支气管痉挛、呼吸道梗阻以及低氧血症,术后应严密观察和加强呼吸管理。

6. 颌面外科手术的伤口大多数在口内,术后的口腔清洁十分重要,其口腔护理具有特殊的专科要求。

(二) 病房的管理

保持病室清洁、安静、合适,认真对病人进行护理评估,了解病人的病情以及心理状态,适时向其进行健康宣教,提供正确、有效的护理措施。病人出院后,床单位应行终末处置,并做好新收病人的准备。

第三节　口腔科医院感染管理

口腔科是医院感染管理的重点部门,口腔疾病的诊治绝大部分在口腔内进行,而口腔内寄居了 300 多种微生物,是体内多种疾病的感染入口,也是许多传染性疾病的传播途径。因此,必须建立严格的有关医护人员双手和器械物品的消毒隔离制度,防止病人与病人、病人与医护人员之间交叉感染的发生。

一、口腔专科的医院感染管理特点

(一) 口腔专科的医院感染特点

主要有门诊病人易感因素多,住院病人易感人群多,医务人员感染机会多等特点。

(二)口腔医院感染护理管理

护理管理在预防和控制医院感染管理中起着十分重要的作用。

1. 保持诊疗室内空气流通净化 包括自然通风、空气消毒、通风设备、常规清洁。

2. 加强手卫生的管理。

3. 加强医护人员隔离防护措施。

4. 合理布局和规划诊室。

二、口腔设备器械材料的消毒灭菌管理

1. 特殊器械、材料的消毒灭菌原则 一般情况下不穿透人体或不与黏膜组织接触的器械、材料可做消毒处理;任何能穿透人体并伸入到口腔组织和黏膜以及灭菌区域的器械、材料应做到绝对灭菌处理;高危人群病人所使用过的器械,都应采用灭菌处理。

2. 口腔特殊器械、材料的消毒灭菌 口腔印模的消毒,口腔修复体及矫正器的消毒,咬合蜡、堤、模型以及咬合记录的消毒,手机的消毒,其他器械的消毒。

第四节 口腔科手术病人常规护理

手术是治疗颌面外科疾病的重要手段,与其他外科手术一样,颌面部手术的创伤、麻醉以及疾病本身的刺激可引起人体发生一系列的神经内分泌反应,如生理功能的紊乱和心理压力,从而削弱机体的防御功能和对手术的耐受力,直接影响手术预后,故围术期护理极为重要。本节着重讨论术前准备和术后护理常规。

一、口腔科手术前常规护理

主要包括病人入院评估、评估病人身体状况、心理-社会支持状况评估、疼痛护理、术前常规护理措施。

二、口腔科手术后常规护理

1. 全麻术后护理常规。

2. 麻醉清醒后,保持病人半坐卧位,有利排痰。指导病人用正确的方法咳嗽,即在吸气末屏住呼吸 3～5 秒,然后用力从胸部咳出,进行两次短促有力的咳嗽。

3. 观察伤口肿胀及敷料渗出情况,密切监测病人生命体征的变化。

4. 加强术后营养对颌面外科术后病人的恢复非常重要。

5. 对语言沟通障碍的病人鼓励其用文字或手势进行表达交流。

6. 对术后疼痛的病人应认真评估疼痛的部位、性质、程度,及时给予处理。

7. 加强口腔护理以及心理护理。

第五节 口腔科常用护理技术操作

一、口腔四手操作技术

口腔四手操作是指在口腔治疗的全过程中,医师、护士采取舒适的坐位,病人平卧于牙

科综合治疗台上,医护双手(四只手)同时为病人进行各项操作,平稳而迅速地传递治疗所用器械、材料,从而提高工作效率及质量的一项操作技术。该项操作技术目前已得到了 WHO 的认可,并通过世界 pd 学会(World Society for pd Health Care)向全球推广。

(一)保证正确操作姿势的基本条件

1. 操作体位的调整　操作时,医师选择平衡舒适的体位,保证用力点与作业面的相互垂直;护士采用坐位,保持自然、松弛的操作体位和姿势配合医师工作;病人平卧于综合治疗台上,治疗时头部左右转动幅度不超过45°。

2. 主要设备配备　综合治疗台、医护座椅。注意护士座椅应高于医师座椅10~15cm。

(二)医、护、患的体位

1. 医师体位　采用平衡舒适的坐位,大腿与地面呈15°角,身体长轴平直,上臂垂直,肘部维持与肋接触,双手保持心脏水平。医师的眼与病人口腔距离为36~46cm。

2. 护士体位　护士面对医师,座椅比医师高10~15cm,护士双脚放在座椅脚踏上,髋部与病人肩部平齐,大腿与地面平行。

3. 病人体位　病人采用平卧位,诊疗椅靠背呈水平或抬高7°~15°,脊柱完全放松,头部位置舒适。

(三)医、护、患的位置关系

在实际四手操作中,医师、护士和病人要有各自互不干扰的工作区域和空间,以保障畅通的工作线路和密切配合。一般将医师、护士、病人的位置关系假想成一个钟面,病人额部中点是12点,可将仰卧位病人分成4个时钟区。

(四)四手操作流程

1. 用物准备　护士进行诊间消毒流程,根据具体治疗方法备齐用物。

2. 接待病人　护士评估病人病情,迎接病人上椅位,给病人系上胸巾,协助病人漱口,并戴上眼罩,调节椅位至治疗体位,调节头靠和光源,打开用物。

3. 医护患处于正确位置。

4. 器械传递法　临床上最常用的器械传递方法为握笔式直接传递法,传递过程中应注意禁止在病人头面部传递器械,传递器械要准确无误。

5. 器械交换　临床上最常用的器械交换方法为平行器械交换法,在器械交换过程中应注意:①护士应提前了解病情及治疗程序,准时、正确交换医生所需器械。②器械交换过程中,护士应注意握持器械的部位及方法,以保证器械交换顺利,无污染,无碰撞。

6. 小器械传递法　将扩锉针从小号到大号依次插在扩锉架上,先插扩后插锉,将扩锉架的指环带在左手的示指或中指上,置传递位,医生按需要依次取用。没有扩锉架的科室,可将扩锉针从小号到大号依次插在棉球块上,先插扩后插锉,左手拇指与示指夹持,置传递位,医生按需要依次取用。

7. 纸尖的传递　方法一:从粗端撕开,用镊子夹持粗端头,医生接上端,一根一根传递。方法二:可直接将撕开的纸尖用左手握住放传递位,用镊子将纸尖抽出2/3,用一根抽一根,医生夹持纸尖的粗端取用。

8. 吸引器的使用　应及时吸净口腔内的水雾、粉末及唾液。因而,护士在进行操作时,以不影响医师的视线,保持治疗区域清楚、明晰为原则。

9. 收整用物　规范处理各种用物,器械灭菌备用。

二、常用材料调拌技术

(一) 磷酸锌黏固剂的调拌

注意事项:材料调拌时只能将粉末逐次加入液体中,而不能加液体于粉末中。黏结时调拌成丝状,即用调拌刀把材料从玻璃板上提起,呈丝状即可。

(二) 玻璃离子黏固剂的调拌

注意事项:操作完毕,用75％乙醇棉球擦拭消毒玻璃板和调拌刀,并用密封袋保存。

(三) 根管充填糊剂(以碘仿氧化锌糊剂为例)的调拌

注意事项:按粉液比例调拌,若调制太稠,糊剂不易进入根管内,若太稀则糊剂流动性太大,不利于有效凝固,均会影响根管充填的效果。操作过程应遵守无菌原则。

(四) 牙周塞治剂的调拌

注意事项:①牙周塞治剂调拌的硬度取决于手术的种类,牙龈切除术,塞治剂应较硬,起到压迫止血的功能;翻瓣术或骨成形术,塞治剂应较软,避免过度压迫软组织或使龈片移位,不利于创口愈合。②影响牙周塞治剂凝固的因素为空气的温度和湿度。夏天空气温度高、湿度大,塞治剂凝固较快;冬天空气干燥、湿度小,塞治剂凝固较慢。③塞治剂调拌速度应适中,匀速进行,充分调拌。调拌均匀充分,其凝固速度慢且黏性大,临床效果好;相反,调拌粗糙,黏性差易脱落,影响治疗效果。④牙周塞治剂用于保护口腔感染或手术创面,在调制过程中应注意无菌操作,防止继发感染。

(五) 印模材料的调拌方法

以藻酸钾印模材料调拌为例。

注意事项:①印模材料调拌时,要保持调拌用具的清洁、干燥。若调拌用具残留陈旧印模材料或石膏碎屑等物质,将影响材料的质量。②印模材料调拌时,要严格按水粉比例及调和时间的要求调拌。调拌应在 30～45 秒内完成。调和时间不足,会使印模强度下降,调和时间过长,会破坏凝胶而同样使印模强度下降。不能通过改变调和比例的方式来改变凝固时间。③为了使所调材料取量适宜,在材料调拌前应了解病人失牙的部位、数量及修复方法,以决定所需材料的用量及材料放置在托盘上的主要位置。④材料用后应加盖密闭存放。橡皮碗、调拌刀使用后应清洗干净,消毒处理干燥后备用。

三、口腔科常用护理操作技术

(一) 局部麻醉术的护理操作技术

1. 检查抢救设备、用物、药品是否齐全并处于备用状态。

2. 评估病人情况,有无过敏史、高血压、心脏病等病史,是否空腹。

3. 遵医嘱做药物过敏试验。

4. 遵医嘱备局麻药物。传递 1％碘伏消毒黏膜后,递麻醉药,调整光源,协助暴露术野。

5. 密切观察病人。如发现病人出现不良反应,及时报告医师,并协助抢救病人。

(二) 橡皮障隔离术的护理操作技术

1. 橡皮障隔离法的优点

(1)防止病人误吞细小的口腔器械、牙齿残碎片、药物或冲洗液等。

(2)提高视野清晰度:减少口镜的雾气,提供一个干燥、清晰的术野。

（3）降低感染机会：隔离唾液及其他组织液。

（4）保护口腔软组织：橡皮障只暴露患牙，覆盖口腔所有软组织，防止锐利器械刺伤。

（5）节省时间：橡皮障最大限度地减少了病人在治疗期间的说话和多次漱口，节省操作时间。

2. 橡皮障放置方法

（1）术前物品准备：①口腔检查基本器械。②橡皮障一片，橡皮障架一个，橡皮障夹一个，打孔器一把，橡皮障钳一把，牙线，剪刀。

（2）术中护理

1）孔的定位：将一张橡皮障平均分为 6 个区域，标记孔位于病人左上区，孔的位置根据治疗的牙齿来确定。前牙孔距离橡皮障边缘 2.5～3cm，越远中的牙齿，孔的位置要越靠近橡皮障的中心，孔与孔间隔 2mm。一类洞只需打一个孔，隔离一颗牙；如果患牙是邻𬌗面洞或邻颊/舌洞，或有两颗以上的治疗牙，则应打两个或两个以上的孔，将两颗牙或两颗以上的牙隔离。

2）打孔：打孔时用力果断，孔的边缘整齐，不能有毛边或裂口，如果橡皮障撕裂，应立即更换。

3）置入固定：后牙常用方法是先将橡皮障夹穿过已打好孔的橡皮障中，如为𬌗面洞，直接将橡皮障夹置于患牙牙颈部，如为邻颊/舌洞，则将橡皮障夹置于患牙远中磨牙的牙颈部，然后将橡皮障压在橡皮障夹喙下，将患牙完全暴露。前牙常用方法是将橡皮障的孔对准治疗牙，套在牙上，牙邻面不易套入时，可用牙线自𬌗面向牙龈方向推入。

4）橡皮障的定位：橡皮障必须附在橡皮障架上并且有足够的张力，同时不能撕裂橡皮障。

（3）术后护理

1）递镊子，取出置于牙邻间隙的牙线。

2）递橡皮障钳取下夹子，将橡皮障和橡皮障架一并取下。

3）递眼科剪刀：用于多个牙隔离，以剪断邻面间隙的橡皮障面，取下整张橡皮障及架。

4）橡皮障及牙线为一次性使用，其他物品回收，通过初步消毒、压力蒸汽灭菌后再次使用。

第六节　口腔卫生保健

一、口腔卫生

良好的口腔卫生是保证口腔健康的基础。口腔卫生是指保持口腔清洁，其目的在于控制菌斑，消除软垢及食物残渣，使口腔有一个健康的环境，从而使牙齿发挥正常的生理功能。

（一）影响口腔卫生的因素

影响口腔卫生的因素主要有口腔保健知识缺乏、各种口腔疾病等。

（二）保持口腔卫生的方法

保持口腔卫生的方法主要有定期进行口腔检查，早期发现问题及时治疗，学会使用牙龈按摩，可适当使用牙签，学会使用牙线，正确的刷牙习惯和刷牙方法。正确的刷牙方法包括旋转法、竖刷法、巴斯法、圆弧法。

二、口腔保健

口腔保健是口腔日常护理的一个重要内容，是维护口腔卫生的重要途径。

（一）一般人群口腔保健

1. 减少蔗糖摄入，使用含氟牙膏正确刷牙。

2. 叩齿　即上下牙齿相互轻轻撞击，对牙齿牙周有保健刺激作用，有利于牙周健康。

3. 按摩牙龈　是指通过各种手段对牙齿唇颊侧和舌腭侧牙龈进行按摩。这样不仅可以使牙龈保持良好的血液循环，还可以通过挤压使龈沟液向外排出，起到清洁牙颈部的作用。

（二）特殊人群口腔保健

特殊人群口腔保健包括婴幼儿及学龄前儿童口腔保健、学生口腔保健、妊娠期妇女口腔保健、老年人口腔保健。

（赵佛容）

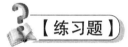
【练习题】

一、名词解释

1. 张口受限

2. 按摩牙龈

3. 口腔四手操作

二、填空题

1. 牙痛的特点主要是_____、_____、_____和_____。

2. 叩诊的主要目的为检查_____反应，叩痛的程度用_____、_____、_____表示。

3. 以牙松动幅度记录：Ⅰ度松动：_____；Ⅱ度松动：_____；Ⅲ度松动：_____。

4. 轻度张口受限，上、下切牙切缘间距离可置入_____横指，约_____cm；中度张口受限，上、下切牙切缘间距离可置入_____横指，约_____cm；重度张口受限，上、下切牙切缘间距离_____横指，不足_____cm；张口过度，张口度超过_____cm。

5. 术区皮肤的准备，时间一般在手术前_____小时为宜，皮肤准备的时间若超过_____小时，应重新准备。

6. 正确的刷牙习惯为_____、_____，每次刷牙的时间不少于_____分钟。

三、单项选择题

1. 视诊时应首先检查的部位是

A. 面部　　　　　　B. 全口牙齿　　　　　　C. 口腔黏膜

D. 舌苔　　　　　　E. 主诉部

2. 颌面外科手术备皮范围应在

A. 整个手术区域   B. 大于手术区域 1～2cm

C. 大于手术区域 3～4cm   D. 大于手术区域 5～10cm

E. 大于手术区域 11～20cm

3. 颌面外科术后应及时处理的 12 小时内引流量是

A. 100ml   B. 150ml   C. 200ml   D. 250ml   E. 300ml

4. 我国成年人因为牙周病而引发的并发症中,下列排在首位的是

A. 继发根尖周病   B. 丧失牙齿   C. 继发心脏病

D. 继发肾病   E. 牙周炎

5. 轻度张口受限是指上、下切牙切缘间距离可置入

A. 五横指   B. 四横指   C. 三横指

D. 二横指   E. 一横指

四、多项选择题

1. 颌面外科病人手术后期维持适当呼吸功能的措施有

A. 保持呼吸通畅

B. 随时抽吸呼吸道、口、鼻腔内的分泌物

C. 鼓励病人深呼吸、咳嗽

D. 意识恢复的病人应摇高床头,采取半坐卧位

E. 疑有颅内压增高时应限制病人咳嗽

2. 张口受限的病人分为

A. 轻度张口受限   B. 中度张口受限   C. 重度张口受限

D. 完全性张口受限   E. 不完全性张口受限

3. 牙松动包括

A. Ⅰ度松动   B. Ⅱ度松动   C. Ⅲ度松动

D. Ⅳ度松动   E. Ⅴ度松动

五、案例型思考题

1. 病人女性,17 岁,病人 16 年前自楼梯摔下,面部着地,并逐渐出现张口受限,因"张口受限 11 余年"入院,入院查体显示:颜面部不对称,下颌发育不足,开口度 1.5mm。

请思考:

(1)该病人是几度张口受限?

(2)护士如何进行健康教育?

2. 护士长检查某口腔诊断室发现,用后的污染器械隔夜后才送往消毒供应室,且用后污染器械散乱放在桌上,感染监测发现该诊断室内的空气和物表细菌数超标。

请思考:

(1)造成口腔诊断室内空气和物表细菌数超标的原因是什么?

(2)护士应怎样维护口腔诊断室的环境?

第二十二章 牙体、牙髓病和根尖周围组织病人的护理

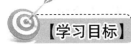【学习目标】

1. 掌握牙体、牙髓病和根尖周围组织病的病因和发病机制、护理评估、主要护理诊断和护理措施。

2. 熟悉牙体、牙髓病和根尖周围组织病病人身体状况的评估、治疗要点。

3. 会运用牙体、牙髓病和根尖周围组织病相关知识,达到做出相应的护理诊断并采取正确的护理措施的目的。

4. 能从牙体、牙髓病和根尖周围组织病的特点出发,理解牙痛、牙过敏病人的痛苦,主动提供健康教育指导。

【重点难点】

本章重点讲述牙体、牙髓病和根尖周围组织病的护理评估和护理措施,要求同学们能根据病人的症状、体征和心理状态,运用护理程序实施护理措施;学会评估可复性牙髓炎与不可复性牙髓炎;判断浅龋、中龋、深龋的临床表现。

【学习要点】

第一节 龋齿病人的护理

(一) 护理评估要点

1. 询问病人有无心血管疾病、内分泌系统疾病,有无过敏史;询问疼痛的性质、发作和持续时间。

2. 龋病的主要症状及特点表现在牙体硬组织在色、形、质各方面均发生变化。按病变深度分为浅龋、中龋、深龋。

(1)浅龋:位于釉质内。早期呈白垩状色点或斑,继而呈黄褐色或黑色,病人一般无自主症状。

(2)中龋:龋病进展到牙本质浅层形成龋洞。病人对冷、热、酸、甜敏感,冷刺激尤为显著,去除刺激后症状立即消失。

(3)深龋:龋病进展到牙本质深层时形成很深的龋洞。病人有主观症状,对冷热刺激敏

感,疼痛较中龋剧烈,但无自发痛。

(二) 治疗要点

早期釉质龋可采用保守治疗,有组织缺损时,应采用修复性方法。深龋近髓时,应先采用保护牙髓的措施,再进行修复。

(三) 护理要点

1. 做好非手术治疗、修复性治疗的护理配合。

2. 预防并发症　①定期对社区组织检查,对龋病尽量做到早发现、早诊断、早治疗。②门诊发现龋病病人要及时治疗,避免发展成牙髓炎、根尖周炎等。

3. 健康指导

(1)指导病人保持口腔卫生:养成早晚刷牙、饭后漱口的习惯,减少菌斑及食物残渣的滞留时间。

(2)定期进行口腔检查:一般半年做一次,以便早期发现、早期治疗。

(3)限制蔗糖的过度摄入:建议儿童养成少吃零食的习惯,不要过多摄入蔗糖,防止和降低龋病的发生。

(4)采取特殊的保护措施:儿童进行点隙窝沟封闭、使用含氟牙膏等,提高牙齿的防龋能力。

第二节　牙髓病病人的护理

(一) 护理评估要点

1. 可复性牙髓炎　主要表现为患牙无自发痛,当受到冷、热、酸、甜刺激时立即出现短暂的疼痛,去除刺激后疼痛随即缓解或消失。患牙常有楔状缺损、深龋。

2. 不可复性牙髓炎

(1)急性牙髓炎:发病急,疼痛剧烈。疼痛的特点为:自发性、阵发性疼痛;夜间加剧;疼痛不能定位;温度刺激加剧。当牙髓化脓时对热刺激极为敏感。患牙常有深龋或其他硬组织疾患。

(2)慢性牙髓炎:表现为咬合不适或轻微叩痛,一般无剧烈自发痛,且患牙多能定位;温度检测反应迟缓。探针检查时,可探至穿髓孔,且有少量红色血液渗出;若为增生型牙髓炎,可见牙髓息肉。

(3)牙髓坏死:病人一般无自觉症状,表现为牙冠变成灰色或黄色且无光泽;患牙对牙髓活力试验无反应。

(4)牙内吸收:病人一般无自觉症状,X线检查可见牙髓组织肉芽性变。

(5)牙髓钙化:一般不引起临床症状。

(二) 治疗要点

开髓减压或用药物缓解病人的疼痛;保存具有正常生理功能的牙髓;保留患牙。

(三) 护理要点

1. 疼痛护理

(1)开髓减压:开髓是止痛最有效的方法。治疗前,告知病人治疗目的,消除病人恐惧焦虑心理,取得病人合作。减压后,护士抽吸温热生理盐水冲洗髓腔,备丁香油棉球供医师置

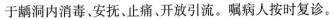

于龋洞内消毒、安抚、止痛、开放引流。嘱病人按时复诊。

（2）药物止痛：根据医嘱，指导病人口服止痛药止痛。

2. 心理护理

（1）告知病人牙髓病治疗的方法、步骤，缓解病人紧张情绪。

（2）治疗前让病人了解口腔治疗的常用器械，治疗时护士可轻轻握住病人的手，解除其恐惧心理。

（3）治疗后向病人提供及时有效的健康指导，使病人掌握治疗后牙齿保健常识。

第三节　根尖周围组织病病人的护理

（一）护理评估要点

1. 急性根尖周炎多由慢性根尖周炎急性发作所致。炎症初期，病人能指出患牙，自觉患牙根部不适，患牙有浮起感，咀嚼时疼痛。若炎症进一步发展，形成化脓性根尖周炎时，患牙感觉明显伸长，有跳痛，颌下区域性淋巴结肿大。若病情加剧，颌面部相应区域肿胀、疼痛剧烈，体温升高。

2. 慢性根尖周炎症状较轻或无明显自觉症状，患牙常有反复肿胀疼痛的病史。

（二）治疗要点

急性根尖周炎先行开髓减压引流，缓解疼痛；慢性常需行牙槽外科手术。防止感染物出根尖孔。

（三）护理要点

1. 疼痛护理

（1）开髓减压：这是控制急性根尖周炎的首要措施。开放髓腔拔除根髓后，可以减轻或去除髓腔压力，缓解疼痛。

（2）脓肿切开引流：对急性根尖周炎骨膜下及黏膜下脓肿，为了有效控制炎症，除根管引流外，应同时切开排脓，切口处放置橡皮引流条，每日更换一次，直至切口无脓时拔除引流条。

（3）全身治疗：嘱病人注意口腔卫生，注意休息，并按医嘱服用抗生素、镇痛剂、维生素等药物。

2. 健康指导　①让病人了解根尖周炎的发病原因及危害。②进行各项治疗前，告知病人治疗步骤、治疗目的以及在治疗中可能出现的问题，取得病人的合作。③告知病人开髓减压、脓肿切开仅仅是缓解疼痛的应急措施。疼痛缓解后，一定要按医嘱准时复诊，才能保证治疗的连续性以达到治疗的最佳效果。

（鲁　喆）

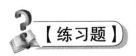

【练习题】

一、名词解释

1. 龋病

2. 牙髓病

3. 根尖周组织病

二、填空题

1. 不可复性牙髓炎包括＿＿＿＿＿＿、＿＿＿＿＿＿、＿＿＿＿＿＿、＿＿＿＿＿＿、＿＿＿＿＿＿。

2. 牙髓病的治疗要点是＿＿＿＿＿＿、＿＿＿＿＿＿、＿＿＿＿＿＿。

3. 根尖周组织病主要病因是＿＿＿＿＿＿、＿＿＿＿＿＿、＿＿＿＿＿＿。

三、单项选择题

1. 龋病治疗最常用的方法是

A. 化学疗法　　　　　B. 充填修复　　　　　C. 再矿化疗法

D. 抗生素疗法　　　　E. 氟化物治疗法

2. 急性根尖周炎最有效的应急处理方法是

A. 消炎止痛　　　　　B. 开髓并穿通根尖孔引流　　C. 调𬌗

D. 急性期拔牙　　　　E. 局部冲洗

3. 牙髓感染最常见的原因是

A. 牙周病　　　　　　B. 龋病　　　　　　　C. 牙折

D. 牙隐裂　　　　　　E. 重度磨耗

4. 以下不适用于细窄根管冲洗的液体是

A. 生理盐水　　　　　B. 2％氯胺 T 钠　　　C. 3％过氧化氢

D. EDTA　　　　　　E. 0.2％氯己定

5. 判断牙髓活力最可靠的检查方法是

A. 热诊法　　　　　　B. 冷诊法　　　　　　C. 牙髓活力电测法

D. 实验性备洞法　　　E. 叩诊法

四、多项选择题

1. 牙髓治疗药物包括

A. 干髓剂　　　　　　B. 氢氧化钙双糊剂　　C. 三聚甲醛失活剂

D. 碘伏　　　　　　　E. 酒精

2. 龋病的预防方法包括

A. 控制菌斑　　　　　B. 限制甜食　　　　　C. 应用氟化物

D. 龈上、下洁治　　　E. 预防性充填

3. 药物牙膏包括

A. 氟化物牙膏　　　　B. 牙周药物牙膏　　　C. 脱敏牙膏

D. 美白牙膏　　　　　E. 云南白药牙膏

4. 深龋的临床表现是

A. 酸甜食物敏感　　　B. 食冷热刺激痛　　　C. 偶有自发性痛

D. 食物塞入洞痛　　　E. 活力测验正常

5. 龋齿二级预防包括

A. 早期诊断　　　　　B. 定期检查　　　　　C. 窝沟封闭

D. X 线片辅助诊断　　E. 早期充填

五、案例型思考题

1. 赵女士,40岁,不识字,主诉夜间突然发生右侧牙齿剧烈疼痛,难以入睡,喝冷、热水疼痛加剧。曾有反复下颌区疼痛史,自服消炎药缓解。检查见全口腔卫生差,牙石(+),右侧下颌第二磨牙颌面深龋,伴有轻度咬合痛。病人对口腔保健知识了解不多,对疾病的预后较担忧。

请思考:

(1)该病人可能的诊断是什么? 主要的护理诊断有哪些?

(2)该病人需要做哪些辅助检查?

(3)该病人的护理目标是什么?

(4)该如何对病人进行健康指导?

2. 李先生,自述左侧大牙咬合痛,近两天发现患牙感觉明显伸长,有跳痛。检查发现,该牙曾行失活术,封药后病人未做进一步治疗。

请思考:

(1)病人可能的诊断是什么?

(2)病人主要治疗方法是什么?

(3)该对病人进行怎样的健康指导?

3. 林先生自诉右上牙痛,自发痛,不能确定具体是哪颗牙。今日夜间疼痛加剧,难以忍受,急诊就医。检查发现,右侧上颌第一磨牙深龋。

请思考:

(1)该病人的诊断是什么?

(2)该病人主要的护理措施是什么?

第二十三章 牙周组织病病人的护理

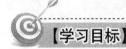
【学习目标】

1. 掌握牙周组织病的病因和发病机制、护理评估、主要护理诊断和护理措施。
2. 熟悉牙周组织病病人身体状况的评估、治疗要点。
3. 会运用牙周组织病相关知识,达到做出相应的护理诊断并采取正确的护理措施的目的。
4. 能从牙周组织病的特点出发,理解牙龈出血病人的痛苦,具有根据病人相关情况做出相应护理的能力。

【重点难点】

本章重点讲述牙周组织病的护理评估和护理措施,要求同学们能根据病人的症状、体征和心理状态,运用护理程序实施护理措施。

【学习要点】

第一节 牙龈炎病人的护理

(一) 护理评估要点

1. 牙龈炎 牙龈改变,龈沟深度增加,牙龈轻触即出血、龈沟液渗出增多或溢脓。
2. 青春期牙龈炎 病人年龄处于青春期,前牙唇侧牙龈肿胀、光亮、易出血,伴口臭。
3. 妊娠期牙龈炎 一般妊娠2～3个月出现明显症状,病人全口牙龈呈鲜红色或发绀,极易出血。

(二) 治疗要点

去除病因,以洁治术彻底去除牙石、控制菌斑。教会病人正确刷牙和使用牙线的方法。

(三) 护理要点

1. 牙龈炎症护理 ①去除致病因素,如协助医师取下病人口内不良修复体,解除病人食物嵌塞。②对于炎症轻微的病人,协助医师用3%过氧化氢和生理盐水冲洗龈沟,涂布碘甘油。③对于炎症较重的病人,龈上洁治术和龈下刮治术是治疗牙龈炎的基本治疗手段,护士要做好相应的基础护理。

2. 健康教育　①指导病人了解牙龈炎的特点、治疗方法和预后等相关知识。②宣传保持口腔卫生的措施,让病人了解早晚刷牙的重要性。教会病人正确刷牙和使用牙线的方法。

第二节　牙周炎病人的护理

(一) 护理评估要点

1. 慢性牙周炎　有牙龈炎症、牙周袋形成、牙槽骨吸收和牙齿松动四大典型症状。

2. 侵袭性牙周炎　好发于第一恒磨牙和上下切牙,左右对称。早期出现牙齿松动和移位,病程进展很快。病人在 20 岁左右就会出现牙齿松动严重,自动脱落或必须拔除的现象。

3. 牙周脓肿　牙龈发红,近龈缘处局部呈卵圆形突起,肿胀、有搏动性疼痛,轻压牙龈可有脓液从牙周袋中溢出。

(二) 治疗要点

坚持早期治疗,长时间的定期维护治疗,使病损不再发展,患牙长期保存并行使功能。

(三) 护理要点

1. 牙周组织炎症的护理

(1)去除局部刺激因素:常用龈上洁治术和龈下刮治术去除牙结石,缓解牙周袋的形成。做好围术期护理。

(2)消除牙周袋:行牙周手术清除牙周袋。常用的手术方法有牙龈切除术和龈翻片术。做好围术期护理。

(3)全身及局部用药:急性炎症期告知病人遵医嘱服用甲硝唑、螺旋霉素控制炎症。局部治疗可先用 3% 过氧化氢液冲洗牙周袋,再涂擦碘甘油。

2. 健康教育　①教会病人养成良好的卫生习惯。采用正确的刷牙方法每天早晚两次彻底刷牙,每次 3 分钟。②教会病人正确使用牙线去除食物残渣的方法。③嘱病人定期检查预防复发。牙周治疗完成后应按医嘱定期复诊,维护牙周组织健康。④建议病人戒烟,均衡饮食以增强牙周组织对致病因子的抵抗力和免疫力。

（鲁　喆）

【练习题】

一、名词解释

1. 牙龈炎

2. 牙周炎

二、填空题

1. 牙龈炎最主要的病因是_____。

2. 牙龈炎主要治疗要点是_____、_____、_____、_____。

3. 牙周炎最主要的病因是_____。

4. 牙周炎主要治疗要点是_____、_____、_____。

三、单项选择题

1. 牙周炎的全身易感因素不包括

A. 肾炎   B. 糖尿病   C. 精神压力

D. 吸烟   E. 口腔卫生不良

2. 急性牙髓炎和龈乳头炎的鉴别诊断要点是

A. 自发性疼痛   B. 患处邻牙间食物嵌塞,牙龈乳头水肿、充血

C. 夜间痛   D. 温度刺激

E. 叩痛

3. 用3%过氧化氢做牙周袋内冲洗的作用是

A. 具有广谱杀菌作用   B. 改变牙周袋内厌氧环境

C. 作用时间长,杀菌效率高   D. 迅速吸附于细菌表面而发挥杀菌作用

E. 具有抑菌作用

4. 牙周病最有效的预防措施是

A. 定期洁治,养成良好的卫生习惯

B. 盐水漱口,使用药物牙膏

C. 定期调𬌗,去除𬌗创伤因素

D. 牙周翻瓣手术

E. 改善口腔局部卫生

四、多项选择题

1. 牙周病病人健康指导内容有

A. 保持良好的口腔卫生习惯   B. 采用正确的刷牙方法

C. 正确使用牙线   D. 有吸烟嗜好者戒烟

E. 长期使用漱口液

2. 牙龈炎的症状有

A. 牙龈改变   B. 龈沟深度增加

C. 牙龈轻触即出血   D. 龈沟液渗出增多或溢脓

E. 牙槽骨吸收

3. 慢性牙周炎主要症状有

A. 牙龈炎症   B. 牙周袋形成   C. 牙龈轻触即出血

D. 牙槽骨吸收   E. 牙齿松动

4. 菌斑滞留的因素包括

A. 食物嵌塞   B. 不良修复体   C. 牙排列拥挤

D. 牙周病   E. 口腔卫生不良

5. 下列关于牙周病的叙述准确的是

A. 慢性   B. 感染性   C. 非特异性

D. 破坏性疾病   E. 多因素疾病

五、案例型思考题

1. 小张,男,36岁,吸烟10年余。自述刷牙时有牙龈出血现象,近来有加重的趋势,咬

苹果时也有出血现象,遂来就医。检查发现:病人牙龈红肿,触之出血,有牙石。

请思考:

(1)该病人的诊断是什么?

(2)应该对该病人实施怎样的健康指导?

2. 李先生自述牙龈出血,口臭。检查发现:病人牙龈肿胀、发红,近龈缘处局部呈卵圆形突起,有搏动性疼痛,轻压牙龈可有脓液从牙周袋中溢出。

请思考:

(1)李先生得了什么病?

(2)李先生的治疗、护理措施是什么?

第二十四章 口腔黏膜病病人的护理

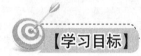

【重点难点】

本章重点讲述口腔黏膜病的护理评估和护理措施,要求同学们能运用所学知识以及护理程序的思维方式对复发性阿弗他溃疡病人以及口腔单纯性疱疹病人进行护理评估,并熟悉以上疾病在治疗和护理方面的异同点,了解口腔单纯性疱疹病人传播途径;学习过程中注意口腔黏膜病与全身其他系统疾病的联系。

【学习要点】

第一节 复发性阿弗他溃疡病人的护理

(一) 护理评估要点

1. 全身状况 轻型复发性阿弗他溃疡(RAU)一般无明显的全身症状和体征。重型RAU 和疱疹样 RAU 常伴有低热、乏力、头痛等全身不适症状。

2. 口腔局部症状

(1)轻型 RAU:最常见,占 RAU 的 80%。发病初期为局灶性黏膜充血水肿,灼痛明显,继而形成浅表溃疡,溃疡有"红、黄、凹、痛"特征。遇刺激疼痛加剧,常影响病人的进食与说话。一般 7～10 天可愈合,不留瘢痕,易复发。

(2)重型 RAU:又称复发性坏死性黏膜腺周围炎或腺周口炎。溃疡大而深,似"弹坑",直径可大于 1cm,病程长,可持续数月之久,疼痛较重,愈合可留瘢痕。

(3)疱疹样 RAU:又称口炎性口疮,多发于成年女性。溃疡小而多,散在分布,似"满天星"。相邻的溃疡可以融合成片,黏膜充血发红,剧痛,唾液分泌增加。可伴有头痛、低热、全身不适。溃疡有自限性,不留瘢痕。

(二) 治疗要点

局部可用各种含漱液漱口,应用糊剂、霜剂、散剂及局部封闭等方法。全身可用免疫抑制剂、免疫增强剂或中药等提高全身免疫力。

(三) 护理要点

1. 疼痛护理　食物清淡,溃疡局部喷涂溃疡糊剂或霜剂。

2. 对症护理　指导病人保持口腔清洁,按医嘱正确用药。如果用药后出现不良反应应及时就医,调整药物种类和用量。

3. 健康教育　普及本病的防治知识:提倡健康的生活方式,不要过度疲劳,不要过度焦虑,保证良好的睡眠。

第二节　口腔单纯性疱疹病人的护理

(一) 护理评估要点

1. 疱疹性口炎　多发于 6 个月至 2 岁儿童,且全身反应较重。该病呈自限性,一般 3～5 天病情缓解,7～10 天溃疡可自行愈合,并且不留瘢痕。患儿起初常有发热,发热时有躁动、啼哭、流涎、拒食等表现。过了 1～2 天后,患儿口腔黏膜充血、水肿,唇、颊、舌、腭等处黏膜上出现散在或成簇的针尖大小的透明水疱。水疱可破溃形成浅表溃疡,也可融合形成较大溃疡,表面覆盖黄白色假膜。发病时患儿因唾液明显增加出现流涎现象,因剧烈自发痛出现啼哭不止。

2. 唇疱疹　多发于成年人,好发于唇红黏膜与皮肤交界处。发病初期患处发痒,有灼热感,中期发生多个成簇直径 1～3mm 的小水疱。后期水疱内液体由澄清变成浑浊并破溃结痂。痂皮脱落处留下色素沉着。本病病程持续 1～2 周,易复发。

(二) 治疗要点

全身应用抗病毒药物,口腔局部可用抗菌含漱剂漱口、抗病毒药物制剂涂抹。

(三) 护理要点

1. 疼痛护理　①嘱病人饭前用 1％～2％普鲁卡因含漱或 1％丁卡因涂敷创面,可暂时止痛,利于进食。②氦氖激光照射,可止痒止痛。

2. 口腔黏膜护理　①嘱病人保持口腔卫生,可用 0.2％氯己定溶液含漱,含漱液有消炎防腐作用,可促进溃疡愈合。②嘱病人饭后用 2.5％金霉素甘油糊剂局部涂布,该糊剂可起到消炎防腐作用,可促进溃疡愈合。

3. 高温护理

(1) 监测病人体温变化,遵医嘱给予物理降温或药物降温。

(2) 遵医嘱给予病人大量维生素 C 和复合维生素 B,遵医嘱对病人应用抗病毒药物,必要时给予静脉输液,维持病人体液平衡。

(3) 嘱病人充分休息,饮食注意采用高热量易消化的流质或软食。

4. 健康教育　①告知病人家属原发性单纯疱疹感染患儿应避免接触其他患儿。②告知病人要保持口腔卫生,防止继发感染发生。③告知病人该病为病毒感染所致且易复发,故发病时不要焦虑,要按医嘱正确用药,以减轻疼痛。

(鲁 喆)

【练习题】

一、名词解释

1. 复发性阿弗他溃疡

2. 单纯疱疹

二、填空题

1. 最常见的口腔黏膜病是_____,发病率高达_____。

2. 复发性阿弗他溃疡的特点有_____、_____、_____、_____。

3. 重型复发性阿弗他溃疡常伴有_____、_____、_____等全身不适症状。

4. 轻型复发性阿弗他溃疡具有_____、_____、_____特征。

5. 单纯疱疹是由_____感染所致。

三、单项选择题

1. 人类口腔念珠菌的主要致病菌是

A. 热带念珠菌　　　B. 假热带念珠菌　　　C. 白念珠菌

D. 克柔念珠菌　　　E. 变形杆菌

2. 引发口腔单纯性疱疹的病原体是

A. 巨细胞病毒　　　B. HIV　　　C. 水痘-带状疱疹病毒

D. HSV　　　E. HBV

3. 下列关于口腔单纯疱疹的叙述不准确的是

A. 急性　　　B. 非传染性　　　C. 自限性

D. 发疱性　　　E. 单纯疱疹病毒引起

四、多项选择题

1. 慢性唇炎的临床表现有

A. 皲裂　　B. 脱屑　　C. 结痂　　D. 水肿　　E. 水疱

2. 疱疹样 RAU 的临床表现有

A. 溃疡小而多　　B. 相邻的溃疡可以融合成片　　C. 剧痛

D. 水肿　　E. 唾液分泌增加

3. 疱疹样溃疡的特点是

A. 直径可达 2mm　　B. 发作时溃疡较大　　C. 愈后留有明显瘢痕

D. 有自限性　　E. 疼痛较重

五、案例型思考题

1. 章女士自述近期劳累、焦虑、睡眠差。两天前口腔出现溃疡,疼痛不适。医生检查发现:该病人上唇有一溃疡,溃疡处黏膜充血、水肿,疼痛明显。

请思考:

(1)章女士得了什么病?

(2)护士应提供怎样的护理措施?

2. 玲玲,2岁,3天前发热。体温正常后,患儿仍啼哭、流涎、拒食。检查发现,患儿口腔黏膜充血、水肿,唇、颊、舌、腭等处黏膜上出现散在或成簇的针尖大小的透明水疱。

请思考:

(1)玲玲得了什么病?

(2)护士对患儿应采取什么护理措施?

第二十五章 口腔颌面部感染病人的护理

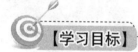

【学习目标】

1. 掌握颌面部蜂窝织炎病人身体状况的评估、治疗要点、护理措施。

2. 熟悉颌骨骨髓炎的临床分类、中央性颌骨骨髓炎病人身体状况的评估、治疗要点、护理措施。

3. 了解冠周炎的病因和发病机制、护理评估、主要护理诊断和护理措施。

4. 能正确运用护理程序评价颌面部蜂窝织炎病人，并正确书写护理计划、做出相应的护理诊断、采取正确的护理措施。

5. 能从颌面部蜂窝织炎疾病的特点出发，理解牙痛、颌面部肿痛病人的痛苦，主动提供健康教育指导。

【重点难点】

本章重点讲述口腔颌面部感染病人的护理评估和围术期的护理，要求同学们能根据口腔颌面部感染病人的症状、体征与心理状态，运用护理程序的思维方法，制订护理计划，注意观察并发症。

【学习要点】

第一节 冠周炎病人的护理

（一）护理评估要点

冠周炎病人常表现为患侧磨牙后区肿胀不适，冠周红肿、疼痛，尤以咀嚼吞咽时明显。

口腔检查时可见智齿呈不同方向阻生，冠周软组织红肿、糜烂、触痛明显。冠周龈瓣下有较深的盲袋，轻压龈瓣有时会有脓液溢出。病情严重者，炎性肿胀可波及舌腭弓和咽后壁，伴有明显的开口困难。患侧颌下淋巴结肿大，触痛，反复发作者智齿周围的龈瓣可见苍白色瘢痕组织。

（二）治疗要点

在急性期应以消炎、镇痛、切开引流、增强全身抵抗力的治疗为主。当炎症转入慢性期后,若为不可能萌出的阻生牙则应尽早拔除,以防感染再发。

(三) 护理要点

1. **疼痛护理** 提供安静、整洁、舒适、安全的休息环境,并帮助病人学习放松疗法,分散病痛的注意力。必要时按医嘱给予止痛药。

2. **预防感染护理**

(1)保持口腔清洁:用温盐水或漱口液漱口,以清除口腔内堆积的食物残渣及细菌,可每日数次。

(2)抗菌治疗:局部炎症及全身反应较重者,遵医嘱应用抗菌药物。

(3)局部冲洗:用带有弯钝针头的注射器分别抽吸3%过氧化氢和生理盐水,协助医师对冠周炎龈袋进行反复冲洗,直至无脓性分泌物为止。局部蘸干,用探针蘸取碘甘油或碘酚送入龈袋内,达到消炎、消肿、止痛的目的,每日1～3次。

3. **围术期护理** 按口腔颌面外科手术护理常规。

(1)术前护理:按手术护理常规做好术前准备。

(2)术后护理:密切观察病人病情变化和手术切口愈合。指导病人进高热量、高蛋白的流质或半流质饮食,避免辛辣等刺激性食物。注意休息,治疗期戒烟戒酒。介绍术后治疗、用药、护理过程中的注意事项,取得配合。

第二节 颌面部蜂窝织炎病人的护理

(一) 护理评估要点

感染的局部为红、肿、热、痛、边界不清、功能障碍。病情发展迅速,体温高达39～40℃,并伴有食欲缺乏、便秘、全身不适等症状。口腔颌面部间隙感染因感染部位不同、感染来源和病原菌的不同,感染可涉及多个间隙,如眶下间隙感染、咬肌间隙感染、翼颌间隙感染、下颌下间隙感染、口底蜂窝织炎等。

(二) 治疗要点

口腔颌面部感染的治疗包括局部治疗、手术治疗、全身治疗。治疗原则:全身应用抗菌药物加局部治疗,脓肿形成后手术切开引流。

(三) 护理要点

1. **疼痛护理** 应用止痛剂和镇痛剂,给予抗生素治疗原发病灶,并注意观察用药反应,详细记录。

2. **高热护理** 鼓励病人多饮水,并给予酒精擦浴、冰袋冷敷、应用降温药物。

3. **饮食护理** 给予营养丰富易消化的流食或半流食,张口受限者可采用吸管吸吮方式进食,吞咽困难者可放置胃管鼻饲流食。

4. **加强病情观察,预防窒息** 如肿胀严重引起呼吸困难,必要时行气管切开术。

5. **围术期护理** 按口腔颌面外科手术护理常规。

(1)术前护理:按手术护理常规做好术前准备。

(2)术后护理:①密切观察病人病情变化和手术切口愈合情况。②嘱病人注意休息,治疗期戒烟戒酒。③进高热量、高蛋白的流质或半流质饮食,避免辛辣等刺激性食物。④保持口腔清洁,病情轻者用温盐水或漱口液漱口;病情重者用3%过氧化氢行口腔冲洗,每日3次。

第三节　颌骨骨髓炎病人的护理

（一）护理评估要点

颌骨骨髓炎的临床发展过程可分为急性期和慢性期。根据感染的病因及病变特点，临床上将骨髓炎分为中央性颌骨骨髓炎和边缘性颌骨骨髓炎。

急性期特点：早期有明显的全身症状，全身发热、寒战、食欲缺乏、疲倦无力。病源牙剧烈疼痛，呈持续跳痛，口腔黏膜及颊部软组织充血，病源牙可有明显叩痛及伸长感。

慢性期特点：病程进展缓慢，全身症状较轻，体温正常或仅有低热。长期消耗导致病人出现消瘦、贫血、营养不良及胃肠消化功能障碍，面部或口内瘘管长期溢脓，可有死骨排出，有时发生张口受限。

（二）治疗要点

1. 急性颌骨骨髓炎可行药物治疗或手术治疗控制感染的发展。

2. 慢性颌骨骨髓炎急性期以控制感染，增强机体抵抗力为主，抗感染药物应根据致病菌的敏感性选择应用。慢性期病变已局限或已有死骨形成，则以手术治疗为主，并辅以药物治疗。

（三）护理要点

1. 疼痛护理　急性炎症初期，可用超短波治疗缓解局部疼痛、消除肿胀。必要时可用止痛剂和镇痛剂，注意观察用药反应。术后病人可配合理疗和热敷。

2. 饮食护理　给予营养丰富易消化的流食或半流食，张口受限者可采用吸管吸吮方式进食，吞咽困难者可放置胃管鼻饲流食。

3. 围术期护理

（1）术前护理：按手术护理常规做好术前准备。

（2）术后护理：密切观察病人病情变化和手术切口愈合。指导病人进高热量、高蛋白的流质或半流质饮食，避免辛辣等刺激性食物。注意休息，治疗期戒烟戒酒。介绍术后治疗、用药、护理过程中的注意事项，取得配合。保持口腔清洁，病情轻者嘱病人用温盐水或漱口液漱口；病情重者用3%过氧化氢行口腔冲洗，每日3次。

（李秀娥）

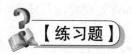

【练习题】

一、名词解释

1. 智齿冠周炎

2. 颌骨骨髓炎

二、填空题

1. 口腔颌面部感染的途径有_____、_____、_____、_____、_____。其中以_____最为常见。

2. 口腔颌面部感染的病原菌有_____、_____、_____、_____等，感染以_____和_____引起的混合感染为主。

3. 临床上根据解剖结构和临床感染常表现的部位,将口腔颌面部间隙感染分为多种,请列出五种常见感染:＿＿＿＿＿＿、＿＿＿＿＿＿＿、＿＿＿＿＿＿＿、＿＿＿＿＿＿＿、＿＿＿＿＿＿。

4. 根据感染的病因及病变特点,临床上将化脓性骨髓炎分为＿＿＿＿＿＿和＿＿＿＿＿＿。

5. 根据骨质损伤的病理特点,边缘性骨髓炎又可分为＿＿＿＿＿和＿＿＿＿＿＿。

6. 化脓性颌骨骨髓炎以＿＿＿＿＿＿＿最常见,主要发生于＿＿＿＿＿＿＿。

三、单项选择题

1. 通常不会引起张口受限的感染是
A. 眶下间隙感染   B. 咬肌间隙感染   C. 翼颌间隙感染
D. 下颌下间隙感染   E. 口底蜂窝织炎

2. 颌面部最严重且治疗最困难的感染是
A. 眶下间隙感染   B. 咬肌间隙感染   C. 翼颌间隙感染
D. 下颌下间隙感染   E. 口底蜂窝织炎

3. 女性,45岁,口底多间隙感染,肿胀明显,可及捻发音及波动感,主诉呼吸困难。下列处理正确的是
A. 局部冷敷   B. 穿刺抽脓   C. 气管切开
D. 广泛切开引流   E. 加大抗生素剂量

4. 男性,38岁,3天前出现左上前牙持续性剧烈跳痛,昨日疼痛缓解,自下睑至下唇鼻旁颧部肿胀明显,皮肤红、热,应诊断为
A. 上唇痈   B. 眶下淋巴结炎   C. 眶下间隙感染
D. 急性上颌窦炎   E. 上颌骨中央性骨髓炎

四、多项选择题

1. 治疗智齿冠周炎常用的局部冲洗药物是
A. 3%过氧化氢溶液   B. 生理盐水   C. 氯己定
D. 75%酒精   E. 含氟漱口液

2. 口腔颌面部感染的途径主要有
A. 牙源性   B. 腺源性   C. 损伤性
D. 血源性   E. 医源性

3. 颌面部间隙感染累及咽部、口底时,严重者呼吸时可出现三凹征,是指吸气时出现明显
A. 胸骨上窝凹陷   B. 胸骨下窝凹陷   C. 锁骨上窝凹陷
D. 胸骨柄凹陷   E. 肋间隙凹陷

五、案例型思考题

林先生,70岁,双侧颌下肿胀5日,急诊入院。查体:双侧颌下、舌下口底及颏部弥漫性重度肿胀,颏下皮肤红,质硬,伴压痛,主诉吞咽困难,平卧憋气。测 T 39℃,P 100 次/分,R 28 次/分,BP 128/84mmHg。

请思考:
(1)该病人的诊断是什么?
(2)该病人的治疗及护理措施有哪些?

第二十六章 口腔颌面部损伤病人的护理

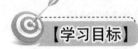

【学习目标】

1. 掌握口腔颌面部损伤的伤情判断、急救、护理措施。

2. 熟悉口腔颌面部损伤的特点及护理评估。

3. 了解颌面部损伤病人的临床分类及特点。

4. 能正确运用护理程序评价口腔颌面部损伤病人,并正确书写护理计划、做出相应的护理诊断、采取正确的护理措施。

5. 能从颌面部损伤的特点出发,理解颌面部损伤病人的面部畸形、咬合紊乱和张口受限的痛苦,主动提供健康教育指导。

【重点难点】

本章重点讲述口腔颌面部损伤病人的护理评估和围术期的护理,要求同学们能运用护理程序的思维方法,为颌面部损伤病人进行护理评估,制订护理计划;在对外伤病人评估时注意轻重缓急,特别要理解窒息和出血性休克的临床判断和急救处理;在学习中注意将口腔颌面部损伤与全身损伤联系起来考虑,树立整体观。

【学习要点】

第一节　损伤的特点与急救

(一)护理评估要点

1. 窒息和出血性休克是口腔颌面部创伤致死的两个最直接原因。

(1)窒息:前驱症状表现为烦躁不安、出汗、口唇发绀、鼻翼扇动和呼吸困难。窒息不能及时解除,病人在吸气时出现"三凹征"(锁骨上窝、胸骨上窝及肋间隙明显凹陷)。

(2)出血:病人可有面色苍白、无力、眩晕、出汗、口渴、呼吸浅速、脉搏快弱以及血压下降等表现。

(3)休克:主要为创伤性休克和失血性休克两种。

(4)合并颅脑损伤:意识是颅脑损伤的主要症状之一,目前常用格拉斯哥昏迷评分法对病人的意识障碍程度进行分级。

2. 全身及颌面部检查情况

(1)全身检查:首先进行快速而全面的体格检查,检查病人的意识、生命体征以及是否存在威胁病人生命的危急情况,特别是呼吸道阻塞、出血性休克、颅脑损伤或其他重要脏器损伤,原则是抢救生命第一。

(2)颌面部检查:可通过视诊、触诊明确伤口类型,查明出血来源,了解颌面情况,初步判断单纯软组织损伤、骨折或复合伤。

(二) 治疗要点

现场处理时,应从威胁生命最主要的问题开始,首先处理窒息,然后依次为出血、休克、颅脑损伤等。

(三) 护理要点

1. 预防窒息护理 根据伤情准备急救用物:氧气、负压吸引装置、气管切开包、急救药品等,保持呼吸道通畅。对于咽部和舌根肿胀压迫呼吸道的病人,可经口或鼻插入通气导管,必要时行气管切开术,以解除窒息。

2. 抗休克护理

(1)立即取仰卧中凹位,下肢与躯干抬高 20°～30°,以增加回心血量,改善呼吸。

(2)止血:包括指压止血、包扎止血、填塞止血、结扎止血等。

(3)及时补充血容量,迅速建立静脉通道。纠正酸中毒、维持水电解质平衡。

(4)严密观察病情变化,详细记录病情变化及出入量,每小时尿量在 30ml 以上提示休克好转。

(5)遵医嘱用药并观察用药后反应。

3. 伴发颅脑损伤的急救护理 病人应卧床休息、减少搬动。严密观察意识、脉搏、呼吸、血压及瞳孔的变化,保持呼吸道通畅。

(1)脑脊液外漏病人的护理:密切观察外漏脑脊液的性质、量。禁止做外耳道或鼻孔的填塞与冲洗及腰椎穿刺,合并使用抗生素预防感染,以免引起颅内感染。一般 3～7 天脑脊液外漏逐渐减少或停止。

(2)昏迷病人的护理:保持呼吸道通畅,防止误吸和窒息的发生,必要时做气管切开术,严禁做颌间结扎固定。

(3)烦躁不安病人的护理:遵医嘱应用镇静剂,但禁止用吗啡,因吗啡有抑制呼吸、缩小瞳孔、引起呕吐等不良作用,影响病情判断。

(4)脑水肿、颅内压增高病人的护理:应限制液体入量,遵医嘱给予脱水治疗,常用 20% 甘露醇,快速静脉滴注,可同时使用利尿剂与激素。如长时间使用脱水剂和利尿剂,应同时监测血液电解质变化,防止电解质紊乱。

第二节 损伤的分类与护理

(一)护理评估要点

主要表现为面部畸形、咬合紊乱和张口受限。根据骨折部位的不同,具体表现为:

1. 下颌骨骨折 骨折段移位、咬合错乱是颌骨骨折最常见的体征,骨折段异常动度,下唇麻木,张口受限。

2. 上颌骨骨折　面形改变,咬合关系错乱,眶及眶周变化出现复视,口、鼻腔出血,颅脑损伤出现脑脊液漏。

3. 颧骨及颧弓骨折　畸形,张口疼痛和开口受限,复视。

4. 鼻眶筛骨折　出现鞍鼻畸形、创伤性内眦距增宽、内眦角圆钝、鼻出血、鼻通气障碍、嗅觉障碍、眼睑部瘀斑以及脑脊液鼻漏。

5. 眼眶骨折　常出现眼球内/下陷、复视、眼球运动障碍、眶周淤血肿胀、眶下区麻木等眼部症状。

(二) 治疗要点

颌面部骨折的治疗目的是恢复骨解剖结构和连续性,并在限定的时间内实现骨折的愈合。目前最常用的方法是切开复位内固定术,目的是恢复正常的咬合关系和面部外形,促进骨折愈合,辅以颌间牵引和颌间固定。

(三) 护理要点

按口腔颌面外科手术护理常规。

1. 术前护理　除按术前常规护理外,还要做颧眶骨折术前眼部护理:术前清洁外耳道,眶周骨折者需用生理盐水进行眼睛清洗。术前常规用抗生素眼液滴眼。

2. 术后护理　①保持呼吸道通畅,及时吸出口鼻腔分泌物。舌后坠者,将舌牵出口外固定。带舌牵引线的病人,护理时要注意观察牵引线是否固定,避免松脱。颌间结扎病人应注意呼吸,特别是在术后 3~5 天伤口肿胀明显。②保持口腔清洁,可给予漱口水含漱、口腔擦洗或口腔冲洗。③术后局部伤口肿胀明显的病人,24 小时内可冷敷,控制肿胀与血肿,24 小时后可热敷,促进肿胀和淤血的消退。④鼻眶筛骨折病人术后需吸净鼻腔分泌物,必要时遵医嘱使用 1‰ 麻黄碱滴鼻,每日 3 次,以减轻鼻黏膜水肿。⑤张口受限病人术后进行张口练习。

(李秀娥)

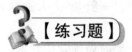

【练习题】

一、名词解释

1. 三凹征

2. 眼镜征

二、填空题

1. _____ 和 _____ 是口腔颌面部创伤致死的两个最直接原因。

2. 口腔颌面部骨折的主要表现为_____、_____、_____。

3. 软组织损伤的分类包括 _____、_____、_____、_____、
_____、_____。

4. 骨折复位包括_____、_____、_____、_____。

三、单项选择题

1. 口腔颌面部创伤最常见的原因是

A. 交通事故　　　　　　B. 跌打损伤　　　　　　C. 运动损伤

D. 爆炸损伤　　　　　　E. 工伤事故

2. 颌面部损伤后,最危及病人生命的主要原因是

A. 出血   B. 感染   C. 窒息

D. 休克   E. 弥散性血管内凝血(DIC)

3. 颌骨骨折最常见的临床表现是

A. 疼痛   B. 复视   C. 肿胀

D. 咬合紊乱   E. 颅脑损伤

4. 口腔颌面部最易发生骨折的部位是

A. 鼻骨   B. 颧骨   C. 颧弓

D. 上颌骨   E. 下颌骨

5. 以下口腔颌面部骨折严重时可并发颅脑损伤与颅底骨折的是

A. 鼻骨骨折   B. 鼻眶筛骨折   C. 上颌骨骨折

D. 下颌骨骨折   E. 眼眶骨折

四、多项选择题

1. 颌面部损伤导致窒息时,正确的急救措施有

A. 取出异物或吸出堵塞物   B. 将舌拉出口外   C. 插入通气导管

D. 环甲膜穿刺、切开   E. 气管切开

2. 口腔颌面部损伤的特点有

A. 并发颅脑损伤   B. 易发生窒息   C. 易发生感染

D. 功能障碍   E. 颜面部畸形

3. 口腔颌面部损伤常采用的进食方法有

A. 鼻饲法   B. 匙喂法   C. 吸管法

D. 管喂法   E. 吊筒喂食法

五、案例型思考题

马先生,3 小时前被重物砸伤致面部外伤,伤后意识清醒,面部开放性伤口,双侧面部不对称,主诉疼痛、张口受限、咬合紊乱、下颌骨异常动度,来院就诊。

请思考:

(1)该病人的诊断是什么?

(2)该病人的护理问题及护理措施有哪些?

第二十七章 先天性唇裂与腭裂病人的护理

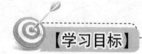

【学习目标】

1. 掌握先天性唇裂与腭裂的临床分类、护理评估、主要护理诊断和护理措施。
2. 熟悉唇裂及腭裂病人身体状况的评估。
3. 了解先天性唇裂及腭裂的治疗原则及唇腭裂序列治疗。
4. 能正确运用护理程序评价唇裂及腭裂病人,并正确书写护理计划、做出相应的护理诊断、采取正确的护理措施。
5. 能正确评估病人心理-社会状况,并根据病人相关情况,做出相应的心理护理。

【重点难点】

本章重点讲述先天性唇裂与腭裂病人的护理评估和围术期的护理,要求同学们能运用护理程序的思维方法,根据唇、腭裂病人的症状、体征、病人及家属的心理状态制订护理计划。

【学习要点】

第一节 唇裂病人的护理

(一) 护理评估要点

身体状况 包括一般状态评估和口腔颌面部评估。唇裂分为单侧唇裂和双侧唇裂。

(1) 单侧唇裂

Ⅰ度唇裂:唇红缘及上唇下 2/3 裂开。

Ⅱ度唇裂:上唇全部裂开,但鼻底未完全裂开。

Ⅲ度唇裂:上唇全部裂开,鼻底完全裂开,可伴有牙槽嵴裂。

(2) 双侧唇裂:用单侧分类的方法对两侧分别进行分类。

(二) 治疗要点

采用手术治疗和序列治疗。

(三) 护理要点

1. 预防窒息的护理。

176

2. 伤口护理

(1)口唇部位的局部清洁:应在术后 24～48 小时开始,每日用生理盐水清洁擦拭伤口,擦拭时掌握从上向下擦的原则,避免反复擦拭,保持伤口清洁。也可外涂减轻局部反应及瘢痕增生的软膏。

(2)术后遵医嘱合理使用抗菌药物,以防感染。

3. 饮食护理　指导患儿父母改变喂养方式,停止使用奶瓶和吸吮母乳(因患儿术后短期内需要减少唇部的运动,频繁地吸吮,易引起口腔内产生负压而导致伤口裂开),改用汤匙或唇腭裂专用奶瓶喂养,以便术后患儿适应这种进食方式。

4. 围术期护理

(1)术前护理:①入院后完善各项检查,患儿一般情况多应达到“三个十”的标准,即:体重达 10 斤、血红蛋白 10g/L 以上、手术时间至少为患儿出生后 10 周。②喂养训练。③术前如有感冒或面部皮炎、疖肿等,应推迟手术。④术前 1 日清洁上下唇、口周及鼻部,可用棉签蘸清水清洁鼻腔。⑤全麻患儿按要求禁食禁水。

(2)术后护理:①按口腔颌面外科术后和全身麻醉后护理常规护理,患儿未清醒时应头偏向一侧去枕平卧位,以利于患儿口内分泌物的排出。②密切观察患儿病情变化,尤其是注意保持患儿的呼吸道通畅情况。③患儿清醒后,为避免患儿搔抓唇部伤口,可适当限制双上肢活动,必要时需准备限制手运动的束缚带或夹板。④唇部伤口的减张:对于裂隙较宽的患儿或双侧完全性唇裂的患儿可应用减张胶条,但要观察有无皮肤过敏现象,并保持减张胶条清洁,污染后要及时更换。注意术区肿胀情况,如严重肿胀,呈青紫色,提示有明显渗血,观察患儿有无明显吞咽动作(若患儿频繁吞咽,可能口内伤口有出血)。⑤伤口愈合良好,可在术后 5～7 天拆线。婴幼儿由于不配合,多在全麻下拆线。⑥遵医嘱使用解热镇痛药物,注意观察患儿用药后反应。⑦与患儿家属介绍术后治疗、用药、护理过程中的注意事项,取得配合。

5. 健康教育　术后指导患儿父母学习清洁唇部伤口的方法;防止患儿跌倒及碰撞伤口,以免伤口裂开;唇部及鼻部修复仍有缺陷,适当时候可行二期修复;术后两周内需进流食,仍用汤匙或唇腭裂专用奶瓶喂饲。术后 1 个月即可用普通奶瓶。

第二节　腭裂病人的护理

(一) 护理评估要点

1. 身体状况

(1)临床表现:腭部解剖形态的异常;吮吸功能障碍;腭裂语音;口鼻腔自洁环境的改变;牙列错乱等。

(2)临床分类

Ⅰ度腭裂:软腭裂,未累及硬腭。

Ⅱ度浅腭裂:软腭及硬腭后部裂开。

Ⅱ度深腭裂:软腭及切牙孔后的全部硬腭裂开。

Ⅲ度腭裂:硬软腭全部裂开及牙槽嵴裂。

2. 辅助检查　头颅侧位 X 线平片、鼻咽纤维镜检查、鼻音计。

（二）治疗要点

采用手术治疗和语音训练。

（三）护理要点

1. 预防窒息的护理

（1）全麻未醒者，应有专人护理，严密观察生命体征，直到麻醉完全清醒。

（2）置患侧卧位或头偏向一侧去枕平卧位，以利于口腔内分泌物、渗血或胃内容物流出，保持呼吸道通畅。

（3）由于气管插管的创伤和压迫，以及手术对咽部的损伤，都可能导致咽喉部水肿，造成呼吸和吞咽困难，严重时可发生窒息。术后应严密观察呼吸，必要时备气管切开包。患儿术后 6 小时改为头高侧卧位，以减轻局部水肿。

（4）指导家属正确喂养方法。

2. 体温升高的护理

（1）评估体温变化，做好记录。

（2）嘱病人及家属术后要特别预防感冒，注意保暖。术后 3 天内体温偏高与手术吸收热有关。如体温超过 38.5℃，应注意是否有感染征象，并遵医嘱给予抗感染治疗。注意药物不良反应。

（3）物理降温如头部置冰袋、酒精擦浴等，或遵医嘱给予解热镇痛药物。

3. 预防创口出血的护理

（1）腭裂术后大出血较少见，术后 24 小时内应严密观察伤口出血情况，注意口鼻腔有无渗血。患儿在全麻苏醒期有少量渗血或唾液中带血，可不必特殊处理。若病人出现频繁的吞咽动作，应立即检查伤口有无活动性出血。如出血较多应立即用无菌纱布压迫止血，同时通知医生做进一步检查和处理。

（2）保持患儿安静，防止哭闹、感冒、咳嗽，以免引起腭部伤口出血。

4. 预防创口感染的护理

（1）口腔护理：术前注意口腔卫生，清除牙源性病灶，治疗耳、鼻、扁桃体和咽喉炎症。4 岁以上可以配合的病人术前一日晚和术晨刷牙后用漱口液漱口，保持口腔清洁。

（2）术后遵医嘱应用抗生素。

（3）鼻腔分泌物较多时，可用 0.25％氯麻合剂或呋麻合剂滴鼻，每日 3 次。

（4）术后如患儿合作，可给予漱口液含漱。每次进餐后应喝少量温开水，以冲洗食物残渣。

5. 预防创口裂开的护理　创口裂开或穿孔（腭瘘），一般在术后 7 天左右。

（1）术后应保持患儿安静，防止哭闹、咳嗽等，以免增加腭部伤口张力。

（2）术后应注意患儿的饮食护理，只能进温凉流质饮食，不可进食较热和带渣或较硬食物，并使用汤匙或唇腭裂专用奶瓶喂食。

6. 患儿的喂养护理

（1）对吮吸、进食有困难的患儿，指导并示范其父母采用汤匙或唇腭裂专用奶瓶喂饲。

（2）饮食护理：腭裂术后患儿的腭咽腔明显缩小，加上局部肿胀，使患儿的吞咽功能下降。患儿麻醉清醒后 4 小时，可试着饮少量清水，观察半小时，若无异常，可给予温凉流质饮食。每次进食量不宜过多，速度不宜过快。术后 2 周内进食全流质，以后逐渐改半流质，1 个月后可进普食。

7. 做好心理护理。

8. **语言康复训练**

(1)语音训练:腭裂整复术为正确发音创造了解剖条件,但仍须进行一段时间的发音训练,尤其是年龄较大才行手术的病人,因其已经形成一定的腭裂语音习惯。

(2)腭裂整复术后1～2个月开始进行语音训练

第一阶段:主要是练习软腭及咽部的肌肉活动,使其有效地完成"腭咽闭合"动作。常用方法:①腭咽闭合功能的训练;②唇运动功能训练;③舌运动功能训练。

第二阶段:在"腭咽闭合"已基本恢复正常后,可以开始第二阶段的发音练习。①练习单音;②练习单字的拼音;③练习语句,开始讲话。从简单句开始,逐渐过渡到朗读较长的文章,加快速度。

9. **围术期护理**

(1)术前护理:①同唇裂术前准备,全麻患儿按要求禁食、禁水。②喂养训练:指导患儿父母采取正确的喂养方法,用汤匙或唇腭裂专用奶瓶喂养,以适应术后进食方法。③4岁以上可以配合的病人术前一日晚和术晨刷牙后用漱口液漱口,保持口腔清洁。

(2)术后护理:①密切观察患儿生命体征,尤其是患儿的呼吸,血氧饱和度应在95％以上。②观察患儿病情变化,如伤口有无出血、裂开等,如有异常,及时通知医生进行处理。③遵医嘱使用抗生素和解热镇痛药物,注意观察患儿用药后反应。④与患儿家属介绍术后治疗、用药、护理过程中的注意事项。

10. **健康教育**

(1)与患儿家属介绍腭裂相关知识,帮助他们正确认识疾病。

(2)术后2周内流食(使用汤匙或唇腭裂专用奶瓶),逐渐过渡到半流食,4周后可进普食。

(3)遵医嘱复诊,不适随时就诊。

(4)腭裂修复后,还要为恢复功能创造条件,因此,需向病人及其家属说明,尚需进行语音训练,使病人的发音得到逐步完善。

(5)术后3个月建议患儿吹口琴、吹气球等加强腭咽闭合功能。

(李秀娥)

【练习题】

一、名词解释

1. 先天性唇裂

2. 唇腭裂序列治疗

3. 先天性腭裂

二、填空题

1. 唇裂术后第_____天可以拆线。

2. 唇腭裂术后正确的喂养方式是_____。

3. 唇裂患儿行手术治疗,一般情况多应达到"三个十"的标准,即_____、

_____、_____。

4. 腭部在解剖学上分为_____和_____两部分。

5. 腭裂病人的硬腭在形态上主要表现为_____,裂开部位与鼻中隔不相连,造成口鼻腔相通。

6. 腭裂的辅助检查包括_____、_____、_____。

7. 腭裂修复的目的是恢复软腭的长度和恢复正常的_____。

8. 腭裂患儿发生创口裂开或穿孔(腭瘘),一般在术后第_____天左右。

9. 腭裂患儿术后第_____周内流食(使用汤匙或唇腭裂专用奶瓶),逐渐过渡到半流食,4周后可进普食。

三、单项选择题

1. 唇腭裂病人的治疗是

A. 间断治疗　　　　B. 孤立治疗　　　　C. 单一治疗

D. 序列治疗　　　　E. 整体治疗

2. 腭裂患儿语音训练效果起决定性作用的是

A. 医生　　　　B. 护士　　　　C. 语音训练师

D. 家长　　　　E. 相关人员

3. 唇裂术后护理要点不正确的是

A. 避免搔抓创口　　B. 每日擦拭伤口　　C. 术后流质饮食2周

D. 术后5天拆线　　E. 术后进高热饮食

4. 腭裂病人回病房后,应立即

A. 平卧头偏一侧　　B. 清洁创口　　　　C. 吸氧

D. 进少量葡萄糖水　E. 制动

四、多项选择题

1. 唇裂病人的主要症状是

A. 上唇裂开　　　　B. 鼻翼塌陷　　　　C. 发音不清

D. 食物从鼻腔流出　E. 进食困难

2. 唇腭裂序列治疗专家组成员包括

A. 口腔颌面外科专家　B. 整形外科专家　　C. 语音训练师

D. 正畸专家　　　　E. 心理学专家

3. 唇裂患儿常见的护理问题包括

A. 知识缺乏　　　　B. 语言沟通障碍　　C. 呼吸困难

D. 有感染的危险　　E. 有窒息的危险

4. 腭裂患儿常见的护理问题包括

A. 知识缺乏　　　　B. 语言沟通障碍　　C. 有体温升高的危险

D. 有感染的危险　　E. 有窒息的危险

5. 腭裂术后并发症包括

A. 咽喉部水肿　　　B. 口鼻腔瘘　　　　C. 创口裂开

D. 感染　　　　　　E. 术后出血

6. 腭裂术后护理要点包括

A. 注意创口情况　　　　B. 避免搔抓创口　　　　C. 第 5 天开始拆线
D. 进流质半个月　　　　E. 术后 1～2 个月开始进行语音训练

五、案例型思考题

1. 悠悠,女,3 个月,双侧上唇至鼻底完全裂开并伴有腭部裂开,患儿喂养困难,体格消瘦,诊断为"双侧Ⅲ度唇裂、腭裂"。

请思考:

(1)该患儿出现体格消瘦的原因有哪些?

(2)该患儿的治疗方案应是什么?

2. 小赵,男,10 个月,患儿进食后易发生呛咳,经常出现咳嗽、鼻塞、流涕等上呼吸道感染症状,诊断为"先天性腭裂"。

请思考:

(1)患儿行腭裂修复术时,需进行哪些辅助检查?

(2)腭裂患儿修复术后的护理需要注意哪些问题?

附 录 | 练习题参考答案

第一章 眼的应用解剖生理

一、名词解释

1. 黄斑:指视网膜后极部有一直径约 2mm 的浅漏斗状淡黄色小凹陷区。

2. 角巩膜缘:是指角膜和巩膜的移行区形成的环带。

3. 瞳孔:指虹膜中央有一 2.5～4mm 的圆孔。

4. 结膜囊:指结膜与角膜一起在眼球前面形成一个以睑裂为开口的囊状间隙。

5. 视盘:在视网膜上黄斑鼻侧约 3mm 处有一直径约 1.5mm,境界清楚的橙红色圆形盘状结构,是视神经纤维汇集成视神经,向视中枢传递穿出眼球的部位。

二、填空题

1. 眼球　视路　眼附属器

2. 眼球壁　眼球内容物　23.5

3. 虹膜　睫状体　脉络膜

4. 房水　角膜　晶状体　玻璃体

5. 视锥细胞　视杆细胞

6. 角膜　房水　晶状体　玻璃体

7. 后房　前房　schlemm 管　集合管

8. 眼睑　结膜　泪器　眼外肌　眼眶

9. 颈外　颈内

10. 外展　滑车　动眼

11. 上皮细胞层　前弹力层　基质层　后弹力层　内皮细胞层

12. 囊膜　皮质　核

13. 交感神经　散瞳　副交感神经　缩瞳

三、单项选择题

1. C　2. D　3. A　4. E　5. B　6. C　7. E　8. C　9. C　10. A　11. B　12. E

四、多项选择题

1. ABCE　2. ABDE　3. ABCD　4. BCDE　5. ABC　6. CD　7. BCDE　8. ACDE
9. ABCDE　10. BCE

五、案例型思考题

1. 答题要点

(1)生理性眼压的稳定性主要通过房水的产生与排出之间的动态平衡来维持。

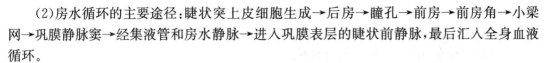

(2)房水循环的主要途径:睫状突上皮细胞生成→后房→瞳孔→前房→前房角→小梁网→巩膜静脉窦→经集液管和房水静脉→进入巩膜表层的睫状前静脉,最后汇入全身血液循环。

2. 答题要点

(1)视路是指从视网膜开始到大脑枕叶视中枢为止的视觉冲动的传导径路。临床上通常指从视神经开始,经视交叉、视束、外侧膝状体、视放射到枕叶视中枢的神经传导径路。

(2)可能是视交叉以后部分的视路出现问题。

第二章 眼科病人的护理概述

一、名词解释

1. 视野:指黄斑注视点以外的视力,亦称周边视力。视野大小是指眼球向前固视时,除看清注视点外,同时所能看到的空间范围。

2. 眼疲劳:用眼后视物模糊、眼球干涩、烧灼感和异物感,眼眶周围不适或酸痛、胀痛,可向头部放射,严重者可有恶心、眩晕和全身不适。

3. 视力:辨别最小物像的能力,反映黄斑中心凹的视觉功能。

4. 暗适应:当眼从强光下进入暗处时,起初一无所见,随后逐渐能看清暗处的物体,这种对光敏感度逐渐增加、并达到最佳状态的过程。

二、填空题

1. 视觉心理物理学检查 视觉电生理检查

2. 黄斑部中心凹的视觉 中心视力

3. 30cm 能辨认的最小

4. 1.0 被检眼 5m 2.5m

5. 视网膜视锥细胞 红绿色觉

6. 直接检眼镜 间接检眼镜

7. 前房角的宽窄与开闭 青光眼

8. 视网膜血管 脉络膜血管

9. 10~21 Tn

10. 结膜充血 睫状充血 混合充血

三、单项选择题

1. D 2. A 3. B 4. D 5. D 6. B 7. B 8. B 9. E 10. A

四、多项选择题

1. AD 2. BC 3. ABDE 4. ACD 5. ABCDE 6. ACE 7. BCDE 8. ACDE

五、案例型思考题

1. 答题要点

(1)角膜完整性检查:可用荧光素钠染色检查法。用消毒玻璃棒蘸无菌的1‰~2‰荧光素钠液或经高压灭菌的荧光素钠滤纸置于下穹隆部结膜上,1~2分钟后观察结果。正常角膜不着色;如角膜上皮损伤、缺损或溃疡,病变区可被染成黄绿色,与不染色区境界分明。

(2)主要护理诊断:①急性疼痛:眼痛 与角膜上皮擦伤有关。②潜在并发症:角膜感染。

2. 答题要点

(1)结膜充血与睫状充血的鉴别如下：

	结膜充血	睫状充血
部位	近穹隆部结膜为主	角巩缘周围为主
深浅	浅	深
颜色	鲜红色	紫红色
血管形态	呈网状、树枝状	呈放射状或轮廓不清
移动性	推动球结膜随之移动	无移动性
血管收缩剂反应	充血可消退、变白	充血稍减、但不变白
分泌物	多有	一般无
充血原因	结膜炎	角膜病、虹膜病、青光眼等

(2)答题要点需要注意：①温度；②冲洗动作；③应反复冲洗；④用具应严格消毒。

第三章 眼睑及泪器病病人的护理

一、名词解释

1. 睑腺炎：睫毛毛囊或其附属皮脂腺、汗腺感染。

2. 睑板腺囊肿：睑板腺特发性无菌性慢性肉芽肿性炎症。

3. 睑内翻：是指睑缘内卷，部分或全部睫毛倒向眼球的一种眼睑位置异常。

4. 湿房：即用透明塑料片或胶片做成锥形空罩覆盖眼上，周围空隙用胶布密封，利用蒸发的泪液保持眼球的湿润。

5. 倒睫：睫毛倒向眼球，刺激角膜和球结膜而引起一系列角膜结膜继发改变的睫毛位置异常。

二、填空题

1. 内睑腺炎 外睑腺炎

2. 皮肤面 平行 结膜面 垂直

3. 沙眼 溃疡性睑缘炎

4. 半卧位

5. 用手指按压泪囊区 泪道冲洗 泪囊内的分泌物

6. 睑结膜面与睑缘垂直

7. 鳞屑性睑缘炎 溃疡性睑缘炎 眦部睑缘炎

8. 卵圆皮屑芽胞菌 屈光不正 视疲劳

9. 鼻泪管狭窄或阻塞 滞留于泪囊内

三、单项选择题

1. C 2. B 3. B 4. C 5. B 6. B 7. A 8. A 9. E 10. D 11. A 12. A 13. E

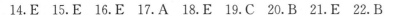

14. E　15. E　16. E　17. A　18. E　19. C　20. B　21. E　22. B

四、多项选择题

1. ACDE　2. ABDE　3. ABDE　4. ABDE　5. ABC　6. ABCD　7. ACE　8. CD
9. ABCD　10. ABCE　11. ABCDE　12. BD　13. ABDE　14. ABCD　15. ACD

五、案例型思考题

1. 答题要点

(1)护理诊断:①舒适改变:溢泪、内眦部位的皮肤浸渍、糜烂、粗糙肥厚及湿疹与慢性泪囊炎有关。②潜在并发症:角膜炎和眼内炎。

(2)主要护理措施

1)舒适护理:①指导正确滴眼药:每日4～6次,每次滴抗生素眼药前,先用手指按压泪囊区或行泪道冲洗,以排空泪囊内的分泌物,利于药物吸收。②冲洗泪道　选用生理盐水加抗生素行泪道冲洗,每周1～2次。③及早治疗沙眼和鼻炎、鼻中隔偏曲等鼻部疾病,预防慢性泪囊炎的发生;积极治疗泪囊炎,可预防角膜炎和眼内炎等并发症的发生。④指导病人及时清洗内眦部位的皮肤,不要使用肥皂水,以免增加对皮肤的刺激。

2)手术病人的护理:做好泪囊鼻腔吻合和鼻内镜下鼻腔泪囊造口术的护理。如果进行泪囊摘除术者,应向病人及家属说明,手术可以消除病灶,但仍可能有泪溢症状存在。

3)健康教育:向病人解释及时治疗慢性泪囊炎及其他相关疾病的重要性。

2. 答题要点

(1)主要护理措施

1)疼痛护理:①仔细观察病人对疼痛反应,耐心听取病人的疼痛主诉,解释疼痛的原因,给予支持与安慰,指导放松技巧。②指导热敷的方法,每日3次,每次15分钟。热敷可以促进局部血液循环,有助于炎症消散和疼痛减轻。热敷时要注意温度,避免烫伤。③指导正确地滴用抗生素眼药水或涂用眼膏的方法。④脓肿形成后,如未溃破或引流排脓不畅者,应切开引流,外睑腺炎应在皮肤面切开,切口与睑缘平行;内睑腺炎则在结膜面切开,切口与睑缘垂直。

2)预防感染护理:①检测体温、血常规,并采集脓液或血液标本送检细菌培养及药物敏感试验。②局部炎症明显并有全身症状或反复发作者,可遵医嘱全身应用抗生素。③合并糖尿病者,应积极控制血糖,按糖尿病常规护理。对顽固复发、抵抗力低下者,如儿童、老人或患有慢性消耗性疾病的病人,给予支持治疗,提高机体抵抗力。

3)健康教育:培养良好的卫生习惯,积极治疗原发病;在脓肿未成熟前,切忌挤压或用针挑刺,以免细菌经眼静脉进入海绵窦,导致颅内、全身感染等严重并发症。

(2)并发症:角膜干燥症、结膜干燥症、暴露性角膜炎。

第四章　结膜病病人的护理

一、名词解释

1. 沙眼:由沙眼衣原体引起的慢性传染性结膜角膜炎。

2. 翼状胬肉:一种向角膜表面生长的与结膜相连的纤维血管样组织,呈三角形,形似翼状。

3. 干眼症:指泪液分泌数量下降或质量改变而导致泪膜功能异常者。

4．泪膜:指通过眼睑瞬目运动,将泪液均匀覆盖于角结膜表面形成的超薄膜。

5．泡性角结膜炎:是以结膜角膜疱疹结节为特征的迟发性过敏反应。

6．结膜炎:当全身或局部的防御能力减弱或致病因素过强时,将使结膜组织发生急性或慢性的炎症。

二、填空题

1. 急性卡他性结膜炎　淋球菌性结膜炎

2. 肠道病毒 70 型

3. 反复发作　季节性　速发型　春夏　自限

4. 除少许活动期病变外,有瘢痕形成

5. 干涩感　异物感　视疲劳

6.1∶5000 的青霉素溶液

7. 脂质层　水样层　黏蛋白层

8. 沙眼衣原体　直接接触眼分泌物或污染物

9. 泪液生成不足型　蒸发过强型

10.18～48 小时　暴发流行

11. 异物感　刺痒感　畏光流泪　少量黏性分泌物

12.7～10 天

三、单项选择题

1．A　2．B　3．B　4．C　5．C　6．E　7．C　8．A　9．E　10．E　11．D　12．D　13．D
14．C　15．E

四、多项选择题

1．ABCDE　2．ABDE　3．ADE　4．AC　5．ACDE　6．BDE　7．ABCDE　8．ABCDE
9．ABCD　10．ABCD　11．ACD　12．ABE

五、案例型思考题

1. 答题要点

(1)护理诊断:①舒适改变:干涩感、异物感　与角结膜缺乏润滑液有关。②焦虑　与担心视力下降有关。

(2)处理原则:鼓励病人坚持用药,常用泪液成分的替代治疗或环孢素 A 滴眼液治疗,必要时行泪小点封闭治疗。

(3)预防:注意用眼卫生,避免长时间阅读和使用电脑等容易产生视疲劳的因素,避免接触烟雾、风尘和空调环境。保持良好的生活习惯,睡眠充足,不熬夜,多喝水,注意饮食调理。

2. 答题要点

(1)护理诊断:①疼痛:眼痛　与结膜炎症累及角膜有关。②潜在并发症:角膜炎症、溃疡、穿孔。③有传播感染的危险　与细菌性结膜炎的传染性有关。

(2)护理计划

1)护理诊断参照第 1 题。

2)护理目标:①自觉疼痛减轻或消失;②无角膜炎症、溃疡、穿孔等并发症发生;③自觉执行消毒隔离措施,未发生交叉感染。

3)护理措施:①结膜囊冲洗,选择合适的冲洗液,动作应轻柔,避免流入健眼等。②遵医嘱留取分泌物,作细菌培养及药物敏感试验。③用药护理。④禁忌包扎患眼,健眼可用眼罩保护。⑤严密观察病情变化,认真听取病人的主诉,做好接触隔离。

(3)接触性隔离措施:①注意洗手和个人卫生,勿用手拭眼、进入公共场所和游泳池;②接触过的用具要及时消毒隔离,用过的敷料要烧毁;③双眼实行一人一瓶,单眼实行一眼一瓶,眼部检查时先查健眼再查患眼;④提倡一人一巾一盆。

第五章　角膜病病人的护理

一、名词解释

1. 角膜移植术:是一种采用同种异体的透明角膜代替病变角膜的手术。

2. 免疫环:角膜溃疡周围抗体与真菌作用,形成灰白色环形浸润。

二、填空题

1. 上皮型角膜炎　神经营养性角膜病变　基质型角膜炎　角膜内皮炎

2. 眼痛　畏光　流泪　角膜浸润　角膜溃疡

3. 去除病因　控制感染　促进愈合　减少瘢痕

4. 浸润期　溃疡形成期　溃疡消退期　愈合期

5. 板层角膜移植术　穿透性角膜移植术

6. 角膜感染　角膜排斥反应

三、单项选择题

1. C　2. E　3. E　4. B　5. B　6. E

四、多项选择题

1. AB　2. BCD　3. ACD　4. AC　5. ABCE　6. ABCE　7. ABCDE　8. ABCDE

9. ABCD

五、思考题

1. 答题要点

(1)该病人的护理诊断为:①疼痛:眼痛。②潜在并发症:角膜溃疡、穿孔、眼内炎等。③感知改变:视力下降。

(2)眼痛的护理措施:①解释疼痛原因,帮助病人转移注意力。②密切观察角膜刺激征、角膜炎症、溃疡等病情变化,根据医嘱留取结膜分泌物送检和药物敏感试验。③保证充分休息、睡眠。提供安静、舒适的环境,病房要适当遮光,避免强光刺激。指导促进睡眠的自我护理方法,如睡前热水泡脚、喝热牛奶、听轻音乐、避免情绪波动等。

(3)为防止角膜溃疡穿孔,护理上要特别注意:①滴眼药动作要轻柔,勿压迫眼球;②多食易消化食物,保持大便通畅,避免便秘,以防增加腹压;③勿用力咳嗽及打喷嚏;④告诫病人勿用手擦眼球;⑤球结膜下注射时,避免在同一部位反复注射,尽量避开溃疡面;⑥深部角膜溃疡,后弹力层膨出者,可加压包扎,配合局部及全身应用降低眼压药物;⑦按医嘱使用散瞳剂,防止虹膜后粘连而导致眼压升高;⑧可用眼罩保护患眼,避免外物撞击。外出应配戴有色眼镜。

2. 答题要点

(1)用药护理:①指导正确用药:使用糖皮质激素眼药水者,要告知病人按医嘱及时用药。停用时,要逐渐减量,不能随意增加使用次数和停用,并告知其危害性。应用散瞳药的病人,外出可戴有色眼镜,以减少光线刺激,并加强生活护理。②树枝状和地图状角膜炎应早期使用有效的抗病毒药,禁用糖皮质激素。③盘状角膜炎,可在抗病毒药物应用基础上,适量应用糖皮质激素药物。常用局部滴眼、涂眼及球结膜下注射。也可选用免疫抑制剂,如环胞霉素眼药水。④对可疑或发生细菌或真菌的合并感染者,应做病原学检查,并进行预防性治疗;加用广谱抗生素眼药水。⑤严重者局部眼药和全身抗病毒药一起使用,注意监测肝肾功能。

(2)健康指导:①嘱病人注意防寒保暖,加强营养,保证休息,避免疲劳和精神过度紧张。②注意饮食调理,避免食用刺激性食物,不宜抽烟饮酒。③鼓励病人参加体育锻炼,增强体质,预防感冒,降低复发率。

(3)角膜移植术病人术前、术后的护理措施

1)术前护理:①术前告知:解释角膜移植手术的必要性;按内眼手术常规做好术前准备。②眼部检查:包括视功能检查、眼压、泪道冲洗检查和结膜、角膜、晶状体和玻璃体检查。③降低眼压:术前半小时开始快速静脉滴注20％甘露醇。④缩瞳:术前手术眼滴1％毛果芸香碱滴眼液,使瞳孔保持在2mm左右。

2)术后护理:①参照内眼术后护理常规。建议戴上硬性眼罩保护术眼,尤其是睡眠或打盹时。②手术24小时后,每天换药。若植片平整,可改用眼垫包扎,至刺激症状基本消退为止;若植片不平整,应适当延长包扎时间。③密切观察病情变化,特别是角膜感染和角膜排斥反应征象。④抗感染、抗排斥反应药物护理。⑤对症处理:如角膜组织愈合不佳者,遵医嘱给予贝复舒眼药水和优乐沛眼凝胶等。⑥嘱病人避免做引起眼压升高的动作,如用力挤眼、低头弯腰等。

第六章　白内障病人的护理

一、名词解释

1. 白内障:是指眼内晶状体出现混浊而影响视力。

2. 虹膜投影:用斜照法检查时,光线投照侧的虹膜阴影投照在深层的混浊皮质上,在该侧瞳孔区内出现新月形投影。

3. 晶状体溶解性青光眼:白内障到达过熟期,液化的晶状体皮质漏到晶状体囊外,皮质沉积于前房角,使眼压升高,导致青光眼。

4. 晶状体过敏性葡萄膜炎:液化的晶状体皮质漏到晶状体囊外,流入前房可引起过敏性葡萄膜炎。

二、填空题

1. 初发期　膨胀期(未成熟期)　成熟期　过熟期

2. 晶状体过敏性葡萄膜炎　晶状体溶解性青光眼

3. 恢复视力　减少弱视和盲的发生

4. 皮质性　核性　囊膜下性

5. 合并年龄相关性皮质性白内障　真性糖尿病性白内障

6. 绕核性白内障

三、单项选择题

1.C 2.E 3.D 4.D 5.A 6.D 7.C 8.D 9.A 10.E

四、多项选择题

1.ADE 2.BDE 3.AD 4.BE 5.ABCE 6.ACDE 7.ABDE

五、案例型思考题

1.答题要点

(1)白内障的手术方法:白内障囊外摘出术(ECCE)、白内障超声乳化吸出术(phacoae-mulsification)、激光乳化白内障吸出术,其中白内障超声乳化吸出术是目前被公认的最安全有效的白内障手术方法之一。

(2)手术后护理措施

1)注意观察术眼有无渗血、分泌物、眼压升高、疼痛等变化。如手术眼突然疼痛、敷料有渗血,可能为伤口出血或裂开;眼痛伴头痛、恶心、呕吐等,可能为眼压升高;眼痛持续疼痛,视力突然下降、流泪、畏光、有较多分泌物可能为感染性眼内炎,应及时通知医生处理。

2)保护术眼,预防感染 眼部包盖眼罩,防止碰撞。注意眼部卫生,避免水进入眼睛。

3)术后矫正方法有框架眼镜、角膜接触镜或人工晶状体植入。

4)健康指导。

2.答题要点

(1)该病人的初步诊断:双眼糖尿病性白内障。

(2)现存的护理诊断有:①感知受损:视力下降 与糖尿病性白内障有关。②潜在并发症:术后感染及出血。③知识缺乏:缺乏白内障相关知识。

第七章 青光眼病人的护理

一、名词解释

1.青光眼:是以眼压异常升高,视功能减退和眼组织的损害,引起视神经凹陷性萎缩、视野缺损为特征的眼病。

2.眼压:是眼球内容物作用于眼球壁的压力。

3.正常眼压性青光眼:眼压在正常范围内,但发生了青光眼典型的视神经萎缩和视野缺损,称为正常眼压性青光眼。

4.高眼压症:眼压超过统计学的正常上限,长期随访观察并不出现视神经损害和视野缺损,称为高眼压症。

5.C/D:又称杯盘比,即视乳头凹陷与视乳头直径的比值。

6.青光眼三联征:角膜后色素沉着、虹膜节段性萎缩及色素脱落、晶状体前囊下点状或片状灰白色混浊斑(青光眼斑),临床上称为青光眼三联征。

二、填空题

1.16mmHg 10~21mmHg

2.5mmHg 8mmHg

3.青光眼斑

4.间歇

5. 减少房水生成

6. 心脏房室传导阻滞　窦性心动过缓　支气管哮喘

7. 0.3　0.6　0.2

8. 婴幼儿型青光眼　青少年型青光眼

9. 12mm

10. 缩瞳剂　碳酸酐酶抑制剂　β-肾上腺能受体阻滞剂　高渗剂　前列腺素衍生物

三、单项选择题

1. B　2. D　3. A　4. C　5. D　6. A　7. C

四、多项选择题

1. ABCDE　2. ACDE　3. ABDE

五、案例思考题

1. 答题要点

(1)该病人用药时应注意

1)缩瞳剂:常用0.5%～2%的毛果芸香碱滴眼液,每次点药后应压迫泪囊区数分钟,观察有无全身中毒反应,如出现恶心、呕吐、流涎、出汗、腹痛、肌肉抽搐等症状,应及时停药,严重者可用阿托品解毒。

2)碳酸酐酶抑制剂:常用乙酰唑胺口服,观察有无口周及手脚麻木,及尿路结石、肾绞痛、血尿及小便困难等副作用,若发生上述症状,应嘱病人停药,并多次少量饮水。

3)β-肾上腺能受体阻滞剂:常用噻吗洛尔滴眼液,注意观察心率变化,对心脏房室传导阻滞、窦性心动过缓和支气管哮喘者禁用。

4)前列腺素衍生物:常用药物有0.005%拉坦前列素、0.004%曲伏前列素滴眼液,每日滴眼1次。常见的不良反应有轻微结膜充血,睫毛变粗加长,虹膜变深。长期用药者可出现眼周皮肤颜色加深。

5)高渗剂:常用20%甘露醇,应快速静脉滴注,最好在半小时内滴完。用药后宜平卧休息,对年老体弱或有心血管疾病者,注意呼吸及脉搏变化,以防发生意外。

(2)急性闭角型青光眼急性发作的相关因素有:情绪激动、暗室停留时间过长、长时间阅读或近距离用眼、过度疲劳和疼痛、局部或全身应用抗胆碱类药物、气候变化、季节更替等,均可直接或间接影响自主神经功能,加重周边虹膜堵塞房角,诱发急性闭角型青光眼。

(3)主要的护理诊断有:①疼痛:眼痛伴偏头痛　与眼压升高有关。②感知受损:视力障碍　与眼压升高致角膜水肿、视网膜及视神经损害有关。③焦虑　与视力下降和担心预后有关。

2. 答题要点

(1)护理诊断主要有:①感知受损:视野改变　与眼压升高、视神经纤维受损有关。②自理能力缺陷　与视神经损害导致视力和视野改变有关。

(2)护理计划

1)护理诊断:①感知受损:视野改变;②自理能力缺陷。

2)护理措施

A. 视野缺损的护理:①观察病人的视野改变情况,鼓励其寻求帮助。②病人常用的物品固定放置;活动的空间尽量宽敞,不设置障碍物,以免绊倒。③做好降眼压药物使用的护理。

B. 健康教育:评估病人对疾病知识的了解程度,有针对性地进行讲解。强调遵医嘱坚持用药和按时复诊的重要性,以了解眼压和视功能变化,及时调整治疗方案。

3)护理目标:①视野不再缩小;②生活能完全自理或自理能力提高。

第八章 葡萄膜、视网膜和玻璃体病病人的护理

一、名词解释

1. 视网膜脱离:是指视网膜的神经上皮层和色素上皮层之间的脱离。

2. Tyndall 现象:混浊的前房水内可见浮游的炎症细胞,称 Tyndall 现象,为虹膜睫状体炎活动期的体征。

3. 黄斑裂孔:是指黄斑的神经上皮层局限性全层缺损。

4. 角膜后沉着物(KP):虹膜睫状体炎症时由于血—房水屏障功能破坏,房水中进入大量炎症细胞和纤维素,沉积于角膜后表面。

二、填空题

1. 消失 存在

2. 虹膜后粘连

3. 裂孔最高位

4. Ⅲ

5. Ⅳ

6. 手术封闭裂孔

7. 突然发生一眼无痛性视力丧失 视野某一区域突然出现遮挡

三、单项选择题

1. B 2. C 3. C 4. E 5. C

四、多项选择题

1. ABCE 2. ABCDE 3. ABCDE 4. ABCD

五、案例型分析题

1. 答题要点

(1)该病人的护理诊断是:①知识缺乏;②感知受损;③焦虑。

(2)该病人手术前后的护理措施

1)手术前护理:①术眼充分散瞳,详细查明视网膜脱离区及裂孔是关键。②安静卧床,并使裂孔区处于最低位,减少视网膜脱离范围扩大的机会。

2)手术后护理:①体位护理:包扎双眼,安静卧床休息1周。玻璃体注气或注油病人,使裂孔处于最高位。指导病人正确卧位的方法,同时做好舒适护理。②眼部疼痛护理:了解疼痛性质、程度、伴随症状,评估疼痛原因:术后当天疼痛多为手术眼肌牵拉或高眼压症;手术注入气体、硅油也可使眼压升高、眼部疼痛;巩膜环扎手术病人也会明显眼痛。眼痛病人可及时给予止痛药或降眼压药,必要时适当放气。③药物治疗的护理:术后患眼散瞳至少持续1个月。④病情观察:观察头痛、眼痛,监测视力、眼压情况。

2. 答题要点

(1)治疗要点:糖尿病性视网膜病变的根本治疗是严格将血糖控制在正常或接近正常的

191

水平。眼部治疗早期主要采取口服药物如导升明、多贝斯、递法明等,可改善局部微循环,严重病例可行全视网膜光凝治疗或玻璃体切割手术治疗。

(2)健康教育:①向病人或家属传授糖尿病和糖尿病视网膜病变的预防和治疗知识,强调控制血糖的意义。向病人介绍饮食治疗的目的、意义及具体措施,并监督落实。②指导病人按医嘱用药并定期复查眼底,发现异常及时治疗。③告知病人如出现眼痛、头痛、雾视、虹视、视力突然下降,可能是新生血管性青光眼的发生,应立即来院就诊。

第九章　眼外伤病人的护理

一、名词解释

1. 眼外伤:机械性、物理性和化学性等因素直接作用于眼部,引起眼结构和功能的损害,统称为眼外伤。

2. 眼化学伤:是指化学物品的溶液、粉尘或气体接触眼部,引起的眼部损伤,也称眼化学性烧伤。

3. 交感性眼炎:指穿通性外伤眼或眼内手术眼,在经过一段时间的肉芽肿性(非化脓性)全葡萄膜炎后,另一眼也发生同样性质的全葡萄膜炎。

二、填空题

1. 机械性和非机械性眼外伤　非机械性
2. 半卧位
3. 争分夺秒地在现场彻底冲洗眼部
4. 凝固　溶解　碱
5. 房角后退
6. 角膜穿通伤　角巩膜穿通伤　巩膜穿通伤
7. 中
8. 3~8

三、单项选择题

1. B　2. A　3. B　4. D

四、多项选择题

1. ACDE　2. ABCE　3. ABCDE

五、案例型思考题

1. 答题要点

(1)主要护理诊断有:①组织完整性受损:角膜组织受损。②感知受损:视力下降。③疼痛:眼痛。④恐惧。⑤潜在并发症:睑球粘连、眼睑外翻或内翻、结膜干燥症、角膜溃疡、虹膜睫状体炎、继发性青光眼、并发性白内障、眼球萎缩等。

(2)眼化学烧伤的紧急处理原则:立即就地取材,用大量清水或其他水源反复冲洗,至少30分钟。冲洗时应翻转眼睑,转动眼球,暴露穹隆部,特别是结膜囊内的化学物质彻底洗出。送至医疗单位后,根据时间的早晚也可再次冲洗并检查结膜囊内是否还有异物存留。详细询问病人眼化学烧伤的时间、致伤物质的名称、浓度、量及眼部接触时间,并询问病人是否进行过现场冲洗,如未冲洗或冲洗不彻底,应给予彻底冲洗。

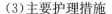

（3）主要护理措施

1）角膜损伤的护理：①急救护理：现场就地取材用大量清水彻底眼部冲洗，能将烧伤造成的损伤减低到最小程度。如是石灰石溅入眼内，先用镊子夹取石灰石块，再行冲洗。冲洗时，护士应翻转病人上眼睑，暴露穹隆部，同时嘱病人转动眼球，反复冲洗至少30分钟。病人到医院后，注意观察结膜囊内是否还有异物存留，继续冲洗，将化学物质彻底洗出。②详细询问受伤经过，致伤物质的名称、浓度、量、眼部接触时间，及当时的处理情况等。③角膜上皮损伤一般经24小时即可恢复，可涂抗生素眼膏并包扎。角膜损伤严重需做角膜移植手术者，护理参照角膜移植手术护理常规。

2）视力障碍的护理：密切观察并记录病人的视力状况，观察眼睑、结膜、角膜、眼内组织结构损伤进展，监测眼压变化。

3）眼痛病人的护理：疼痛明显时，遵医嘱应用止痛剂，并观察和记录止痛效果。

4）心理护理：眼化学伤直接影响病人的视功能及眼部外形，病人一时很难接受，多有焦虑及悲观心理，应耐心向病人解释病情及治疗情况，消除病人的恐惧感，使病人情绪稳定，配合治疗。

5）预防并发症的护理：①严密观察视力的变化，观察眼睑、结膜、角膜及眼内组织结构的变化。②对睑球粘连者，指导家属用玻璃棒分离睑球粘连区或安放隔膜，并涂大量抗生素眼膏。

6）健康教育：①加强安全防护，配备防护眼镜，进行安全生产教育，严格操作规程。②介绍眼化学伤的急救知识。

2. 答题要点

（1）主要护理诊断：①有视力下降的危险。②疼痛：眼痛。③焦虑。④有感染的危险。

（2）主要护理措施

1）视力下降的护理：①眼睑水肿及皮下淤血者，通常数日至2周逐渐吸收，早期可指导病人冷敷，促进吸收。②单纯的结膜水肿、球结膜下淤血及结膜裂伤者，应用抗生素眼药水预防感染。③角膜上皮擦伤者涂抗生素眼膏，通常24小时即可愈合，角膜基质层水肿者选用糖皮质激素治疗。④外伤性虹膜睫状体炎者应用散瞳剂、糖皮质激素点眼或涂眼。⑤前房积血、视网膜出血者，应取半卧位休息，按医嘱适当应用镇静剂和止血剂，不散瞳也不缩瞳；如眼压升高，应用降眼压药物；密切注意眼压变化和每日积血吸收情况。⑥视网膜震荡与挫伤，按医嘱服用皮质类固醇、血管扩张剂、维生素类及止血药物。脉络膜破裂无特殊处理，早期应卧床休息。⑦告诉病人眼压升高的影响因素，鼓励多进食富含纤维素、易消化的软食，保持大便通畅，避免用力排便、咳嗽及打喷嚏。

2）眼痛的护理：评价疼痛，监测眼压，如眼压高，及时遵医嘱给予降眼压药物，必要时给予止痛药物。

3）心理护理：眼外伤多为意外损伤，直接影响视功能和眼部外形，病人一时很难接受，多有焦虑及悲观心理，应给予心理疏导，使病人情绪稳定，配合治疗。

4）预防创口感染的护理：①密切观察创口有无渗血，疼痛加重，眼内分泌物增加和视力下降等症状。②换药、滴眼药时严格执行无菌操作，保持创口干燥。③向病人及家属讲解有关的护理常识，保持个人卫生，禁止用手或不干净的物品揉眼。

5）手术病人护理：按眼科手术护理常规，做好手术病人护理。

6)健康教育:①加强安全生产与生活教育,建立健全生产安全制度,改善劳动条件和环境,预防眼外伤的发生。②嘱病人保持健康心态,积极配合治疗。

第十章　斜视及弱视病人的护理

一、名词解释

1. 共同性斜视:是指双眼轴分离,并且在向各方向注视时,偏斜度均相同的一类斜视。

2. 弱视:是指在视觉发育期间,由于各种原因引起的视觉细胞有效刺激不足,导致单眼或双眼最佳矫正视力低于其年龄段正常值,而眼部无明显器质性病变的一种视觉状态。

3. 拥挤现象:即对单个字体的识别能力比对同样大小但排列成行的字体的识别能力要强。

4. 第一斜视角:健眼固视时,斜视眼的偏斜角度。

5. 麻痹性斜视:是由于病变累及眼外肌运动神经核、神经或肌肉等结构而致的眼位偏斜,又称为非共同性斜视。

二、填空题

1. 共同性斜视　非共同性斜视(麻痹性斜视)

2. 大于

3. 遮盖性弱视

三、单项选择题

1.B　2.B　3.A　4.C　5.D　6.B　7.A　8.B　9.E　10.B

四、多项选择题

1.ABDE　2.ABE　3.ABCD　4.ACDE　5.ABCE　6.ABCD

五、案例型思考题

1. 答题要点

(1)该患儿还需要做的检查包括:视力检查、散瞳验光、眼球运动功能检查等。

(2)该患儿还存在共同性斜视,经眼位及眼球运动检查可确诊。

(3)护理措施

1)心理护理:①鼓励病人表达形象改变的心理感受和生活影响。通过沟通交流,使病人感受到护士对他的关心、尊重的态度,并及时提供或使其家属同时提供支持。②帮助病人及家属正确认识疾病带来的形象改变,教授相关技能,提高病人及家属适应自我形象改变的能力。③详细介绍视功能训练和有关治疗、手术知识,增强病人及家属治疗信心。

2)手术护理:①按眼科手术常规护理。成人共同性斜视只能手术改善外观,要做好耐心细致的解释工作。②为评估术后发生复视的可能性,需做三棱镜耐受试验或角膜缘牵引缝线试验。如可能发生融合无力性复视者,一般不宜手术。③术后双眼包扎,使手术得到充分休息,防止肌肉缝线因眼球转动而被撕脱。告诉患儿及家属不要自行去掉健眼敷料,或自行观察矫正情况。④认真观察手术后病人有无恶心呕吐,指导减轻恶心感的方法,如舌尖抵着硬腭等,以缓解症状。严重者遵医嘱给予肌肉注射止吐药物,并解释由于手术牵拉眼肌引起,不必惊慌。⑤密切观察术后感染症状,如发现分泌物增多,应报告医生,去除敷料,戴针孔镜,并嘱病人自行控制眼球运动,以防缝线撕开。⑥术后根据医嘱,继续进行弱视及正位视训练,以巩固和提高视功能。

3)健康教育:①向患儿家属介绍斜视知识,斜视治疗效果与治疗年龄直接有关。斜视手术不只为了矫正眼位、改善外观,更重要的是建立双眼视功能。手术时机应不晚于6～7岁。②指导患儿及家属配合训练,力争早日建立正常的双眼视功能。矫正屈光不正:内斜视伴远视、外斜视伴近视或散光应全部矫正。配合弱视治疗或正位视训练。③做好散瞳检查解释和护理,如果使用阿托品散瞳,病人在用药后会感觉畏光、视近模糊,约3周后视力恢复。

2. 答题要点

(1)治疗要点:开始治疗越早,效果越好。基本原则为精确验光配镜和遮盖优势眼,遮盖优势眼须遵医嘱,注意复诊时间。以光学药物疗法、后像疗法、海丁格刷等治疗弱视,对病因消除后,药物治疗半年以上无效者,可考虑手术治疗。

(2)视力训练方法:①常规遮盖疗法:做好解释:利用遮盖视力较好一眼,即优势眼,消除双眼相互竞争中优势眼对弱视眼的抑制作用,强迫弱视眼注视,同时使大脑使用被抑制眼,提高弱视眼的固视能力和提高视力,这是目前弱视患儿最有效的治疗方法。②后像疗法:指平时遮盖弱视眼,治疗时盖健眼,用强光炫耀弱视眼(黄斑中心凹3°～5°用黑影遮盖保护),再在闪烁的灯光下,注视某一视标,此时被保护的黄斑区可见视标,而被炫耀过的旁黄斑区则看不见视标。每天2～3次,每次15～20分钟。③压抑疗法,是利用过矫或欠矫镜片或睫状肌麻痹剂抑制健眼看远和(或)看近的视力;视觉刺激疗法(光栅疗法);红色滤光胶片疗法等。

第十一章　屈光不正病人和老视的护理

一、名词解释

1. 老视:又称老花,指随着年龄增加,调节日益减退,近距离阅读或工作感觉困难的现象。

2. 近视眼:指眼在调节静止状态下,平行光线经眼的屈光系统聚焦后,焦点落在视网膜之前,在视网膜上形成一个弥散环,所以看远处目标模糊不清。

二、填空题

1. 渐变多焦点

2. 最低度数、凹透镜

3. 凸透

4. 角膜屈光手术、眼内屈光手术、巩膜屈光手术

5. 睫状肌麻痹　凸透镜

三、单项选择题

1. E　2. D　3. B　4. D　5. C　6. E　7. D　8. D　9. C　10. E　11. E

四、多项选择题

1. ABC　2. ACD　3. ABDE　4. ABDE　5. CDE　6. AE

五、案例型思考题

1. 答题要点

(1)治疗原则是降低过强的眼屈光力,使其与眼轴长度相适应,光线聚焦于视网膜上。

(2)护理措施:①向病人及家长解释近视视力矫正的重要性及可能的并发症。纠正"戴眼镜会加深近视度数"的错误认知。②养成良好用眼习惯,姿势端正,眼与读物距离保持25~30cm,不在乘车、走路或卧床情况下看书,用眼1小时后应休息10分钟左右并远眺,使调节得以松弛。③教室明亮,照明应无眩光或闪烁,黑板无反光,桌椅高度合适,使眼与读物保持适当的距离,勿在阳光照射或暗光下阅读或写字。④定期检查视力,如有异常及时矫治。⑤每天要有一定时间段户外活动,加强锻炼,增强体质,使眼和全身均能正常发育。

2. 答题要点

(1)王大爷需要重点做裂隙灯和眼底镜检查,排除白内障和眼底病变后,重新验光试戴老花镜。

(2)了解老视者工作性质和阅读习惯,选择合适的镜片,使阅读保持持久的清晰和舒适,缓解视疲劳症状。戴近用的凸透镜,镜片的屈光度依年龄和原有的屈光状态而定,一般规律是:①原为正视眼者,45岁配戴+1.00D;50岁配戴+2.00D;60岁为+3.00D。②非正视眼者,所需戴老视眼镜的屈光度数为上述年龄所需的屈光度与原有屈光度的代数和。渐变多焦点镜能满足远、中、近不同距离的视觉需求。

第十二章 盲和低视力的康复及护理

一、名词解释

1. 盲:指双眼中视力较好眼的最佳矫正视力低于0.05或视野<10°者。

2. 低视力:指一个病人即使经过治疗或标准的屈光矫正后仍有功能性损害,其视力<6/18(0.3)到光感,或视野半径<10°,但其仍能应用或有潜力应用视力去做或准备做各项工作。

二、填空题

1. 白内障 沙眼 儿童盲 屈光不正和低视力 角膜病 青光眼 糖尿病性视网膜病变

2. 光学性助视器 非光学性助视器

3. 远用助视器 近用助视器

4. 手术 抗生素 清洁脸部 改善环境

三、单项选择题

1. D 2. E 3. B 4. B 5. C 6. B 7. A 8. B 9. C

四、多项选择题

1. ABCD 2. AC 3. ABCDE

五、问答题

1. 答题要点 低视力康复训练方法:指导助视器使用,最大程度提高残存视力。对儿童低视力病人,早发现、早治疗、早训练非常重要。

助视器分为两大类,即光学性助视器和非光学性助视器。光学性助视器又分远用和近用两种。前者包括望远镜系统,可以使低视力病人看清远、中距离目标,后者常用的有立式放大镜、手持放大镜等,近年新发展出非光学性助视器包括电子助视器,主要是闭路电视(CCTV)系统。

2. 答题要点　常见低视力和盲的病因有白内障、沙眼、儿童盲、屈光不正和低视力、角膜病、青光眼。

第十三章　耳鼻咽喉的应用解剖生理

一、名词解释

1. 螺旋器:又名 Corti 器,位于膜蜗管内基底膜上,是听觉感受器。

2. 咽鼓管:为沟通鼓室与鼻咽部的管道,起自鼓室前壁,向内、前、下斜行达鼻咽侧壁的咽鼓管咽口。

3. 鼻阈:鼻前庭皮肤与固有鼻腔黏膜交界处有一弧形隆起称鼻阈。

4. 利特尔区(Little area):鼻中隔最前下部黏膜下动脉血管汇聚成丛,是鼻出血的好发部位,又称易出血区。

5. 窦口鼻道复合体:中鼻甲及中鼻道附近的区域称为鼻道窦口复合体。

6. 咽峡:系由上方腭垂和软腭游离缘、下方舌背、两侧腭舌弓和腭咽弓共同构成的环行狭窄部分。

7. 声门裂:双侧声带张开时,出现一等腰三角形裂隙,称声门裂,为喉腔最狭窄处。

二、填空题

1. 耳廓　外耳道

2. 鼓室　鼓窦　乳突　咽鼓管

3. 椭圆囊　球囊　膜蜗管　膜半规管

4. 外　紧张　松弛

5. 前庭　视觉　本体感觉　前庭

6. 外鼻　鼻腔　鼻窦

7. 上鼻甲　中鼻甲　下鼻甲　上鼻道　中鼻道　下鼻道

8. 上颌窦　前组筛窦　额窦　中鼻道　后组筛窦　蝶窦　上鼻道　蝶筛隐窝

9. 呼吸道　消化道　鼻咽　口咽　喉咽

10. 腺样体　咽鼓管扁桃体　腭扁桃体　咽侧索　咽后壁淋巴滤泡　舌扁桃体

11. 声带　声门上区　声门区　声门下区

12. 软骨　肌肉　韧带　纤维组织　黏膜

三、单项选择题

1. B　2. D　3. A　4. B　5. C　6. D　7. E　8. C　9. A　10. B　11. B　12. C　13. E　14. B

四、多项选择题

1. ABCD　2. AB　3. BC　4. ABE　5. ABD　6. ABCDE　7. ABCDE　8. ACDE　9. ABCDE　10. ACDE

五、案例型思考题

1. 答题要点

(1)声音通过空气传导和骨传导传入内耳,在正常情况下以空气传导为主。空气传导:声波从外耳道经听骨链至前庭窗,镫骨底板振动激动内耳外、内淋巴液波动,引起基底膜振动,使其上的螺旋器毛细胞受到刺激而感音、产生神经冲动,经听神经传到听觉中枢。骨传导:即声波直接振动颅骨,使外、内淋巴波动,激动耳蜗的螺旋器产生听觉。

(2)由于鼓膜损伤,其有效振动面积减小,鼓膜的增压效应减低,传入内耳的声能减弱,因此出现听力下降。

2. 答题要点

(1)咽黏膜下淋巴组织丰富,彼此有淋巴管相通,较大淋巴组织团块呈环状排列称咽淋巴环,由腺样体、咽鼓管扁桃体、腭扁桃体、咽侧索、咽后壁淋巴滤泡及舌扁桃体构成内环;内环淋巴流向颈部淋巴结,后者之间又互相交通,自成一环,称外环,主要由咽后淋巴结、下颌角淋巴结、颌下淋巴结、颏下淋巴结等组成。

(2)当咽部感染和恶性肿瘤不能被内环的淋巴组织所局限时,可扩散或转移至相应的外环淋巴结,引起相应的淋巴结肿大。

3. 答题要点

(1)以声带为界,喉腔可分为声门上区、声门区和声门下区。

(2)婴幼儿声门下区黏膜下组织疏松,炎症时容易发生肿胀,常引起喉阻塞。

第十四章　耳鼻咽喉科病人的护理概述

一、名词解释

1. 眩晕:是自身与周围物体的位置关系发生改变的主观上的错觉,大多由外周前庭病变引起,表现为睁眼时周围物体旋转,闭眼时自身旋转,多伴有恶心、呕吐、出冷汗等自主神经功能紊乱现象。

2. 吞咽困难:是指吞咽费力,食物通过口、咽和食管时有梗阻感,吞咽时间延长甚至不能咽下食物。

3. 鼻塞:指鼻通气不畅,常见于鼻及鼻窦疾病。可表现为单侧或双侧鼻塞,持续性、间歇性、交替性鼻塞或进行性加重。鼻塞根据其严重程度可分为轻度鼻塞:仅在有意识吸气时感到呼吸不畅,中度鼻塞:感觉通气不畅明显,有时需张口呼吸,重度鼻塞:完全需张口呼吸。

二、填空题

1. 外耳　中耳　耳蜗　耳蜗以后

2. 主观性　客观性

3. 水样

4. 4 天

5. 功能障碍性　梗阻性　麻痹性

三、单项选择题

1. E　2. C　3. A　4. C　5. C　6. E　7. C　8. D　9. B　10. A　11. D　12. C　13. B　14. B　15. A　16. A　17. D　18. C　19. B　20. D　21. C　22. D　23. E　24. D　25. A　26. A　27. D　28. D　29. B　30. C

四、多项选择题

1. BCE　2. AB　3. ABCD　4. BCDE　5. BCE　6. ABE　7. AC　8. ACE　9. BCDE　10. ABCDE　11. AB　12. ABCD　13. CDE　14. ABCDE　15. ABDE　16. ABDE

17. ACDE　18. BCDE　19. ABCD　20. ACDE

五、案例型思考题

答题要点

(1)重点注意观察鼻腔渗血情况,嘱病人如后鼻孔有血液流下,一定要吐出,以便观察出血量,并防止血液进入胃内,刺激胃黏膜引起恶心呕吐。24 小时内可用冰袋冷敷鼻部。如出血较多时按医嘱使用止血药,床旁备好鼻止血包和插灯。叮嘱不要用力咳嗽或打喷嚏,以免鼻腔内纱条松动或脱出而引起出血。若有鼻腔填塞纱条,第二天开始滴液状石蜡以润滑纱条。一般手术后 24 小时或 48 小时抽出鼻内填塞物,嘱其在抽取前适当进食。

(2)教会病人如果想打喷嚏,可用手指按人中、做深呼吸或用舌尖抵住硬腭以制止或减轻喷嚏。

第十五章　耳科病人的护理

一、名词解释

1. 外耳道疖:是外耳道皮肤毛囊或皮脂腺的局限性化脓性感染。

2. 分泌性中耳炎:是以听力下降及鼓室积液为主要特征的中耳非化脓性炎性疾病。

3. 胆脂瘤:非真性肿瘤,是因鼓膜、外耳道的上皮经穿孔向中耳腔生长堆积成的囊性结构,囊内充满脱落上皮、角化物质和胆固醇结晶,故称为胆脂瘤。

4. 梅尼埃病:是以膜迷路积水为基本病理特征的内耳疾病。

5. 传导性耳聋:是由于在声音传导径路上外耳道或中耳的病变所导致进入内耳的声能减弱。

二、填空题

1. 挖耳　剧烈耳痛　按压耳屏或牵拉耳廓时疼痛加剧

2. 清除中耳积液　改善中耳通气引流功能　积极治疗鼻咽或鼻腔疾病

3. 消除病灶　通畅引流　控制感染　消除病因

4. 反复耳流脓　鼓膜穿孔　听力下降　单纯型　骨疡型　胆脂瘤型　骨疡型　胆脂瘤型

5. 发作性眩晕　波动性耳聋　耳鸣　耳胀满感　调节自主神经功能　改善内耳微循环　减轻迷路积水

6. 尽早施行乳突根治手术　彻底清除病变组织以预防并发症

三、单项选择题

1. D　2. B　3. E　4. B　5. D　6. D　7. D　8. C

四、多项选择题

1. ABC　2. ABD　3. ACDE　4. ABDE　5. AE　6. ABCDE　7. ABCD

五、思考题

1. 答题要点

(1)主要诊断有:①感知改变:听力下降　与中耳负压及积液有关;②舒适改变:耳鸣、耳痛、耳闷胀感　与咽鼓管阻塞有关;③知识缺乏:分泌性中耳炎防治知识缺乏。

(2)主要护理措施

1)听力下降与耳部不适的护理:①遵医嘱使用滴鼻液并指导正确方法。②配合医生行鼓膜穿刺抽液,多次穿刺无效的严重病例或积液呈胶冻状者,可作鼓膜切开术或鼓室置管术。

2)健康教育:①指导病人掌握正确滴鼻、擤鼻方法。行鼓膜切开未愈或鼓室置管期间,避免耳内进水。②加强身体锻炼,增强体质,防止感冒,忌饮酒及辛辣刺激性食物,以保护上呼吸道黏膜抵抗力。③儿童患本病易被忽视,对 10 岁以下儿童定期进行声导抗筛选试验。④积极防治鼻、鼻咽部及邻近器官疾患。

2. 答题要点

(1)感染途径以咽鼓管途径最常见。婴幼儿吸乳位置不当,如平卧吮奶,乳汁亦可经宽而短的咽鼓管流入中耳。

(2)主要诊断及护理措施有:①疼痛:耳痛。护理:倾听病人主诉,疼痛剧烈及时通知医生;观察耳道分泌物的颜色、性质、量及气味,遵医嘱正确使用滴耳液和滴鼻液,耳内禁用粉剂。②体温过高。护理:密切观察体温变化,遵医嘱全身应用抗菌药物控制感染,遵医嘱使用退热药。③感知改变:听力下降。护理:注意评估病人听力改善情况,及时与医生沟通;鼓膜穿孔长期不愈,可行鼓膜修补术改善听力。应做好术前准备和术后护理。④知识缺乏。健康教育:向病人及家属解释本病原因与治疗原则,使之能积极配合治疗防止病情迁延;指导病人掌握正确滴鼻、滴耳及擤鼻方法;行鼓膜修补术者应避免用力擤鼻及咳嗽,防止修补片脱落;指导婴幼儿家长正确哺乳姿势;加强身体锻炼,增强体质,忌饮酒及辛辣刺激性食物。

3. 答题要点

(1)胆脂瘤型。

(2)耳源性并发症从颅外和颅内两方面进行回答。处理原则:乳突手术清除病灶和通畅引流为主,早期全身应用足量、有效的抗生素控制感染和对症支持治疗为辅。

4. 答题要点

(1)主要护理诊断有:①舒适受损:眩晕、恶心与膜迷路积水有关。②感知改变:听力下降与膜迷路积水有关。

(2)主要护理措施

1)舒适护理:①发作期:嘱病人卧床休息,并保持环境安静舒适,光线稍暗;给予低盐饮食;观察发作时病人意识、生命体征等,注意眩晕发作的持续时间、次数及伴发症状;加强安全措施以防坠床;病人下床时注意搀扶病人,防止跌倒。②遵医嘱正确用药,观察用药后反应,特别是长期使用利尿剂病人,要监测水电解质变化。

2)健康教育:①解释眩晕发作时的护理,通常经安静休息和治疗后症状可得到控制。②指导病人平时保持良好心态,生活和工作有规律,劳逸适当,有充足睡眠,饮食清淡,避免烟、酒和浓茶。③告知病人及家属,眩晕频繁发作时不宜单独外出,不宜从事驾驶职业或高空作业等,避免发生意外。

第十六章　鼻科病人的护理

一、名词解释

1. 变应性鼻炎:是变态反应性鼻炎的简称,亦称过敏性鼻炎。是特应性个体接触致敏原后由 IgE 介导的、以炎性介质(主要是组胺)释放为开端的、有免疫活性细胞和促炎细胞以及细胞因子等参与的鼻黏膜慢性炎症反应性疾病。分常年性变应性鼻炎和季节性变应性鼻炎(花粉症)两种。

2. FESS:称为功能性鼻内镜鼻窦手术,是将传统的根治性或全部刮除鼻窦内黏膜的破坏性手术,转变为在彻底清除病变的基础上,尽可能保留鼻腔及鼻窦的正常黏膜和结构,促使鼻腔、鼻窦黏膜的形态和生理功能恢复的功能性手术。

二、填空题

1. 常年性　季节性Ⅰ型变态反应
2. 鼻痒　阵发性喷嚏　大量清水样鼻涕　鼻塞
3. 解除病因,控制感染和预防并发症,解除鼻腔、鼻窦引流和通气障碍
4. 24～48　分次
5. 促进鼻窦引流　并使药液通过负压置换入窦腔内　排脓抗炎
6. 间歇　交替　持续
7. 鼻窦黏膜的急性化脓性　少于12周
8. 鼻窦黏膜的慢性化脓性　超过12周
9. 慢性鼻窦炎不伴鼻息肉　慢性鼻窦炎伴有鼻息肉

三、单项选择题

1. E　2. B　3. A　4. A　5. D　6. C　7. A　8. C　9. B　10. A　11. E

四、多项选择题

1. ABCDE　2. BCD　3. ABCDE　4. ABDE　5. ABCDE　6. ABC　7. CDE

五、案例型思考题

1. 答题要点

(1)慢性鼻炎分为慢性单纯性鼻炎和慢性肥厚性鼻炎两种类型。

(2)主要护理诊断有:①感知受损:嗅觉减退　与慢性鼻炎鼻腔黏膜肿胀、分泌物增多有关。②知识缺乏:缺乏慢性鼻炎防治知识。

主要护理措施有:

1)嗅觉减退的护理:①对减充血剂敏感者:指导正确的滴鼻方法:紧压一侧鼻翼,轻轻擤出对侧鼻腔的分泌物,或将鼻涕吸入咽部后吐出。选用合适的滴鼻剂,如用0.5%(儿童)或1%麻黄碱液滴鼻,1日3次。②对减充血剂不敏感者:可选用下鼻甲硬化剂注射法、激光疗法、冷冻疗法、微波等。③对拟行手术治疗者,配合医生做好围术期护理。

2)知识缺乏的护理:①指导病人重视慢性鼻炎的治疗及掌握正确的擤鼻、鼻腔滴药方法,防止滥用减充血剂滴鼻。②向病人介绍本病的预防措施,加强劳动防护、注重个人保护。在有粉尘的环境中,工作时应戴口罩及面具等防护器具,尽量避免接触有害气体及物质;气温急剧变化应注意降温保暖;改变吸烟、酗酒等不良嗜好等。③建议病人进行适当体育锻炼,预防感冒,并积极治疗鼻腔疾病及全身疾病。

2. 答题要点

(1)分类:变应性鼻炎分常年性和季节性两种类型。

病因:变应性鼻炎的发病与遗传及环境密切相关,病人多为特应性个体,变应原是诱发本病的直接原因,主要为吸入物,其次是食物。季节性变应性鼻炎主要由树木、野草和农作

物在花粉播散季节播散到空气中的植物花粉引起。常年性变应性鼻炎主要由屋尘、螨、真菌、羽毛、动物皮屑等引起。

发病机制:本病发病机制属Ⅰ型变态反应。

(2)健康教育内容:①正确指导病人适当休息和睡眠、科学的起居与饮食,熟悉环境、饮食与疾病的有关知识。花粉播散季节,病人外出时应戴口罩,尽可能不接近树木、野草和农作物。②采用免疫疗法时,应注意必须连续、长期进行,才能显效。

3. 答题要点

(1)鼻出血的病因大致可分为局部因素和全身因素两类。

局部因素:外伤、炎症、肿瘤、鼻中隔病变、鼻腔异物等。

全身因素:凡能引起动脉或静脉压力增高、血管张力改变和凝血功能障碍的全身性疾病,均可引起鼻出血。

处理原则:镇静,局部止血,病因治疗。

(2)护理措施

1)心理护理:①热情接待和安慰病人及家属,告诉其紧张恐惧会加重出血,嘱其尽量放松心情,安心接受治疗。遵医嘱给予镇静剂。②在实施治疗措施前,应向病人交代注意事项、目的、意义,以缓解其紧张焦虑心理。

2)鼻出血的护理:①指导简易止血方法　指压止血法:用手指用力将鼻翼压向鼻中隔10～15分钟;冷敷鼻部、前额及后颈;鼻腔填塞法:用消毒的纱条或棉花等填塞在鼻腔内。②取坐位或半卧位,疑有休克者取平卧头低位,保持安静环境,利于病人休息。③严密观察病情,记录血压、脉搏及出血等情况。④保持鼻填塞物的正确位置,避免咳嗽、喷嚏、可做深呼吸,用舌顶上腭,以免填塞物脱落;需观察咽后壁有无血液流下,填塞物是否松动脱落,尽量避免打喷嚏。⑤少量出血时嘱病人将口中血液吐到痰杯中,勿吞下,以免血液刺激胃部黏膜引起呕吐,并影响正确估计出血量。如发现鼻腔大出血、休克等症状,应立即报告医生并积极配合抢救,迅速准备止血所需的器械、药品及敷料。⑥鼻腔填塞物期间,每天用液状石蜡滴鼻4～6次,滑润纱条,以免纱条抽出时发生出血和疼痛。⑦鼻腔填塞物可在24～48小时后分次取出,碘仿纱条可适当延长留置时间,填塞物取出后注意勿用力挖鼻、擦鼻。⑧遵医嘱应用止血剂、维生素 C、维生素 K、维生素 P、输液或输血等。⑨了解出血原因,积极治疗原发病。长期慢性鼻出血者,应纠正贫血。

3)嗅觉减退的护理:①双侧鼻腔填塞者应加强口腔护理,口唇涂液状石蜡或敷以湿纱布,多饮水或含服喉片。②注意观察有无中耳炎、鼻窦炎等,遵医嘱给予抗菌药物治疗。③根据病情抽取鼻腔填塞物。

健康教育:①告知病人勿将血液咽下,避免刺激胃黏膜引起恶心、呕吐。②培养个人良好的卫生习惯,保持口腔清洁,坚持每餐后温水漱口;不用手或硬物掏鼻腔,切忌用力捏鼻。③多饮水,清淡饮食,鼓励多食蔬菜水果,保持大便通畅。④高血压病人应遵医嘱规律服药,保持良好心态,避免情绪激动。⑤保持适当的活动,避免重体力工作。⑥指导正确使用滴鼻剂,鼻腔填塞物取出后,遵医嘱滴用 0.5%～1% 的麻黄碱滴鼻剂,每天 2～3 次,每次 1～2滴,一般使用不超过 7 天。

第十七章　咽科病人的护理

一、名词解释

1. OSAHS：即阻塞性睡眠呼吸暂停低通气综合征，是指睡眠时上气道塌陷堵塞引起的呼吸暂停和低通气不足。具体指成人于夜间 7 小时的睡眠时间内，发生 30 次以上呼吸暂停，每次呼吸暂停时间至少 10 秒以上；睡眠过程中呼吸气流强度较基础水平降低 50％以上，并伴有动脉血氧饱和度下降超过 4％；或呼吸暂停指数（每小时呼吸暂停和低通气的平均次数）大于 5。

2. 扁桃体炎：为腭扁桃体的非特异性炎症。

3. 慢性咽炎：为咽部黏膜、黏膜下及淋巴组织的弥漫性炎症。

二、填空题

1. 扁桃体周围脓肿

2. 心律失常

3. 遗传　EB病毒　环境因素

4. 腺体分泌减少　黏膜萎缩变薄

5. 大出血

6. 凝血酶原

7. 肺　肝　骨

三、单项选择题

1. E　2. C　3. A　4. B　5. C　6. A　7. A　8. E　9. C　10. D　11. A

四、多项选择题

1. ABCDE　2. ABE　3. ABCD　4. ABCDE　5. BCD　6. ABCDE

五、案例型思考题

1. 答题要点

(1)扁桃体切除术后常见并发症有创面出血和创面感染。

(2)术后护理

1)术后出血的护理：①保持正确卧位：全麻未醒者采取侧卧位，头偏向一侧，以便口腔分泌物流出和术后观察有无出血。局麻或全麻清醒后取半坐卧位，以减轻头部充血及创口出血。②密切观察出血情况：注意病人唾液中的含血量，手术当天痰中有血丝为正常现象。若不断有鲜血吐出，则为术后出血。全麻未醒者，如有频繁吞咽动作，且面色苍白、脉搏加快等应考虑有出血的可能，应立即通知医生处理。③术后遵医嘱使用止血剂。④加强饮食护理：局麻术后 4 小时或全麻清醒后吞咽动作恢复、且无出血者，可进冷流质。第 2 天有白膜长出后可改半流质。10 天内忌粗硬、过热食物，以免损伤创面而继发出血。

2)预防感染的护理：①术前 3 天开始用含漱剂漱口，术后第 2 天白膜长出后即可开始刷牙漱口。②术前 4～6 小时禁食禁饮。术前注射阿托品以减少唾液分泌，降低创面污染机会。③遵医嘱静脉使用抗菌药物。④病情观察：若白膜污秽、咽痛加剧、发热等提示感染征兆，应及时告知医生。

2. 答题要点

(1)身体状态评估:①鼻部症状:回缩涕中带血或擤出涕中带血,始为单侧鼻塞,继而双侧。②耳部症状:耳鸣、耳闭塞感及听力下降,鼓室积液。临床上易误诊为分泌性中耳炎。③颈淋巴结肿大:为本病重要临床特征之一。质硬,界限不清,表面不平,活动度差,无压痛,始为单侧,继之发展为双侧。④脑神经症状:出现头痛,面麻木,眼球外展受限,上睑下垂,软腭麻痹,反呛,声嘶,伸舌偏斜等症状。⑤远处转移:可发生肺、肝、骨等处转移。

(2)鼻咽癌确诊依靠病理组织活检,首选治疗为放射治疗。

(3)护理措施

1)有出血危险的护理:①鼻腔大量出血者应给予止血剂或施行鼻腔填塞、血管结扎等措施。②失血严重者做好血型鉴定,做好输血准备。

2)头痛的护理:头痛严重者遵医嘱及时给予镇静剂或止痛剂,以减轻病人痛苦。

3)恐惧的护理:向病人讲解病情及目前的治疗进展,或让成功病例现身说法,以增强战胜疾病的信心。鼓励运用合适的方法转移情感,分散恐惧,如下棋、打扑克、听音乐以及放松疗法等。

4)放疗护理:①饮食护理:少食多餐,切忌酸、辣、过热、冰冻、粗糙等食物。②皮肤护理。③口腔护理。④功能锻炼。

5)健康教育:对有家族遗传史者,应定期进行有关鼻咽癌的筛查。放射治疗中,注意骨髓抑制、消化道反应、出血等并发症。应定期检查血常规,加强口腔卫生,定期复查并告知复查时间。

3. 答题要点

(1)病因:①上呼吸道狭窄或阻塞:鼻和鼻咽、口咽和软腭、舌根部容易发生狭窄或阻塞,软腭平面是睡眠时出现阻塞最常见的部位。②肥胖:肥胖者软腭、腭垂、咽壁有过多的脂肪沉积,睡眠时易致气道阻塞。③内分泌紊乱:如甲状腺功能低下引起黏液性水肿。④老年性变化:老年期组织松弛,肌张力减退,导致软腭松弛、塌陷。⑤遗传因素:可使 OSAHS 的发生概率增加 2~4 倍。

(2)检查:除了一般的体格检查和耳鼻咽喉科的常规检查外,还需要做多导睡眠检测(PSG),通过夜间连续的呼吸、动脉血氧饱和度、脑电图、心电图、心率等指标的监测,可以了解打鼾者有无呼吸暂停、暂停的次数、暂停的时间、发生暂停时最低动脉血氧值及对身体健康影响的程度,是国际公认的诊断睡眠呼吸暂停低通气综合征的金标准。

(3)健康指导:①解除气体交换障碍、减轻缺氧症状。②合理安排治疗护理操作,提供最佳入睡环境。③加强夜间巡视,防止发生频繁呼吸暂停或猝死。④消除紧张恐惧心理。⑤讲解手术方式、过程、效果、术前、术后注意事项及配合要点。⑥指导病人控制饮食,戒烟酒,适当减肥、多做健身运动以减轻体重。建议不从事驾驶、高空作业等有潜在危险的工作。

第十八章 喉科病人的护理

一、名词解释

1. 喉阻塞:又称喉梗阻,因喉腔内或其周围邻近组织病变的影响,使喉部通道出现狭窄、不全或完全性梗阻,发生程度不同的呼吸困难。

2. 气管切开术:是一种切开颈段气管前壁并插入气管套管,使病人直接经套管呼吸和排痰的急救手术。

3. 四凹征:因吸入的空气减少,胸腔内负压增加,形成胸骨上窝、锁骨上窝、肋间隙、剑突下和上腹部吸气期的凹陷,称四凹征。

二、填空题

1. 直接扩散　淋巴转移　血行转移
2. 喉痉挛
3. 声音嘶哑　用声不当　用声过度
4. 在彻底切除癌肿的前提下　保留或重建喉的功能　生存质量
5. 吸气性呼吸困难

三、单项选择题

1. E　2. D　3. E　4. E　5. A　　6. D　7. B　8. D　9. E　10. E　11. D　12. C
13. D　14. B　15. E　16. C　17. C　18. E

四、多项选择题

1. ABCE　2. ABCD　3. ABCDE　4. ABCD　5. ABCD　6. ABCE　7. ABCDE
8. CDE　9. BCDE　10. ABDE

五、案例型思考题

1. 答题要点　气管切开后病人再次发生呼吸困难的原因和处理方法如下:①套管内管阻塞:拔出套管内管呼吸即改善,表明内套管阻塞,应予清洁后再放入。②套管外管或下呼吸道阻塞:拔出内套管后呼吸仍无改善者,可滴入湿化液并进行深部吸痰后,呼吸困难即可缓解。③套管脱出:脱管的原因多见于套管缚带太松,或为活结易解开;套管太短或颈部粗肿;气管切口过低;皮下气肿及剧烈咳嗽;挣扎等。如脱管,应立刻通知医生并协助重新插入套管。

2. 答题要点

(1)长期吸烟、饮酒是导致该病人发生喉癌的危险因素。

(2)全喉切除术后可能的护理诊断:①语言沟通障碍　与喉切除有关。②有感染的危险　与皮肤完整性受损,切口经常被痰液污染,机体抵抗力下降有关。③潜在并发症:出血、肺部感染、咽瘘、乳糜漏等。④有营养失调的危险:低于机体需要量　与术后营养摄入途径、种类改变有关。⑤自理能力缺陷　与术后疼痛、身体虚弱、各种引流管和导管限制活动有关。⑥自我形象紊乱　与术后喉部留有永久造瘘口,影响外貌形象有关。

(3)主要护理措施:①评估病人读写能力,术前教会病人简单的手语,术后也可使用写字板、笔或纸进行交流。术后一段时期后便可以学习其他发音方式如食管发音、电子喉等。②向病人讲解新的呼吸方式,气体不从鼻进出而从颈部气管造口进出,不可遮盖或堵塞颈部造口;观察病人呼吸的节律和频率,监测血氧饱和度;定时湿化吸痰,防止呼吸道阻塞。③注意观察病人的血压、心率变化;切口加压包扎;吸痰动作轻柔;仔细观察出血量,如有大量出血,应立即让病人平卧,用吸引器吸出血液,防止误吸,同时建立静脉通路。④预防感染和咽瘘:注意观察体温变化;换药或吸痰时注意无菌操作;每日消毒气管套管;气管纱布垫潮湿或受污染后应及时更换;负压引流管保持通畅有效,防止无效腔形成;做好口腔护理;一周内不做吞咽动作。⑤保证鼻饲量,鼓励少量多餐;注意鼻饲饮食中各种营养的供给,防止营养摄人不足。⑥帮助病人适应自己的形象改变。⑦出院前需教会病人或家属进行气管套管的护理技能。

第十九章 气管、支气管及食管异物病人的护理

一、名词解释

1. 外源性异物：为由口内误入气管、支气管的一切异物，有植物性、动物性、矿物性和化学合成品等。

2. 内源性异物：指呼吸道内假膜、干痂、血凝块、干酪样物等。

二、填空题

1. 支气管镜检查

2. 食管入口处 食管中段 下段者

3. 吞咽疼痛

4. 5岁以下儿童 窒息死亡

三、单项选择题

1.B 2.D 3.C 4.D 5.E 6.D 7.C

四、多项选择题

1.ABCDE 2.BDE 3.BD 4.ABDE 5.ABCD

五、案例型思考题

1. 答题要点

(1)常见病因：①儿童；②异物本身表面光滑；③成人习惯；④全麻或昏迷、酒醉等病人；⑤鼻腔异物钳取不当等。

(2)诊断：根据病人异物吸入病史或可疑病史，结合典型症状、胸部听诊，辅以X线检查（胸透或拍片），即可诊断，支气管镜检查可确诊。

(3)处理原则：尽早经直接喉镜或支气管镜取出异物。

2. 答题要点

(1)并发症：感染、食管穿孔、出血、气管食管瘘等。

(2)健康教育：①养成良好的饮食卫生习惯，进食时应专心、细嚼慢咽，不宜匆忙。②松动义齿要及时修整，睡前、全麻或昏迷病人应将活动义齿取下。③误吞异物后，应立即来医院诊治。切忌用馒头、饭团等强行下咽，以防异物进入组织深部，加重损伤，并出现并发症，增加手术难度。

第二十章 口腔颌面部的应用解剖生理

一、名词解释

咬合关系：指上颌骨静止时，上、下颌牙齿发生各种不同方向的接触，这种互相接触的关系称为咬合关系。

二、填空题

1. 硬腭 软腭 舌 口底 上、下牙弓 咽门

2. 硬腭　软腭　发育　言语　吞咽

3. 腭舌弓　腭咽弓　扁桃体

4. 味觉功能　咀嚼　吞咽　语言

5. 感觉神经　舌神经　舌咽神经　迷走神经　舌下神经　面神经的鼓索

6. 丝状乳头　菌状乳头　轮廓状乳头　叶状乳头　维生素 B 族缺乏　严重贫血

7. 舌体　口底黏膜以下　下颌舌骨肌　舌骨肌之上　下颌骨体　舌根

8. 牙冠　牙根　牙颈

9. 牙釉质　牙骨质　牙本质　牙体髓腔内的软组织牙髓

10. 静脉瓣　血液反流　鼻根至两侧口角三角区　颅内　海绵窦血栓性静脉炎

11. 第 7 对脑神经　运动神经　味觉　分泌神经纤维

12. 茎乳孔　颞支　颧支　颊支　下颌缘支　颈支　面部表情肌

三、单项选择题

1. E　2. E　3. B　4. C　5. E　6. E　7. A　8. A　9. C　10. B　11. B

四、多项选择题

1. ACE　2. BCE　3. ABCD

五、案例型思考题

1. 答题要点

(1)由于手术过程中的牵拉,手术部位组织水肿压迫神经引起三叉神经的颞支、颧支、颊支暂时性功能异常。

(2)健康教育:①告知病人出现这种现象是手术后正常生理反应,在手术后 5～7 天后慢慢消失,并可恢复正常,减轻病人心理压力。②必要时,建议病人吃一些营养神经的药物,如维生素 B 族等。

2. 答题要点

(1)由于口底组织比较疏松,当口底发生感染时,易形成脓肿,将舌体向上后方推挤,引起舌体抬高。口底肿胀以及舌体活动度差,造成呼吸困难或窒息。

(2)护理方法:①抬高床头,及时有效地抽吸呼吸道内分泌物,保持呼吸道通畅。②持续低流量给氧,一般为 1～2L/min。③必要时用舌钳或用 7 号缝线缝合舌体组织,将舌头牵拉出来,防止舌后坠,保持呼吸道通畅。④床旁备抢救包和气管切开包,做好抢救准备。

第二十一章　口腔科病人的护理概述

一、名词解释

1. 张口受限:正常张口度约 3.7cm。凡不能达到正常张口度者,即为张口受限。

2. 按摩牙龈:指通过各种手段对牙齿唇颊侧和舌腭侧牙龈进行按摩。

3. 口腔四手操作:医护双手(四只手)同时为病人进行各项操作,平稳而迅速地传递治疗所用器械、材料,从而提高工作效率及质量的一项操作技术。

二、填空题

1. 自发性剧痛　自发性钝痛　激发痛　咬合痛

2. 牙周膜的炎症　(＋)　(＋＋)　(＋＋＋)

3. 松动幅度不超过 1mm　松动幅度为 1～2mm　松动幅度大于 2mm

4. 两　2～3　一　1～2　不足一　1　4.5

5. 2　24

6. 早晚刷牙　饭后漱口　3

三、单项选择题

1. E　2. D　3. D　4. B　5. D

四、多项选择题

1. ABCDE　2. ABCD　3. ABC

五、案例型思考题

1. 答题要点

(1)中度张口受限。

(2)护士应对病人进行以下健康教育:①饮食指导:告知病人进清淡易消化的流质或半流质食物。②进食后应及时漱口,保持口腔清洁。③睡觉时尽量侧卧位,防止打鼾,保持呼吸道通畅,保障有效地睡眠,促进生长发育,提高身体抵抗力,保证手术顺利进行。④心理护理:加强护士与病人沟通和交流,增加病人的自信心。

2. 答题要点

(1)由于护士未及时按规范收捡和处置诊疗器械,造成二次污染。

(2)口腔诊断室的环境应:①保持诊断室空气通风;②常规空气消毒;③对通风设备进行有效维护;④常规清洁物表和地面等。

第二十二章　牙体、牙髓病和根尖周围组织病人的护理

一、名词解释

1. 龋病:在以细菌为主的多种因素影响下,牙体硬组织发生慢性进行性破坏的一种疾病。

2. 牙髓病:指发生在牙髓组织的疾病。

3. 根尖周组织病:指牙齿根尖部及其周围组织,包括牙骨质、牙周膜和牙槽骨发生病变的总称。

二、填空

1. 急性牙髓炎　慢性牙髓炎　牙髓坏死　牙髓钙化　牙内吸收

2. 止痛　保存具有正常生理功能的牙髓　保留患牙

3. 感染　创伤　化学刺激

三、单项选择题

1. B　2. B　3. B　4. C　5. D

四、多项选择题

1. ABC　2. ABCE　3. ABCE　4. ABDE　5. ACD

五、案例型思考题

1. 答题要点

(1)可能的诊断是急性牙髓炎(慢性牙髓急性发作)。主要的护理诊断有:①疼痛　与牙

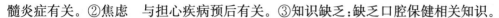

髓炎症有关。②焦虑 与担心疾病预后有关。③知识缺乏:缺乏口腔保健相关知识。

(2)牙髓活力温度测验(包括冷、热诊法)、牙髓活力电测法、X线检查等。

(3)护理目标如下:①了解治疗目的,缓解恐惧心理。②疼痛缓解或消除。③病人掌握治疗后牙齿保健常识。

(4)健康指导:①治疗过程中告知病人遵医嘱及时复诊,使治疗及时完成。②治疗后告知病人如患牙出现肿胀、疼痛时需及时就诊。③告知病人患牙行根管治疗后,要及时行冠修复以免患牙崩裂。

2. 答题要点

(1)诊断:急性根尖周炎。

(2)主要治疗方法:患牙行根管治疗。

(3)健康指导:①让病人了解根尖周炎的发病原因及危害。②进行各项治疗前,告知病人治疗步骤、治疗目的以及在治疗中可能出现的问题,取得病人的合作。③告知病人开髓减压、脓肿切开仅仅是缓解疼痛的应急措施。疼痛缓解后,一定要按医嘱准时复诊,才能保证治疗的连续性以达到治疗的最佳效果。

3. 答题要点

(1)诊断:急性牙髓炎。

(2)主要护理措施是疼痛护理。

1)开髓减压:开髓是止痛最有效的方法。在治疗前,告知病人治疗目的,消除病人恐惧焦虑心理,取得病人合作。开髓减压需在局麻下进行,护士应了解病人身体状况、药物过敏史,麻醉后观察病人的情况,保证病人的安全。

2)开髓减压后,护士抽吸温热生理盐水冲洗髓腔,备丁香油棉球供医师置于龋洞内消毒、安抚、止痛、开放引流。嘱病人按时复诊。

3)药物止痛:根据医嘱,指导病人口服止痛药止痛。

第二十三章　牙周组织病病人的护理

一、名词解释

1. 牙龈炎:指炎症只限于龈乳头和龈缘。

2. 牙周炎:牙龈、牙周膜、牙槽骨和牙骨质这4种牙周支持组织性的炎症性破坏性疾病。

二、填空题

1. 牙菌斑

2. 去除病因　控制菌斑　消除炎症　教会病人正确的刷牙方法和使用牙线的正确方法

3. 微生物

4. 龈上洁治术　龈下刮治术　牙周手术

三、单项选择题

1. A　2. B　3. B　4. A

四、多项选择题

1. ABCDE　2. ABCD　3. ABDE　4. ABCE　5. ABCE

五、案例型思考题

1. 答题要点

(1) 该病人诊断为慢性牙周炎。

(2) 对该病人实施以下健康指导:①教会病人养成良好的卫生习惯:采用正确的刷牙方法每天早晚两次彻底刷牙,每次 3 分钟。②教会病人正确使用牙线去除食物残渣。③嘱病人定期复诊,检查预防复发,维护牙周组织健康。④建议病人戒烟、均衡饮食。

2. 答题要点

(1) 该病人诊断为牙周脓肿。

(2) 对该病人施行牙周袋切除术。术中护理措施如下:①及时吸出术区血液和唾液,防止病人呛咳并保持术野清晰。②递 0.2% 氯己定和生理盐水供医生对手术部位进行交替冲洗,及时清除术中刮出的炎性物质或结石。③用湿纱布压迫龈瓣,协助医生进行龈瓣复位。④递缝针缝线,协助医生进行术区缝合。⑤待医生擦拭干伤口表面后,递牙周塞治剂敷于伤口上。⑥清理用物,消毒备用。

第二十四章　口腔黏膜病病人的护理

一、名词解释

1. 复发性阿弗他溃疡:最常见的口腔黏膜病,发病率高达 20%,具有周期性、复发性、自限性特征,溃疡灼痛明显。

2. 单纯疱疹:由单纯疱疹病毒所致的皮肤黏膜病。

二、填空题

1. 复发性阿弗他溃疡　20%

2. 周期性　复发性　自限性　溃疡灼痛明显

3. 低热　乏力　头痛

4. 红　黄　凹　痛

5. 单纯疱疹病毒

三、单项选择题

1. C　2. D　3. B

四、多项选择题

1. ABCD　2. ABCE　3. ADE

五、案例型思考题

1. 答题要点

(1) 该病人诊断为复发性阿弗他溃疡。

(2) 主要护理措施如下:①缓解疼痛:食物清淡,溃疡局部喷涂溃疡糊剂或霜剂。②对症护理:指导病人保持口腔清洁,按医嘱正确用药。如果用药后出现不良反应应及时就医,调整药物种类和用量。③健康指导:普及本病的防治知识:提倡健康的生活方式,不要过度疲劳,不要过度焦虑,保证良好的睡眠。

2. 答题要点

(1) 该患儿是疱疹性口炎。

(2)主要护理措施如下:①告知患儿亲属该病呈自限性,一般3~5天病情缓解,7~10天溃疡可自行愈合,并且不留瘢痕,所以不要焦虑。②告知患儿亲属应避免接触其他患儿。③告知患儿亲属要保持患儿口腔卫生,防止继发感染发生。

第二十五章　口腔颌面部感染病人的护理

一、名词解释

1. 智齿冠周炎:冠周炎又称智齿冠周炎,是指智齿(第三磨牙)萌出不全或阻生时,牙冠周围软组织发生的炎症。

2. 颌骨骨髓炎:由细菌感染以及物理或化学因素,使颌骨产生的炎性病变。此含义并不是单纯局限于骨髓腔内的炎症,而系包括骨膜、骨密质和骨髓以及骨髓腔内的血管、神经等整个骨组织成分发生的炎症过程。

二、填空题

1. 牙源性　腺源性　损伤性　血源性　医源性　牙源性感染

2. 金黄色葡萄球菌　溶血性链球菌　大肠埃希菌类杆菌　梭形杆菌需氧菌　厌氧菌

3. 间隙眶下间隙感染　咬肌间隙感染　翼颌间隙感染

下颌下间隙感染　口底间隙感染

4. 中央性颌骨骨髓炎　边缘性颌骨骨髓炎

5. 骨质增生型　骨质溶解破坏型

6. 牙源性感染　下颌骨

三、单项选择题

1. A　2. E　3. D　4. C

四、多项选择题

1. AB　2. ABCDE　3. ACE

五、案例型思考题

答题要点

(1)该病人诊断为:口底蜂窝织炎。

(2)治疗及护理措施

1)妥善安置病人,做好相应准备:病人到病区后立即安置好床位,给予半卧位,遵医嘱给予心电监护,低流量吸氧,床旁备吸痰器及气切包,必要时行气管切开。询问既往史及过敏史,遵医嘱测快速血糖,抽取血常规送检。

2)病情观察:密切观察生命体征变化及局部肿胀情况,有无呼吸困难及并发症发生。

3)对症治疗:遵医嘱做药敏试验,静脉抗炎补液治疗。病人体温39℃,遵医嘱留血培养送检,给予退热治疗。主诉颌下疼痛,遵医嘱应用止痛剂。注意观察用药后反应,并详细记录。

4)切开引流:脓肿已形成,协助医生切开引流,准备冲洗液、引流条及咽拭子,留取分泌物送检。

5)饮食护理:因病人吞咽困难,遵医嘱鼻饲流食,保证营养摄入及出入量平衡。

6)口腔护理:遵医嘱给予口腔冲洗及漱口水含漱,保持口腔清洁。

7)卧床休息:注意休息,减少说话及局部活动,避免不良刺激。

8)心理护理。

第二十六章 口腔颌面部损伤病人的护理

一、名词解释

1. 三凹征:指吸气时出现锁骨上窝、胸骨上窝及肋间隙明显凹陷。

2. 眼镜征:表现为眶周瘀斑,眼睑及球结膜下出血,或有眼球移位而出现复视。

二、填空题

1. 窒息 出血性休克

2. 面部畸形 咬合紊乱 张口受限

3. 擦伤 挫伤 切割伤 刺伤 挫裂伤 火器伤

4. 手法复位 牵引复位 切开复位 截骨复位 植骨复位

三、单项选择题

1. A 2. C 3. D 4. E 5. C

四、多项选择题

1. ABCDE 2. ABCDE 3. ABCDE

五、案例型思考题

答题要点

(1)该病人的诊断为:面部多发骨折。

(2)护理问题及护理措施

1)护理问题

A. 疼痛 与外伤后伤口疼痛有关。

B. 营养失调:低于机体需要量 与张口受限、咀嚼及吞咽困难有关。

C. 潜在并发症:出血、感染、窒息的危险。

D. 知识缺乏:缺乏疾病相关知识。

E. 恐惧 与突发的外伤及手术有关。

2)护理措施

A. 疼痛护理:①体位:头偏向健侧,伴有脑脊液漏的病人取平卧位,脑震荡病人绝对卧床,鼻眶筛骨折病人取半卧位。②应用止痛剂和镇痛剂。③布置舒适的环境,帮助病人学习放松疗法,分散病痛的注意力。

B. 饮食护理:提供足够的热量,含有高蛋白质、高维生素,易消化的流食。

C. 病情观察:保持伤口清洁干燥,观察伤口缝合处有无渗血或异常分泌物渗出。

D. 心理护理:讲解疾病相关知识,建立良好护患关系,让病人了解面部畸形只是暂时的,并使其逐渐适应日常生活,社会活动,人际交往等。

第二十七章 先天性唇裂与腭裂病人的护理

一、名词解释

1. 先天性唇裂:指上唇和鼻底部分或完全裂开。

2. 唇腭裂序列治疗:唇腭裂病人不同年龄时期存在有独特的问题,修复治疗应是持续而有针对性的,而不是间断和孤立的。这些问题涉及多个学科,单一手术治疗往往不能达到满意效果,因此唇腭裂的治疗应有多学科专家协同合作。根据各发育阶段的需要,按一定程序进行治疗,即"序列治疗"。

3. 先天性腭裂:指软硬腭部分或完全裂开。

二、填空题

1. 5～7

2. 应用唇腭裂专用奶瓶或汤匙喂养

3. 体重达 10 斤　血红蛋白 10g/L 以上　手术时间至少为患儿出生后 10 周

4. 硬腭　软腭

5. 腭穹隆部裂开

6. 头颅侧位 X 线平片　鼻咽纤维镜检查　鼻音计

7. 腭咽闭合功能

8. 7

9. 2

三、单项选择题

1. D　2. D　3. E　4. A

四、多项选择题

1. AC　2. ABCE　3. ADE　4. ABCDE　5. ABCDE　6. ADE

五、案例型思考题

1. 答题要点

(1)患儿体格消瘦的原因:患儿因唇部裂隙,吮吸及进食均有一定困难;腭裂造成鼻腔与口腔相通,影响吮吸,进食时食物易从鼻腔溢出;加之唇部裂开,冷空气直接进入口咽部,极易患呼吸道感染疾患,常会影响患儿的生长发育,而出现营养和发育不良的体征。

(2)治疗方案:给予唇腭裂序列治疗。随着儿童生长发育,在不同时间进行评价和治疗。①3～6 个月行唇裂修复术;②8～12 个月行腭裂修复术;③4～5 岁行语音、腭咽闭合功能评价以及语音训练或咽成形术;④7.5～8 岁行生长发育评价及植骨前的必要正畸准备;⑤9～11 岁行牙槽突裂植骨修复术及必要的鼻唇畸形修复术和鼻继发畸形矫正;⑥12～13 岁行必要的正畸治疗和鼻唇继发畸形矫正;⑦15～16 岁根据需要行正颌外科治疗。

2. 答题要点

(1)患儿行腭裂修复术,需要的辅助检查:①头颅侧位 X 线平片;②鼻咽纤维镜检查;③鼻音计。

(2)腭裂修复术后护理要点:①密切观察患儿生命体征,尤其是患儿的呼吸,血氧饱和度应在 95% 以上。②观察患儿病情变化,如伤口有无出血、裂开等,如有异常,及时通知医生进行处理。③遵医嘱使用抗生素和解热镇痛药物,注意观察患儿用药后反应。④与患儿家属介绍术后治疗、用药、护理过程中的注意事项。⑤术后应注意患儿的饮食护理,只能进温凉流质饮食,不可进食较热和带渣或较硬食物。⑥腭裂整复术后 1～2 个月开始进行语音训练。